完全图解
图解生活第一品牌
HANZHANGXW BOOKS

健康大学堂 29

颈肩腰腿病

速效自疗

安静轩 编著

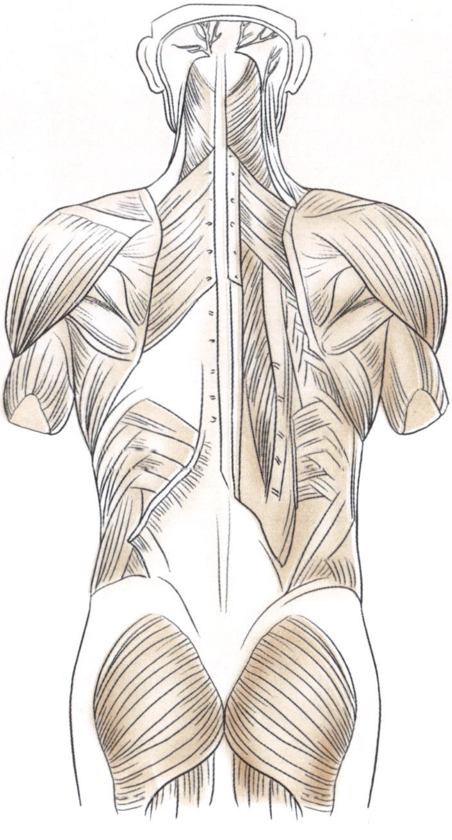

武汉出版社
WUHAN PUBLISHING HOUSE

（鄂）新登字08号

图书在版编目（CIP）数据

颈肩腰腿病速效自疗 / 安静轩编著. -- 武汉 : 武汉出版社, 2011.4

ISBN 978-7-5430-5695-4

Ⅰ.①颈… Ⅱ.①安… Ⅲ.①颈肩痛－防治②腰腿痛－防治 Ⅳ.①R681.5

中国版本图书馆CIP数据核字(2011)第030248号

书　　名　颈肩腰腿病速效自疗

编　　著：安静轩
责任编辑：张葆珺
特约编辑：李娇娇
装帧设计：含章行文［装帧］
出　　版：武汉出版社
社　　址：武汉市江汉区新华下路103号　　邮　　编：430015
电　　话：（027）85606403　85600625
http：//www.whcbs.com　　E-mail：zbs@whcbs.com
印　　刷：北京华戈印务有限公司　　经　　销：新华书店
开　　本：889mm×1194mm 1/16
印　　张：17　　字　　数：280千字
版　　次：2011年4月第1版　**2015年1月第2次印刷**
定　　价：39.80元

Introduction

前言

一本在手，远离颈肩腰腿痛

什么是颈肩腰腿病

在传统意义上，颈肩腰腿痛代表了一种老化现象，但是，随着生活节奏的加快，工作强度越来越大，颈肩腰腿病成了现代人的一种“时尚”病。种种原因造成了颈肩腰腿病患者的急剧增长，据不完全统计，每十个人里面就有八个人患颈肩腰腿病。如此高的患病率使疼痛的危机时刻潜伏在我们身边。因此，清醒认识颈肩腰腿病，成为预防和治疗疾病的前提。

颈肩腰腿病的频繁出现，跟日常各种行为姿势都有关系，我们身体的骨骼时时刻刻都在承受着大小不一的压力，正是由于这些压力的急剧增加或累积才造成了颈肩腰腿病。病痛有突发性疼痛与慢性疼痛之分：突发性疼痛在疼痛前期并没有任何征兆，突然间就疼痛起来，这很容易在搬东西、身体弯曲、突然站起的情况下出现；而慢性疼痛，常常带有沉重感、无力感，并会经常觉得疲惫、倦怠，这基本上都是在长期累积下形成的，如长年持续保持同样的姿势，伴随年纪增长而产生的身体变化，或体质原因等。

颈肩腰腿病的治疗

当身体不舒服时，很多人的第一反应是去医院，通过打针、吃药来进行治疗。这些方法的确可以暂时缓解病痛，但一旦平时稍不注意，就会再次复发，让人不胜其扰。于是，一些简单方便的疗法就会不可或缺。

近几年来，健康养生的观念越来越强烈，“是药三分毒”的认识让人们开始更多地选择中医治疗。推拿按摩、拔罐、刮痧、艾灸、中药药膳作为中国传统医学的重要组成部分，因为它们的方法简单、疗效显著、

Introduction

无毒、无副作用而越来越受到人们的亲睐和推崇。

本书基于此，为您详细介绍了颈肩腰腿病的许多自疗法，其中既有中医传统的穴位按压、推拿按摩、艾灸、拔罐、刮痧、食疗，又有现代的运动疗法，不仅简单易学，而且非常实用，对于一些常见的颈肩腰腿病，都能收到很好的效果。

以推拿按摩为例，此疗法入门简单，无须学习艰涩的理论，也不必使用专业的医疗器械，只要找到正确的穴位和反射区，用手部的按压动作就可以在家中操作，不但很容易学习，还不会产生毒、副作用，因而日益受到人们的重视和推崇，成为医治颈肩腰腿病的重要疗法之一。当然，在按摩的同时，您还可以配合拔罐、刮痧、艾灸、中药药膳，这样便能取得内外兼治、事半功倍的治疗效果，让您轻松治愈颈肩腰腿病，重获健康的人生。

关于本书

本书是一本关于颈肩腰腿疾病的自诊自疗书，一共分为三篇，分别介绍了颈肩部、腰部和腿部的生理结构和一些常见疾病的防治方法，涉及到的方法包括穴位按摩法、拔罐疗法、刮痧疗法、艾灸疗法、运动疗法、饮食疗法、冷敷、热敷疗法等等。在形式上，本书最大的特点是采用了大量的图说，为方便读者使用，本书在每一部分中，都采用了图片或真人照片做图解，让读者可以一看就懂，一学就会。例如将各个穴位的位置通过图片的形式表达出来，将刮痧顺序、推拿按摩方法、运动动作通过图片图解直观地展示出来，读者自己在家就可以照着书上所说的去操作，既方便又快捷地达到治病的目的。

由于时间仓促，编者的知识有限，在编写这本书的过程中，难免会存在一些疏漏之处，敬请广大读者斧正。最后，我们真诚的希望，《颈肩腰腿病速效自疗》能真正成为您治疗颈肩腰腿病的好帮手！

编者

CONTENTS

目录

第三章 家庭自疗，轻松赶走恼人颈肩痛

CONTENTS

第二章 简单小推拿，预防腰部疾病

第三章 家庭小妙招，让您“站着说话不腰疼”

CONTENTS

第三篇　腿

第一章　正确认识腿病

第二章　教您几招，让您腿脚灵活

如何阅读

基础知识 + 病症解读 + 图解疾病诊治方法 + 常见穴位速

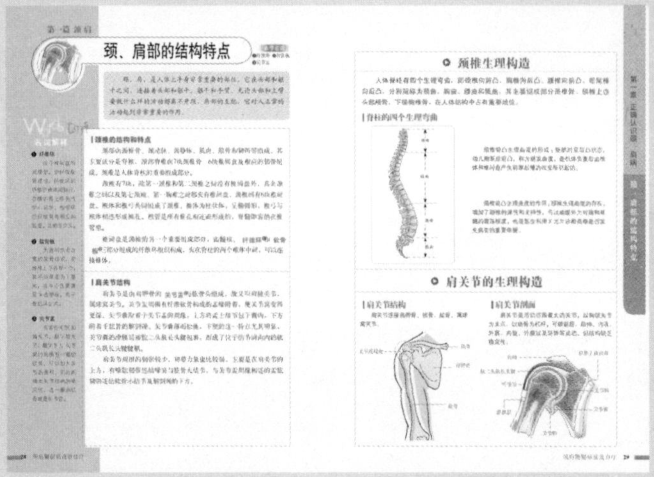

1 基础知识

通过阅读疾病的相关基础知识，掌握各类疾病的病理病症，为后文常见疾病的自疗打好基础。

2 病症解读

正文部分通过对疾病症状、病因及治疗方法的介绍，全方位地为读者展示疾病的相关知识，全面解读病症。

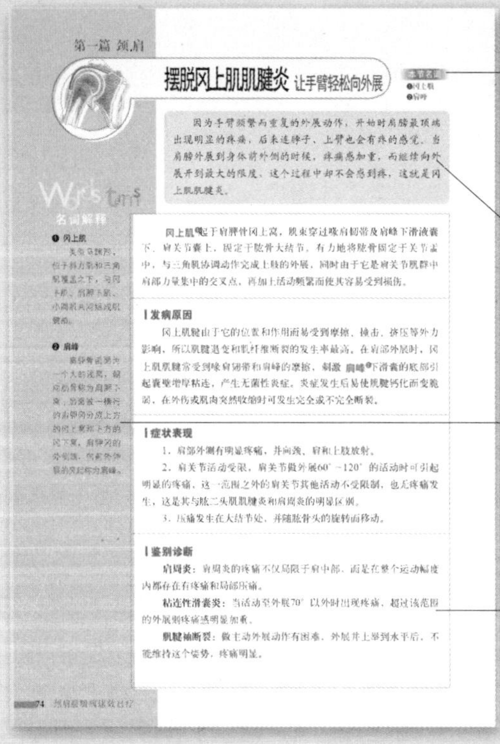

本节名词

提炼出一节中比较艰涩难懂的词语或医学专业知识，便于读者阅读。

正文提示

在阅读正文前通过阅读这一板块，能提前对正文内容有一个大概的了解。

名词解释

详细解释难懂词语，有助于读者的阅读。

正文内容

详细介绍此种疾病的发病原因、症状表现等基本医学知识。

本书是一本图解书，与我们常见的文字书有很大区别。考虑到读者的阅读习惯，为了方便阅读，我们在此特别设置了阅读导航这一单元，对内文中各个部分的功能、特点等做一说明，这必然会大大提高读者在阅读本书时的效率。

3 图解疾病诊治方法

运用图解的方式，进一步对常见疾病的诊断方法和治疗方法进行讲解，加深印象，便于理解。

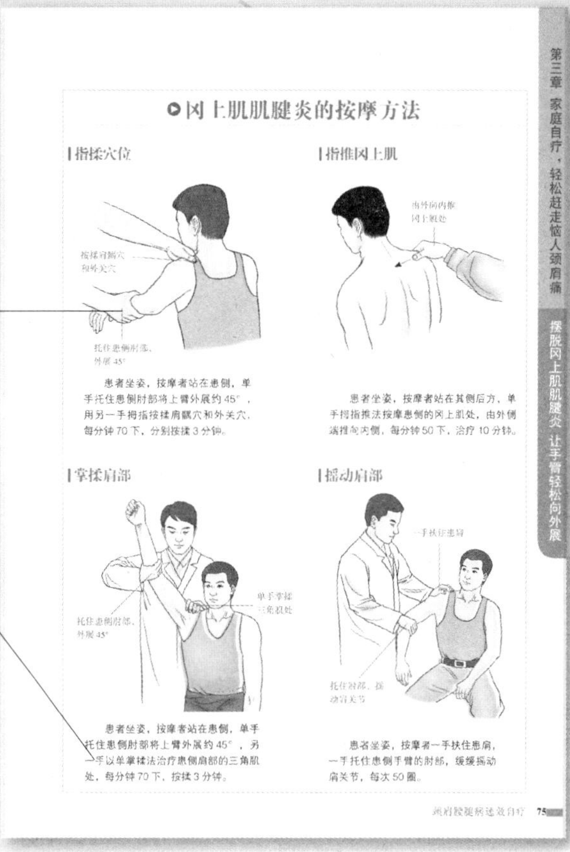
第三章 家庭自疗，轻松赶走恼人颈肩痛

摆脱冈上肌肌腱炎 让手臂轻松向外展

冈上肌肌腱炎的按摩方法

指揉穴位

患者坐姿，按摩者站在患侧，单手托住患侧肘部将上臂外展约45°，用另一手拇指按揉肩髃穴和外关穴，每分钟70下，分别按揉3分钟。

指推冈上肌

患者坐姿，按摩者站在其侧后方，单手拇指推法按摩患侧的冈上肌处，由外侧端推向内侧，每分钟50下，治疗10分钟。

掌揉肩部

患者坐姿，按摩者站在患侧，单手托住患侧肘部将上臂外展约45°，另一手以单掌揉法治疗患侧肩部的三角肌处，每分钟70下，按揉3分钟。

摇动肩部

患者坐姿，按摩者一手扶住患肩，一手托住患侧手臂的肘部，缓缓摇动肩关节，每次50圈。

颈肩腰腿病速效自疗 75

图片展示

生动形象的动作展示，直观、准确地将动作展现在读者面前，方便读者对照着练习。

动作详解

对疗法中的每一个动作进行详细描述，并与图一一对应，只要结合文字与图示，读者一看就懂，一学就会，方便简单。

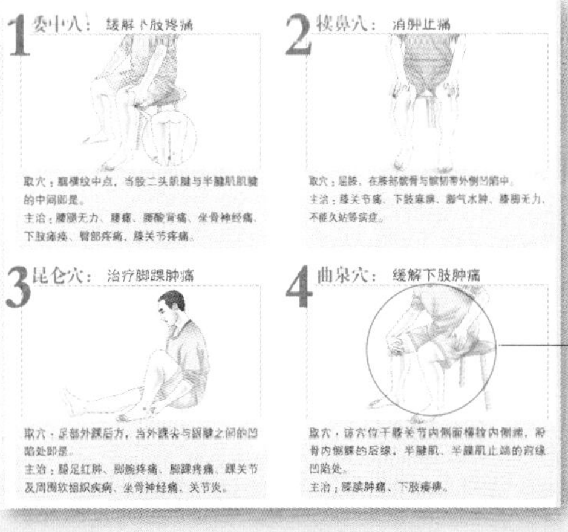
1 委中穴：缓解下肢疼痛

取穴：腘横纹中点，当股二头肌腱与半腱肌肌腱的中间即是。

主治：腰腿无力、腰痛、腰酸背痛、坐骨神经痛、下肢痿痹、臀部疼痛、膝关节疼痛。

2 犊鼻穴：消肿止痛

取穴：屈膝，在膝部髌骨与髌韧带外侧凹陷中。

主治：膝关节痛、下肢麻痹、脚气水肿、膝脚无力、不能久站等病症。

3 昆仑穴：治疗脚踝肿痛

取穴：足部外踝后方，当外踝尖与跟腱之间的凹陷处即是。

主治：脚足红肿、脚腕疼痛、脚踝疼痛、踝关节及周围软组织疾病、坐骨神经痛、关节炎。

4 曲泉穴：缓解下肢肿痛

取穴：该穴位于膝关节内侧面横纹内侧端，股骨内侧髁的后缘，半腱肌、半膜肌止端的前缘凹陷处。

主治：膝膑肿痛、下肢痿痹。

4 常见穴位速查表

每一篇都有此版块，便于读者能快速的查找这些常用穴位，进行穴位按摩。

精确取穴

直观的取穴图片加上准确的文字说明，让您轻轻松松找准穴位。

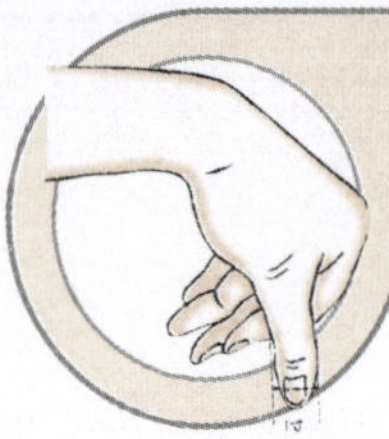

一起来认识按摩

按摩能调节机体的平衡和神经功能，改善血液循环，促进炎症和水肿的消退，整骨理筋，解痉止痛，润滑关节，松解粘连，提高机体的抗病能力。

按摩注意事项

1. 按摩时应注意先轻后重、由浅入深、轻重适度，严禁使用蛮力，以免擦伤皮肤或损伤筋骨。力度以患者感觉轻微酸痛，但完全可以承受为宜。

2. 穴道部位不同，指压方法也不同。对于头、面部、后脑的穴位，用力要轻，力量要集中；对于颈部按摩力道要更轻，要间断性地按摩，不可持续长时间按摩。

3. 在过饥、过饱以及醉酒后均不宜按摩，一般在餐后两个小时按摩较为妥当。

常用的按摩手法

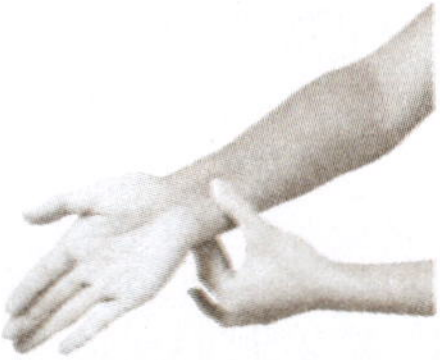

① **按**：有节奏地按压。

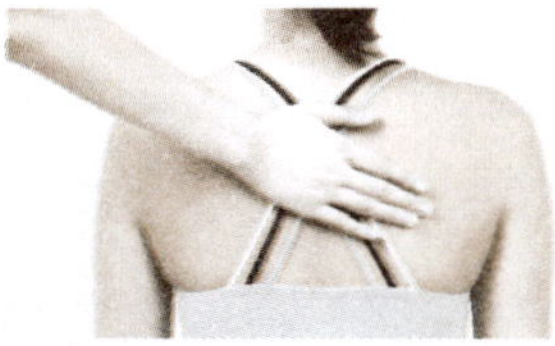

② **揉**：在穴位上做旋转动作。

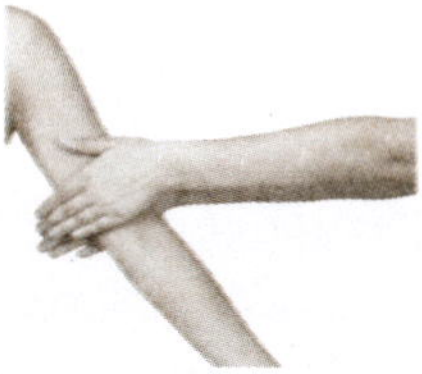

③ **搓**：用单手或双手搓擦。

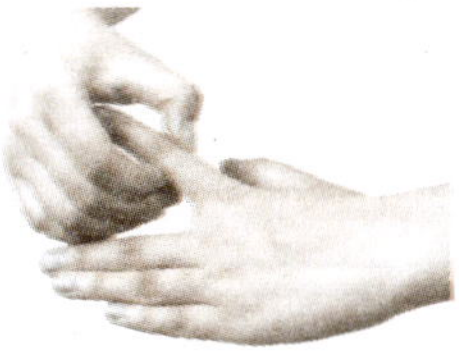

④ **掐**：用手指使劲压穴位。

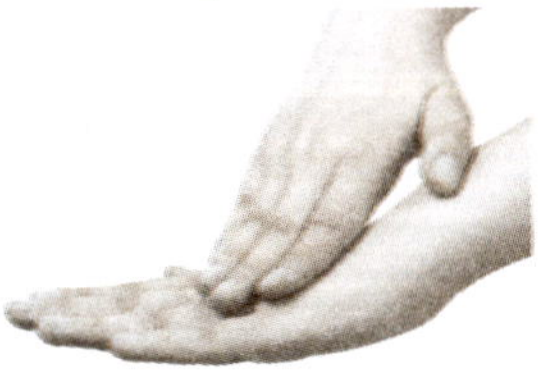

⑤ **摩**：在穴位上做柔和的摩擦。

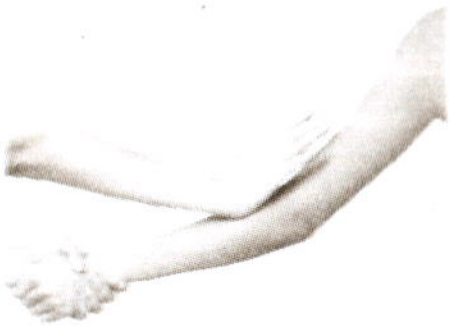

⑥ **推**：用力推挤皮肤肌肉。

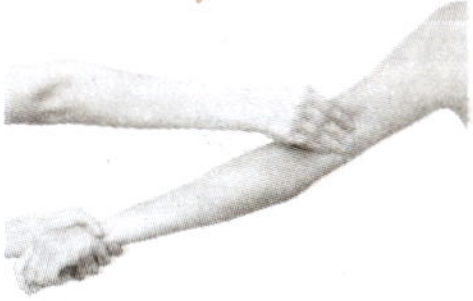

⑦ **捏**：用拇指和食指提起肌肉。

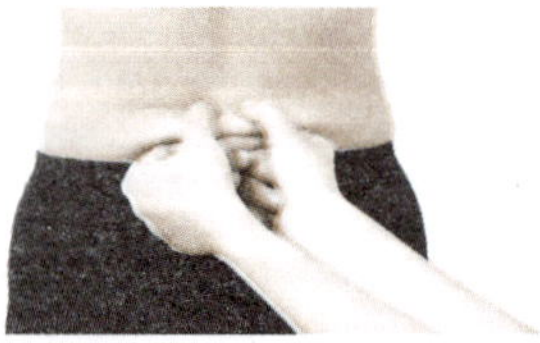

⑧ **拿**：用手指提捏或捏揉肌肤。

教您轻轻松松找穴位

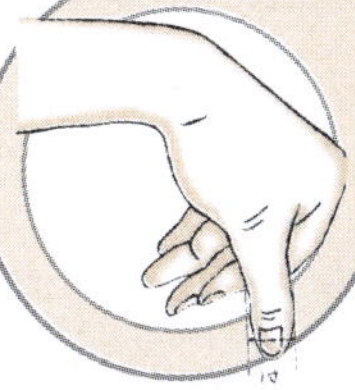

穴位按摩是中国医学的重要组成部分，它是以中国医学理论为指导，以经络腧穴学说为基础，以按摩为主要施治方法，用来防病治病的一种手段。

手指度量法

中医里有“同身寸”一说，就是用自己的手指作为量取穴位的尺度。

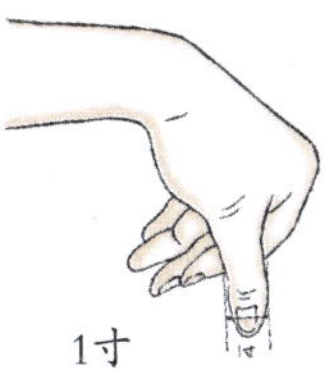
1寸

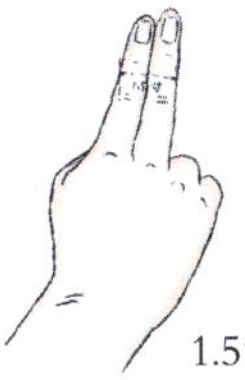
1.5寸

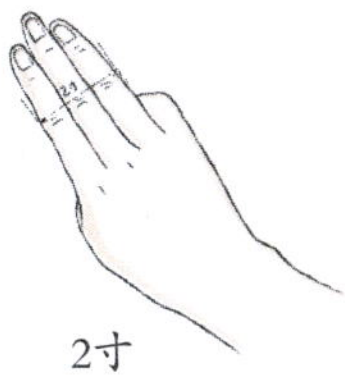
2寸

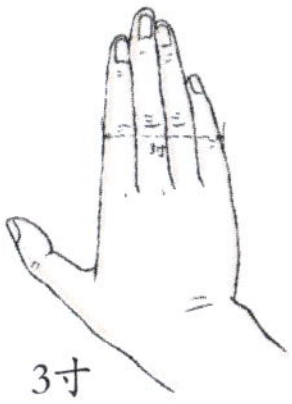
3寸

徒手找穴法

1. 触摸法

以大拇指指腹或其他四指、手掌触摸皮肤，如果感觉到皮肤有粗糙感，或是有尖刺般的疼痛，或是有硬结，那可能就是穴位所在。

2. 抓捏法

以食指和大拇指轻捏，当捏到经穴部位时，会感觉特别疼痛，而且身体会自然地抽动想逃避。

3. 按压法

对于在抓捏皮肤时感到疼痛想逃避的部位，再以按压法确认。如果指头碰到有点状、条状的硬结就可确定是经穴所在的位置。

标志参照法

1. 固定标志

如眉毛、脚踝、指（趾）甲、乳头、肚脐等，都是常见判别穴位的标志。

2. 动作标志

必须采取相应的动作姿势才能出现的标志，如张口取耳屏前凹陷处即为听宫穴。

身体度量法

利用身体的部位及线条作为简单的参考度量，也是找穴的一个好方法。

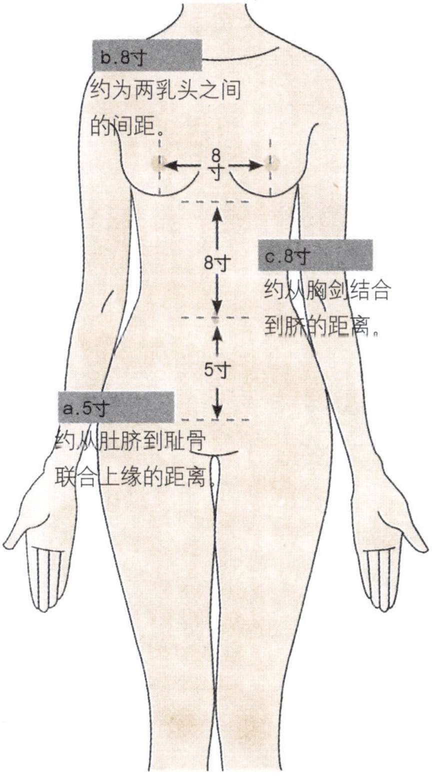

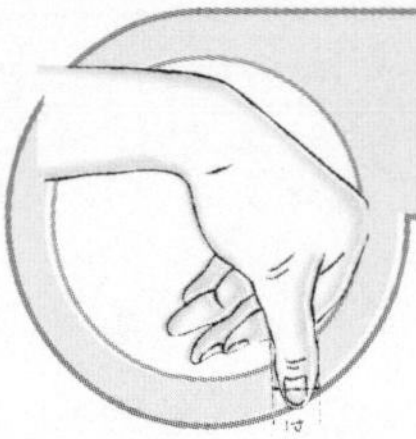

常用的按摩器具

平时，我们在家里并不需要很专业的按摩器具，可以用来做按摩的东西随处可见，下面就来介绍几种常见的家庭按摩器具，让您在家里自己就能随时随地做按摩。

器具	适用部位	使用方法	功效	注意事项
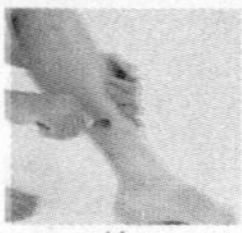 笔	适合面积较小的穴位，如掌部和脚底放射区。	直接在穴位上按摩。	方便随时取用，定点按压疗效好。	因笔盖的形状较多，最好是用圆滑的一面，太尖容易刺伤皮肤，要轻轻刺激，力道不要太重。
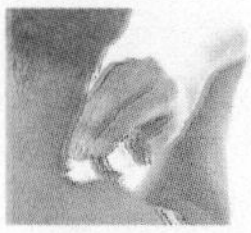 数根牙签	对于脚部皮肤较厚或是角质化处，定点操作效果最佳。	将20～30根牙签用橡皮筋绑住来轻敲穴位或反射区。	方便随时取用，对硬皮组织可发挥较深入的刺激。	要避免尖锐端造成皮肤伤害。
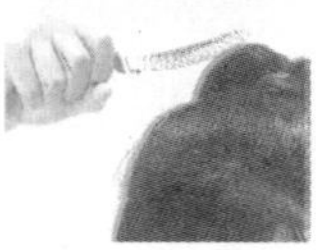 梳子	肌肉比较厚的部位，如腰部、大腿、臀部和脚底穴位。	最好是选择前端有一粒一粒小圆球的梳子，可用来拍打身体，让肌肉局部放松，改善血液循环。	方便，随时可取用。	前端若没有小圆球，易造成皮肤伤害。
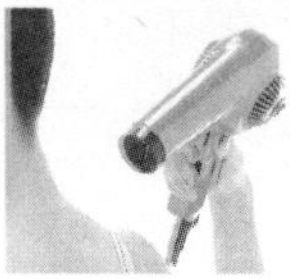 吹风机	肩颈部或脚底。	将吹风机风口对准穴位或反射区，直到产生灼热感再移开，反复进行。	可不费力地促进局部血液循环。	避免吹强风或靠身体太近，因为吹风机所产生的电磁波会影响人体，小孩不宜。
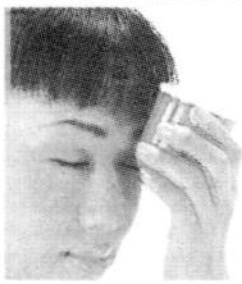 饮料瓶、杯子	脚底、面部。	坐着让脚底踩在圆柱形饮料瓶上来回滑动，或在面部滑动，可以调整角度以刺激不同的反射区。	方便按摩脚底各反射区，对于脚底肌肉的锻炼有很好的效果。	滚动的速度要慢，并视个人承受的力道用力，不可使用玻璃饮料瓶，避免破裂的危险。
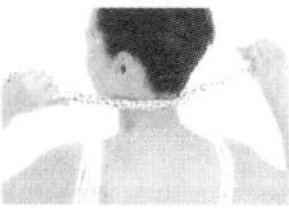 毛巾、纱巾	肩颈部和背部。	将毛巾浸入热水后拧干，敷在穴位上；或是以粗毛巾干擦背部。	可促进血液循环，浸热水后可发挥热敷的功效。	应注意毛巾不可过热，以免烫伤皮肤。
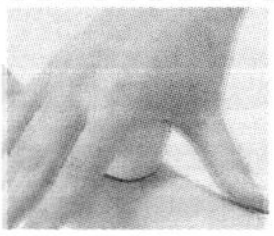 高尔夫球	手臂、腹部、腿部和背部。	将高尔夫球置于手掌心下，用掌心的力量控制球的滚动。	可围绕疼痛点画圈似的揉按，促进血液循环。	手腕部位较为狭窄，球很容易滑动，所以要用手稳住球。
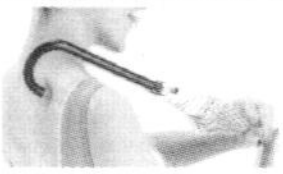 雨伞	肩背部等自己双手不使用力的部位。	雨伞把手抵住背部的肩膀部分，抓住雨伞的中间地带往前方用力拉。	可以缓解肩背部的僵硬、酸疼。	向前拉力时注意控制力道，不要划伤皮肤。

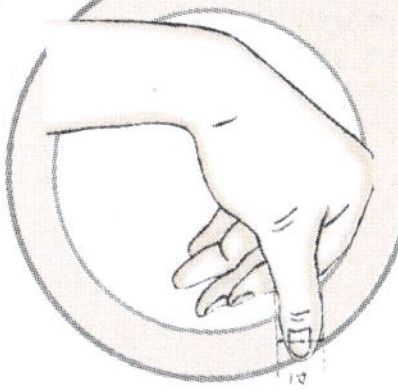

按摩注意事项

按摩能调节机体的平衡和神经功能，改善血液循环，促进炎症和水肿的消退，整骨理筋，解痉止痛，润滑关节，松解粘连，提高机体的抗病能力。虽然说按摩简单易学，但是在按摩过程中还是有许多需要我们注意的事项，确保我们可以正确的进行按摩治疗。

不可不知的按摩须知

按摩前	1．清洁手部：按摩前双手宜先洗净，剪短指甲，戒指要拿下，避免伤及肌肤。 2．搓热手掌：按摩前最好双手搓热，可提高疗效。
按摩中	1．姿势适当：尽量采取最舒适的姿势，可减少因不良的姿势所引起的酸麻反应。 2．力道平稳：力道不应忽快忽慢，宜平稳、缓慢进行。
按摩后	1．记得喝水：按摩完后可喝500毫升的温开水，以促进新陈代谢，有排毒的疗效。 2．避免浸泡冷水：不可立刻用冷水洗手和洗脚，一定要用温水将手脚洗净，且双脚要注意保暖。

按摩适用症

1．各种闭合性的关节及软组织损伤和肌肉、韧带的慢性劳损。

2．皮肤病：黄褐斑、痤疮等。

3．骨质增生性疾病：颈椎骨质增生、腰椎骨质增生、膝关节骨性关节炎等。

4．内科疾患：神经官能症、气管炎、肺气肿、胃炎、胃下垂、十二指肠溃疡、半身不遂、高血压、冠心病、糖尿病、胆囊炎、腹胀、头痛。

5．妇科疾病：功能性子宫出血、月经不调、盆腔炎、痛经、闭经、乳腺炎等。

6．儿科疾患：小儿肌性斜颈、小儿脑性瘫痪、小儿消化不良、小儿腹泻等。

按摩禁忌症

1．有皮肤病及皮肤破损处不宜按摩。

2．内外科危重病人，如严重心脏病、肝病等，以及肿瘤患者都不宜做按摩。

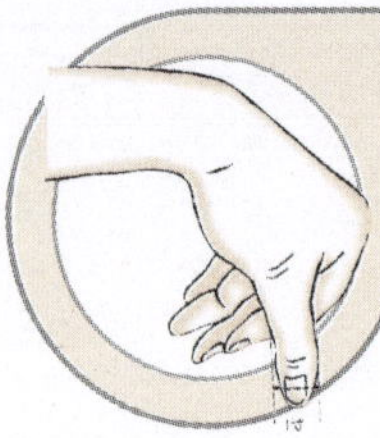

穴位按压时常用的手势

进行穴位按压时，如果讲究一些技巧，不仅可以使按压效果更加明显，而且也不会在按压结束后使手指有酸痛的感觉。

·用两手的拇指按压穴位

左右手的拇指并拢，以拇指指腹来指压穴位。此时，要尽量伸直手指关节，这是使手指不致感到疼痛的窍门。其他的四只指头则负有支撑拇指的任务，避免拇指指尖翘起。

·用拇指指尖按压穴位

如果想强烈刺激手指、脚趾及脸部时，弯起拇指关节用指尖指压是最好的方法。此时，其他的四指顶住肌肤，让指尖能平均出力。

·用三个手指按压穴位

将食指、中指、无名指并拢进行指压。但是过度的力道会使手指疼痛，即使伸直关节也要小心。此法虽然不会带来强烈的刺激，但是如此轻微的指压仍会让你感觉舒服。

·以指关节按压穴位

此方法是握紧拳头以食指的近端指间关节做指压。以手指指腹指压酸痛处时，如果手指疼痛，改用此法能助你轻松享受指压带来的舒适感，而且紧握拳头能使力道平均，可以利用指压颈部、手臂等部位来学习此种方法。

·用拳头按压穴位

紧握拳头以凸出的关节做指压。此方法在自己徒手做背部指压时，相当适用。将拳头置于背部下方，以自己身体的重量来施力，如能紧握拳头，则指压的手就不会有疼痛的感觉。同样也可将此法应用于颈部的指压上。

·用手肘按压穴位

手臂弯曲，以手肘来施力能产生固定及较强的力道。尤其在脊椎两侧等较难指压的地方，手肘是最佳的工具。只是当你用体重来施力时，可能会过度用力，所以开始时要慢慢地施力，再依所需逐渐加强力道。

穴位按压时常用的手势

穴位按压时的手势很重要，根据按压所用到的身体部位，主要包括以下几种：

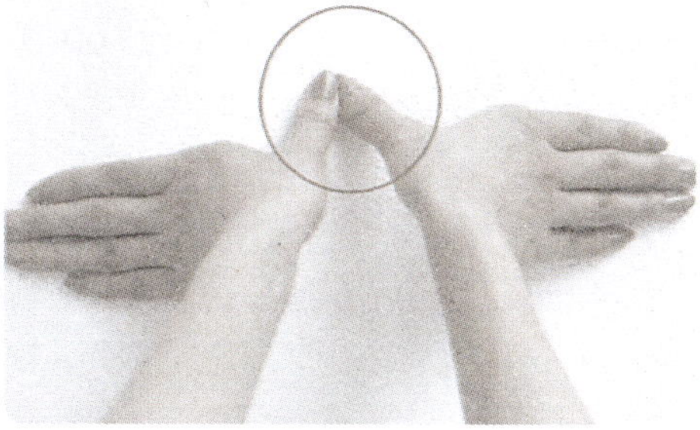

用两手的拇指按压穴位

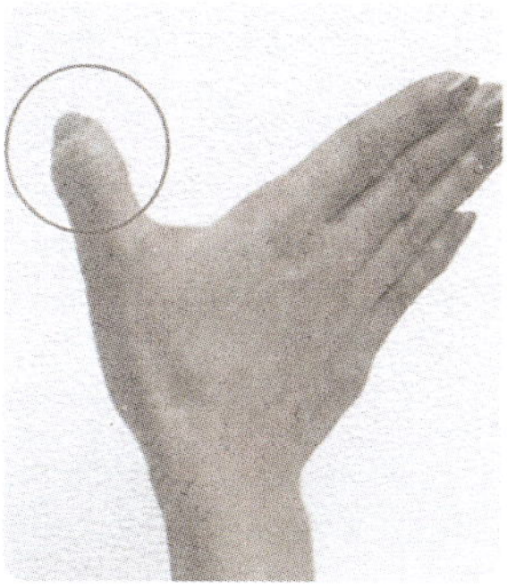

用拇指指尖按压穴位

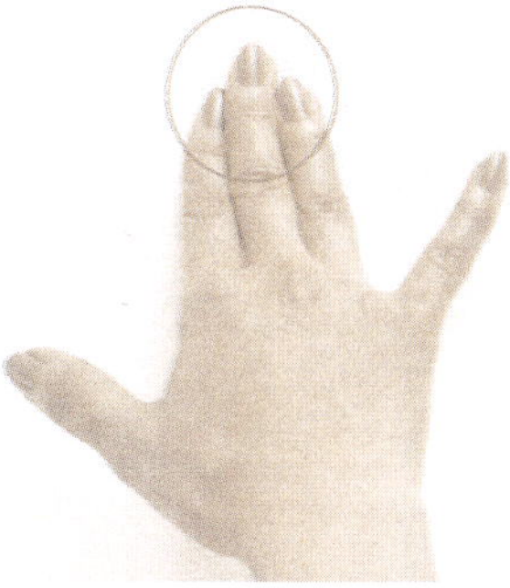

用三个手指按压穴位

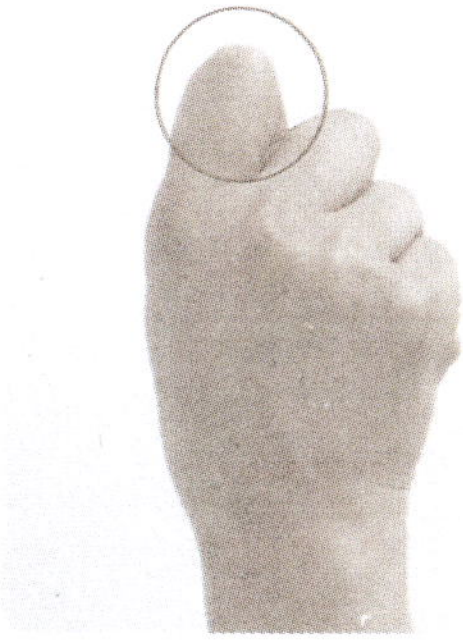

以指间关节按压穴位

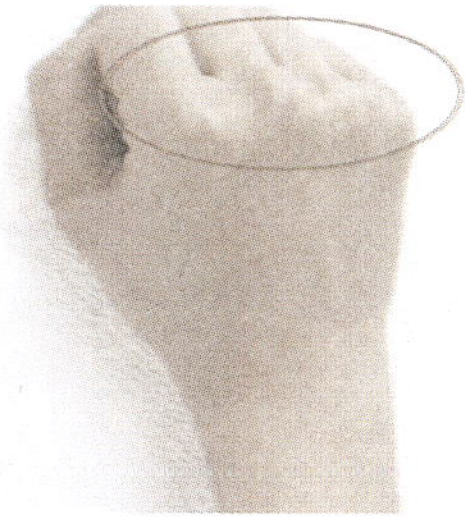

用拳头按压穴位

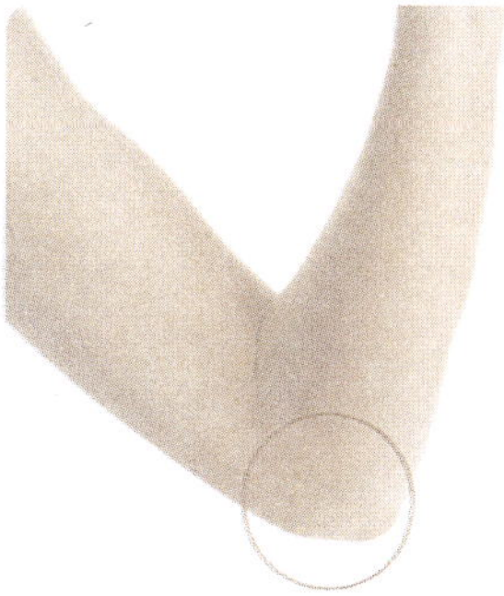

用手肘按压穴位

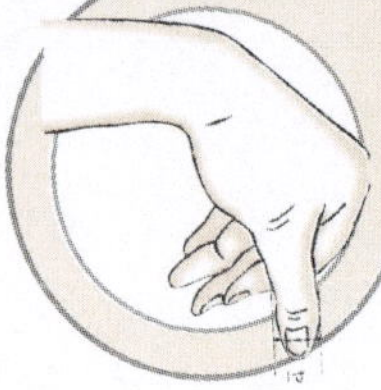

家庭拔罐，一学就会

中医认为，拔罐之所以可以祛病强身，是因为拔罐可以调节人体功能使之正常运行，中医认为拔罐疗法是通过平衡阴阳、疏通经络气血、祛湿散寒和拔毒排脓来发挥作用，达到减轻病症的目的。

拔罐疗法又称“火罐气”、“吸筒疗法”等，但主要是一种以杯罐为工具，借助热力排去其中的空气以产生负压，使其吸着于穴位皮肤或者患处，通过吸拔和温热刺激等，造成人体局部发生瘀血现象的一种治疗方法。

拔罐前的准备工作

· 罐具的选择

为了适应不同的病症和治疗方法，有众多不同种类的罐具，主要有竹罐、陶罐、玻璃罐、橡胶罐和抽气罐，患者可根据自己的病症选择其一。

· 辅助的材料

在拔罐治疗中，除根据病情选用所需的罐具外，还需要燃料、针具、润滑剂、消毒用品、治疗烫伤的药物等一些其他的辅助材料。

· 常用的体位

选择体位的原则是便于拔罐施治，患者能够比较舒适，以长久保持这种姿势，一般主要有仰卧位、侧卧位、俯卧位和俯伏位，患者在治疗期间最好不要轻易变动体位，如果非要变动，那么操作者应扶稳火罐，帮助患者。

不适用人群及部位

1. 精神病、水肿、心力衰竭、活动性肺结核等病症患者；
2. 患急性骨关节软组织损伤者及关节肿胀或重度水肿者；
3. 皮肤溃烂者、严重过敏者、传染性皮肤病者及皮肤肿瘤患者；
4. 眼、耳、乳头、前后阴、心脏搏动处、毛发过多及骨骼凹凸不平的部位；
5. 妇女在经期、妊娠期中的腰部、腹部、乳房等部位；
6. 有出血倾向性疾病的患者，以及颈部和其他体表有大血管经过的部位；
7. 70岁以上的老人和7岁以下的儿童，不宜采用重手法拔罐。

拔罐的分类

拔罐疗法经过数千年的演变，已经发展得非常丰富。按照不同的角度和方法，拔罐疗法可以被分成如下几大类：

拔罐的分类

按拔罐的形式分类

- **单罐法**：即单罐独用，主要用于病变范围较小的部位和压痛点。
- **多罐法**：即多罐并用，主要用于病变范围比较广泛的疾病。
- **闪罐法**：这是指在吸拔火罐后即刻取下，然后再反复吸拔多次的方法。
- **走罐法**：是指吸拔后在皮肤表面来回推拉的方法。

按排气方法分类

- **火罐法**：即利用火力燃烧排去空气，以产生吸拔力的方法。
- **水罐法**：即利用水蒸汽的热气排去空气，以产生吸拔力的方法。
- **抽气罐法**：即利用针管抽出空气，以产生吸拔力的方法。
- **挤压罐法**：即用手挤压橡胶球排除空气，以产生吸拔力的方法。

按综合治疗方法分类

- **温水罐法**：即先在罐内注入一定量的温水后再吸拔火罐的方法。
- **针罐法**：即先在穴位或病变部位上进行针刺，然后再吸拔火罐的方法。
- **药罐法**：即先用药水煮火罐或在罐内储存药液，然后再吸拔火罐的一种方法。
- **刺络罐法**：即先用三棱针、皮肤针等针刺穴位使之出血后再拔罐的一种方法。

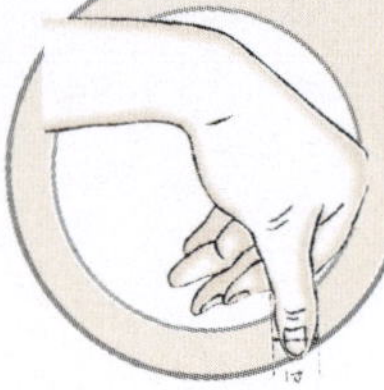

轻轻松松学艾灸

艾灸是一种使用燃烧的艾条悬灸人体穴位的中医疗法。这种疗法最早可以追溯到远古先民时代，艾灸疗法不仅在我国医学史上起到重要作用，而且对世界医学也做出了巨大贡献。

艾灸的治疗方式是综合的，其中包括局部刺激、经络穴位、药物诸因素。因此，灸疗作用于人体主要表现的是一种综合作用，是各种因素相互影响，相互补充，共同发挥的整体治疗作用。

艾灸前的准备工作

• 艾炷、艾条的制作

艾炷是将艾绒放在平板上，用拇指、食指、中指边捏边旋转，把艾绒捏紧成规格大小不同的圆锥形艾炷，捏得越紧越好。

取纯艾绒24克，平铺在长26厘米、宽20厘米的桑皮纸上，将其卷成直径约1.5厘米的圆柱形，卷得越紧越好，然后用糨糊粘贴牢固，两头余纸拧成结，即成艾条。再在纸上画上刻度，每寸为一度，以此作为施灸时的标准。

• 器具的选择

常用的艾灸器具主要有三种：温灸筒、温灸盒、温灸管。

• 常用的体位

选择适当体位，能方便施灸者的施灸操作，有利于准确选穴和安放艾炷，常用体位有仰靠坐位、侧伏坐位、俯伏坐位、仰卧位、侧卧位和俯卧位。

艾灸的禁灸穴

清代医学著作《针灸逢源》中记载禁灸穴总计有47穴，大部分穴位的部位归属均分布于头面部、重要脏器和表浅大血管的附近，以及皮薄肌少筋肉结聚的部位，这些部位使用艾炷直接施灸，会产生相应的不良效果。但随着医学的进步，现代中医认为，禁灸穴只有睛明穴、素穴、人迎穴、委中穴四个，不过妇女妊娠期小腹部、腰骶部、乳头、阴部等均不宜施灸。

艾灸方法

艾灸法是将艾绒置于体表穴位或患处烧灼施灸的方法，是中医最常用的一种治病方法，其分类较多。

- 艾灸方法
  - 艾炷灸
    - 间接灸
    - 直接灸（肤灸、明灸）
  - 艾条灸
    - 温和灸
    - 回旋灸
    - 雀啄灸
  - 艾饼灸
    - 熨灸
    - 日光灸
  - 艾熏灸
    - 烟熏灸
    - 蒸汽熏灸
    - 温灸器灸
  - 温针灸

直接灸

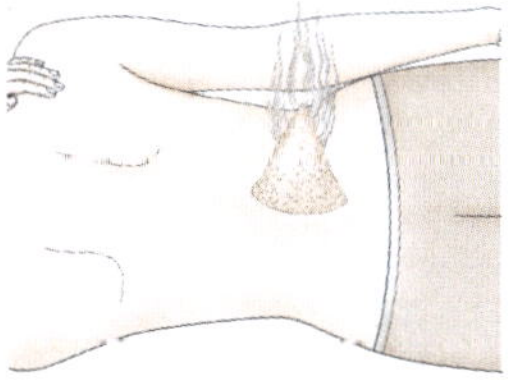

直接灸就是把艾炷直接安放在皮肤上施灸的一种方法。

间接灸

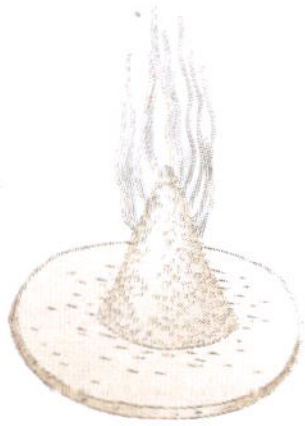

间接灸是在艾炷与皮肤之间隔垫某种物品如葱、姜、蒜等而施灸的方法，又称隔物灸。

艾条灸

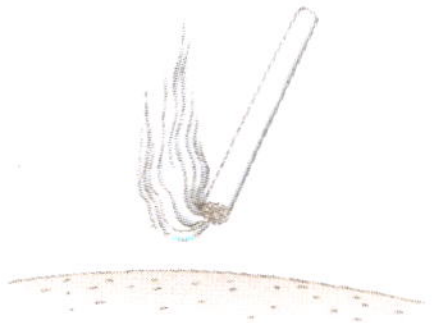

艾条灸又称艾卷灸，用棉纸把艾绒包裹卷成圆筒形的艾卷，点燃一端，在穴位或患处进行熏灸的一种施灸方法。

温针灸

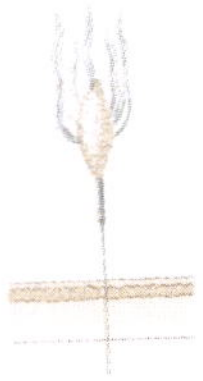

这是一种将针刺与艾灸相结合的方法，将针留在穴位上，把艾绒搓成团捻裹在针柄上并将其点燃，通过针体将热力传入穴位。

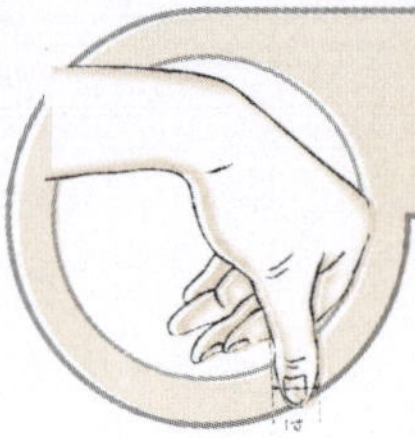

家庭刮痧，必备常识

刮痧疗法是民间疗法的精华之一，其方法独特、简便易学、取材方便、操作简单、安全无副作用、疗效显著。在当今养生越来越受到关注的情况下，越来越多的家庭开始采用这种方法进行自我保健和养生。

刮痧就是用手指或各种边缘光滑的工具，蘸上具有一定治疗作用的刮痧介质，在人体表面特定部位反复进行刮拭，使皮肤表面出现瘀血点、瘀血斑或点状出血，这就是所谓的“出痧”。它能通过良性刺激，达到舒筋活络、驱风散寒、清热除湿、活血化瘀、消肿止痛、增强抗病能力和免疫机能的目的。

刮痧前的准备

•刮痧用具

在古代，铜钱、汤勺、嫩竹板都做过刮痧工具，现如今一般都用刮痧板来进行刮痧，常见的刮痧板有牛角刮痧板和玉质刮痧板两类。

•辅助的材料

刮痧时需要准备润滑剂，增加润滑度，减少刮痧阻力。通常可以使用以下介质作为润滑剂，有香油、食用油、白酒、猪脂、药汁、冬青膏、鸡蛋清、刮痧活血剂、薄荷水、扶他林乳胶剂、刮痧油及止痛灵。

•常用的体位

刮拭患者不同的部位时也要采取不同的体位姿势，一般体位包括：仰卧位、俯卧位、侧卧位、正坐位、仰靠坐位、俯伏坐位和站立位。

刮痧疗法的不适用人群及部位

1. 久病年老的人、囟门未合的小儿；
2. 极度虚弱的人、极度消瘦的人、对刮痧极度恐惧或过敏的人；
3. 皮肤上有破损溃疡、疮头、未愈合的伤口，韧带及肌腱急性损伤部位；
4. 孕妇的腹部和腰骶部、妇女乳头、孕妇和经期妇女的三阴交、合谷、足三里等穴位；
5. 眼睛、耳孔、鼻孔、舌、口唇、前后二阴、肚脐以及肝硬化腹水者的腹部等部位。

刮痧方法

刮痧法根据刮拭的角度、身体适用范围等方面可以分为面刮法、平刮法、角刮法、推刮法、厉刮法、点按法、按揉法等。

正确的握板方法

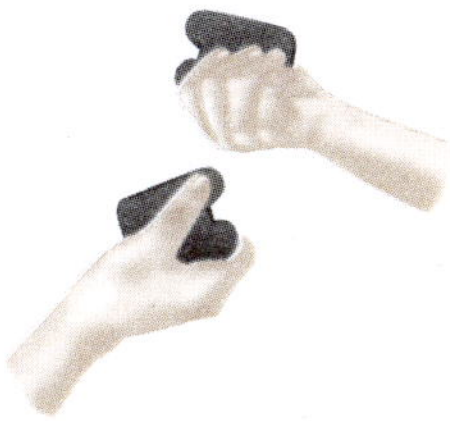

刮痧板长边横靠在手掌心，大拇指和其他四个手指分别握住刮痧板的两边，刮痧时用手掌心的部位向下按压。

面刮法

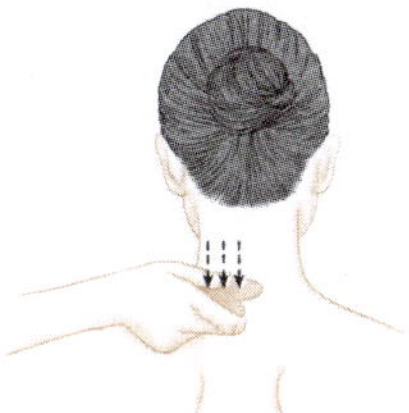

刮痧板向刮拭的方向倾斜30°~60°，将刮痧板的1/2长边或全部长边接触皮肤，自上而下或从内到外地向同一方向直线刮拭。

平刮法

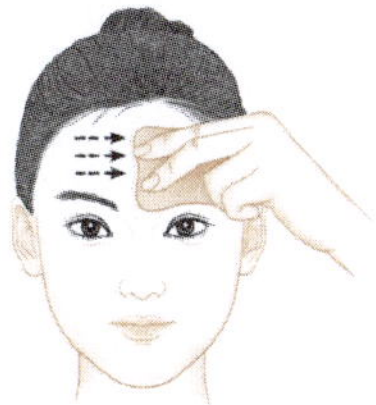

手持刮痧板，向刮拭的方向倾斜的角度小于15°，而且向下的渗透力也较大，刮拭速度缓慢。

角刮法

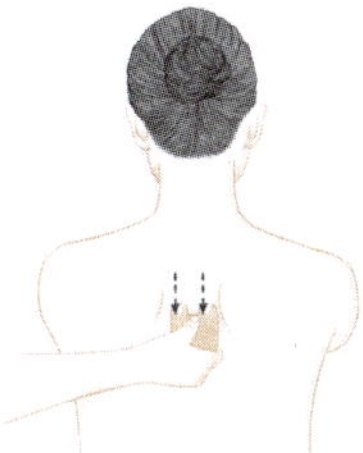

用刮板的角部在穴位处自上而下刮拭，刮板面与皮肤呈45°，不宜过于生硬，避免用力过猛伤害皮肤。

推刮法

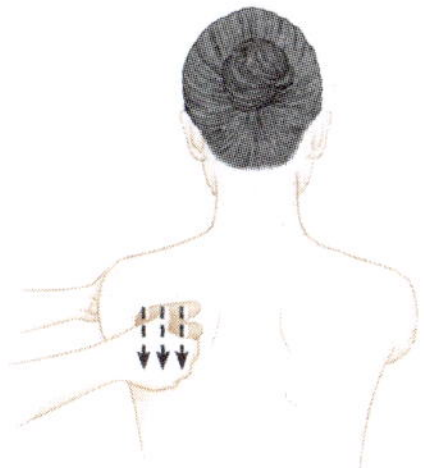

手持刮痧板，刮痧板向刮拭方向倾斜的角度小于45°，压力大于平刮法，速度也比平刮法慢一点。

厉刮法

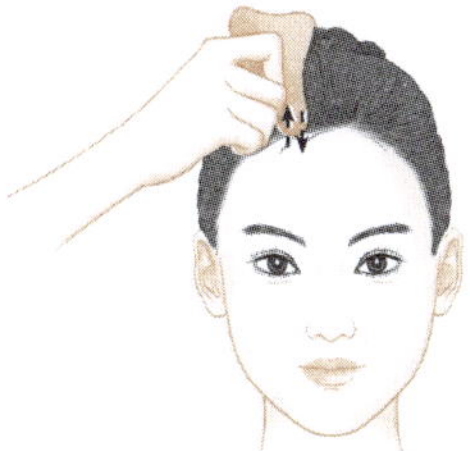

刮痧板角部与刮拭部位呈90°，刮痧板不离皮肤的施力，在约1寸长皮肤上做短间隔前后或左右的摩擦刮拭。

点按法

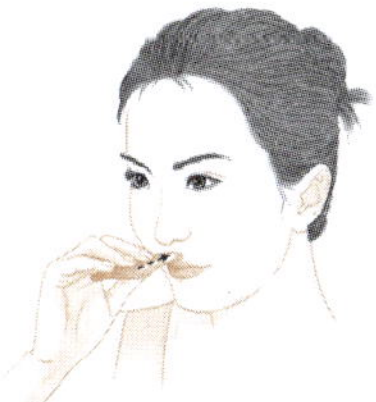

将刮痧板角部与要刮拭部位呈90°，向下按压，由轻到重，逐渐加力，片刻后快速抬起，多次反复。

垂直按揉法

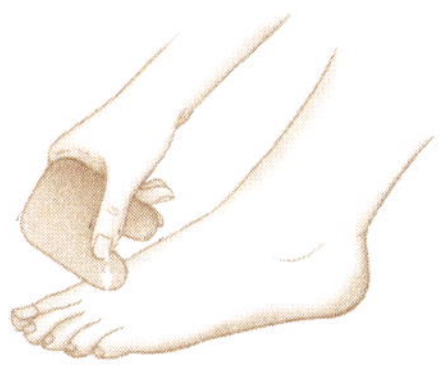

垂直按揉法将刮痧板的边沿以90°按压在穴区上，慢速按揉。

平面按揉法

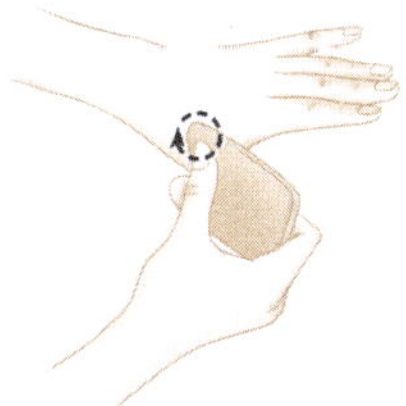

平面按揉法则小于20°，刮痧板与接触皮肤不分开，慢速按揉。

第一篇 颈肩

第1章

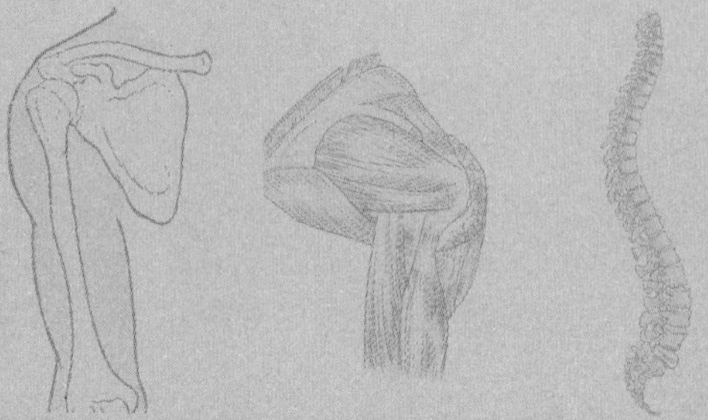

正确认识颈、肩病

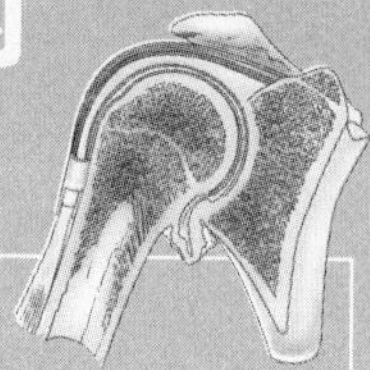

颈部和肩部，是将头部和躯干、上肢和躯干连接起来的重要部位。由于活动的频繁性，使得颈肩疾病也成为了生活中的常见病，其中最常见的就是颈椎病和肩周炎。颈肩疾病的诱因是多方面的，但无论怎样，要治疗颈肩疾病，我们首先从了解颈肩开始！

本章看点

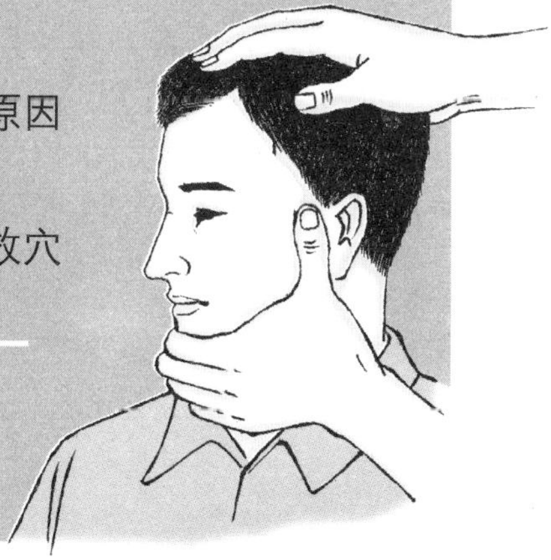

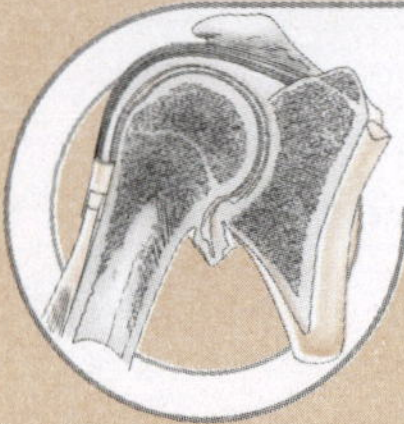

颈、肩部的结构特点

本节名词

❶纤维环 ❷软骨板 ❸关节盂

颈、肩，是人体上半身非常重要的部位，它在头部和躯干之间，连接着头部和躯干、躯干和手臂。无论头部和上臂要做什么样的活动都离不开颈、肩部的支配，它对人正常的活动起到非常重要的作用。

颈椎的结构和特点

颈部由颈椎骨、颈动脉、颈静脉、肌肉、筋骨和韧带等组成。其主要成分是脊椎，颈部脊椎由7块颈椎骨、6块椎间盘及相应的韧带组成。颈椎是人体脊柱的重要组成部分。

颈椎有7块，除第一颈椎和第二颈椎之间没有椎间盘外，其余颈椎之间以及第七颈椎、第一胸椎之间都夹有椎间盘，颈椎间有6块椎间盘。椎体和椎弓共同组成了颈椎。椎体为柱状体，呈椭圆形，椎弓与椎体相连形成椎孔。椎管是所有椎孔相连而形成的，脊髓即容纳在椎管里。

椎间盘是颈椎的另一个重要组成部分，由髓核、**纤维环**[1]和**软骨板**[2]三部分组成的纤维环组织构成，夹在脊柱的两个椎体中间，可以连接椎体。

肩关节结构

肩关节是由肩胛骨的**关节盂**[3]与肱骨头组成，故又叫肩肱关节，属球窝关节。关节盂周围有纤维软骨构成的盂缘附着，使关节窝变得更深。关节囊附着于关节盂的周缘，上方将盂上结节包于囊内，下方附着于肱骨的解剖颈。关节囊薄而松弛，下壁的这一特点尤其明显，关节囊的滑膜层被肱二头肌长头腱包裹，形成了位于结节间沟内的肱二头肌长头腱腱鞘。

肩关节周围的韧带较少，韧带力量也比较弱，主要是在肩关节的上方，有喙肱韧带连结喙突与肱骨大结节，与关节盂周缘相连的盂肱韧带连结肱骨小结节及解剖颈的下方。

名词解释

❶ **纤维环**

位于椎间盘的周缘部，由纤维软骨组成，纤维环的纤维在椎体间斜行，在横切面上排列成同心环状，相邻环的纤维具有相反的斜度，且相互交叉。

❷ **软骨板**

为透明的无血管的软骨组织，在椎体上下各有一个，其平均厚度为1毫米，在中心区更薄呈半透明状，位于骨后环之内。

❸ **关节盂**

在某些关节(如肩关节、颞下颌关节、髋关节)，关节窝的周围有一圈的软骨，可以加大关节的面积，同时能增加关节结构的稳定性，这一圈的软骨就是关节盂。

颈椎生理构造

人体脊柱有四个生理弯曲，即颈椎向前凸、胸椎向后凸、腰椎向前凸、骶尾椎向后凸，分别简称为颈曲、胸曲、腰曲和骶曲，其主要组成部分是椎骨。颈椎上连头部颅骨，下接胸椎骨，在人体结构中占有重要地位。

脊柱的四个生理弯曲

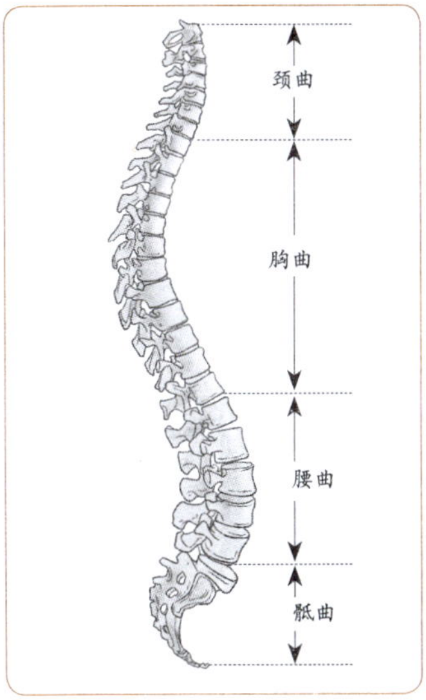

颈椎前凸生理曲度的形成：胚胎时呈后凸状态，幼儿期渐成前凸，称为继发曲度，是机体负重后由椎体和椎间盘产生前厚后薄的改变所引起的。

颈椎前凸生理曲度的作用：颈椎生理曲度的存在，增加了颈椎的弹性和支持性，可以减缓外力对脑和脊髓的震荡程度，也是医生利用 X 光片诊断颈椎是否发生病变的重要依据。

肩关节的生理构造

肩关节结构

肩关节连接肩胛骨、锁骨、肱骨，属球窝关节。

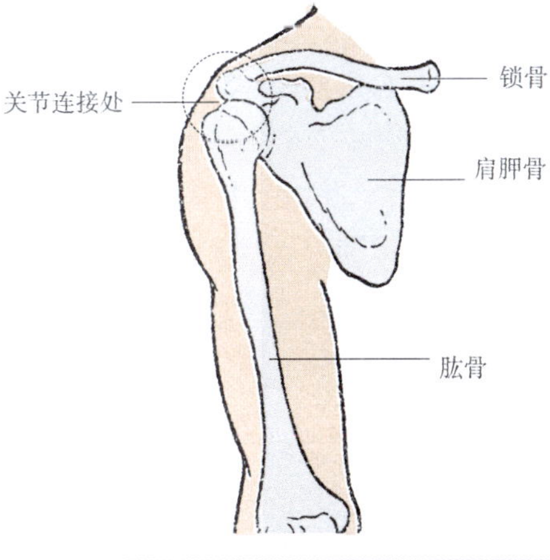

肩关节剖面

肩关节是活动范围最大的关节，以胸锁关节为支点，以锁骨为杠杆，可做前屈、后伸、内收、外展、内旋、外旋以及环转等运动，但结构缺乏稳定性。

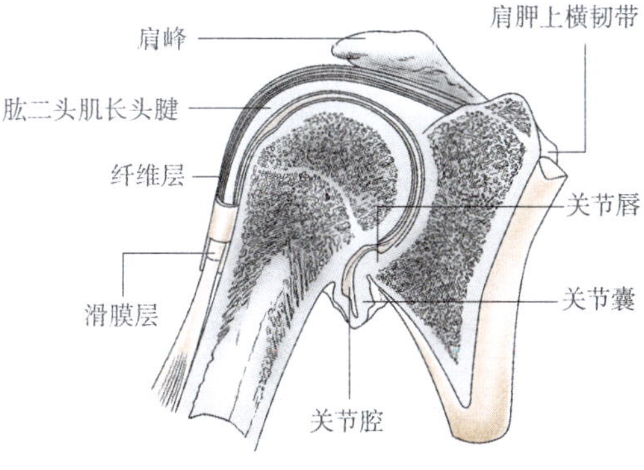

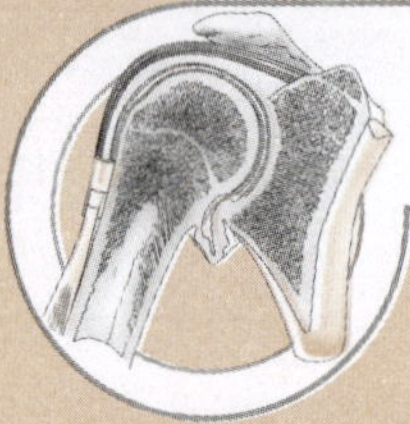

颈病的类型与典型表现

本节名词
❶交感型颈椎病
❷椎动脉型颈椎病

颈部在脊柱关节中活动最大，再加上椎骨形状不均匀，颈部关节突关节结构复杂，肌肉及韧带细小繁多等错综复杂的原因，致使颈部容易发生各种类型的病变，尤以颈椎病最为典型。

颈部疾病的类型

颈部疾病大致分为颈部急性损伤、落枕、颈椎间盘突出症、颈椎病等，其中颈椎病是多发症，也是常见病。

颈部急性损伤多见于交通事故。当高速行驶的机动车突然急刹车时，头部会由于惯性作用而急剧向前冲出，随后又会过度后伸，颈椎也跟着做前后摆动，出现反复的屈伸运动，在很短的时间内，相反的作用力会造成颈部各层软组织不同程度的损伤。其症状表现如下：部分肌肉和皮肤撕裂伤；局部压痛或活动受限；严重者可表现为上肢瘫痪，触觉、痛觉受损等。

落枕的病因很多，睡眠时枕头过高、过低或过硬，睡眠姿势不良，着凉，颈部突然扭转等因素都可能导致落枕的发生。其症状常表现为醒来后发现自己头歪向一侧，颈部无法正常活动，同时另一侧颈部肌肉疼痛，严重者疼痛放射到头部、背部和上肢。

颈椎间盘突出症的病因是由于颈椎间盘组织本身缺乏血液供应而导致修复能力变差，再加上颈部活动频繁，负重较大等因素造成颈椎间盘发生退行性改变、纤维环的韧性和弹性降低而导致。

颈部疾病的典型表现

颈椎病是颈部疾病的典型表现，它指的是由于颈部骨骼、椎间盘、韧带发生病变，神经根、脊髓、椎动脉及软组织受到外界刺激或压迫，引起的以颈肩部疼痛、麻木为主要表现的一组症候群。根据发病症状和体征的不同，可分为以下几种类型：局部型颈椎病、**交感型颈椎病**❶、**椎动脉型颈椎病**❷、脊髓型颈椎病、神经根型颈椎病和混合型颈椎病。

由此可见，引起颈部疼痛的病因是多方面的，如果疼痛经过简单的对症治疗后不见好转且有不断加重的趋势，应当及时到医院诊治。正所谓无病早防，有病早治。

Words & terms
名词解释

❶ **交感型颈椎病**

由于椎动脉表面富含交感神经纤维，当交感神经功能紊乱时常常累及椎动脉，导致椎动脉的舒缩功能异常。因此交感型颈椎病在出现全身多个系统症状的同时，还常常伴有椎—基底动脉系统供血不足的现象。

❷ **椎动脉型颈椎病**

是由各种机械性与动力性因素致使椎动脉遭受刺激或压迫，以致血管狭窄、折曲而造成以椎—基底动脉供血不全为主要症状的症候群。

颈椎病的六种类型

颈椎病指的是由于颈部骨骼、椎间盘、韧带发生病变，神经根、脊髓、椎动脉及软组织受到外界刺激或压迫，引起的以颈肩部疼痛、麻木为主要表现的一组症候群，它是颈部疾病的典型表现。

颈椎病的六种类型

类型	症状	体征
局部型	颈部剧烈疼痛，并放射到枕顶部或肩部，头部活动严重受限，患者为了缓解疼痛而常用手托住下颌。	患者颈项部肌肉紧张，一侧或两侧均有压痛点，头颅因疼痛而不愿活动。
交感型	头疼、恶心；视线模糊、眼睛干涩、眼窝有胀痛感；肢体怕冷发凉，局部多汗；头晕眼花、眼睑下垂、鼻塞等。	颈肩部肌肉痉挛，出现强直反应；患处上肢表皮温度低、发凉、出现水肿；汗腺分泌异常等。
椎动脉型	位置型眩晕或猝倒；耳聋、耳鸣、出现视觉障碍；感觉异常、无力持物；严重者出现对侧肢体轻微瘫痪。	若使颈椎后伸、侧曲至一定程度，头部眩晕感会加重或猝倒。
脊髓型	步态不稳、行走不便、走路时有轻飘飘的感觉；单侧或双侧下肢颤抖、乏力、麻木。	四肢肌肉张力增高，肌腱反射亢进，浅反射减弱；严重者可诱发同侧的髌阵挛或踝阵挛；出现痛觉障碍，深感觉消失。
神经根型	肩、颈、背、上肢某一处出现持续性酸痛，并放射到手肘处，还会出现针刺或触电般疼痛；颈部及上肢出现运动障碍。	受累处颈神经根的神经分布区有压痛感；肱二头肌或肱三头肌反射减退或消失。
混合型	两种或两种以上上述病症同时存在即为混合型颈椎病，它的症状复杂，体征不一。	

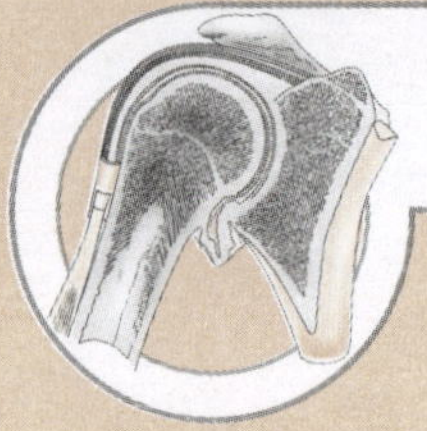

颈椎病的自我诊断

本节名词
❶枕部
❷放射性疼痛

颈椎病不仅给患者带来了肉体上的疼痛，也带来了精神上的折磨。很多人由于职业原因长期伏案工作，颈部出现不适，因此担心自己患了颈椎病。但究竟是否患了颈椎病呢？我们给您提供了几种简单的自我检测法。

很多人由于忙于工作，即使颈部出现了不适症状，也无暇去医院接受检查。为了节省您的宝贵时间，我们为您提供几种简单的家庭自我检测法，可以借此确认一下自己是否真的患了颈椎病，并及时采取相应措施，防止病情加重。

按压头部法

受测者端坐在椅子上，头肩部向上挺直，帮助者双手置于受测者头顶部，逐渐加力往下按压；或者帮助者将左手放在受测者的头顶，右手紧握拳头，轻微打击左手，使压力往下传。这两种方法会使受测者的椎间孔受到压缩和震动，如果受测者感觉疼痛或麻木，那就是患了颈椎病。

枕、下颌部牵引法

受测者取坐位，帮助者左手托住受测者下颌部，右手托其**枕部**❶；或者帮助者站在受测者的背后，并使前胸靠在受测者的枕部，用双手托住受测者下颌部。等受测者全身放松后，再用双手同时用力向上牵引。倘若受测者感觉颈部疼痛减轻或感觉很舒适，那就是患上了颈椎病。

抬高手臂法

受测者取或坐或立姿势，低下头。帮助者站在其身后，用左手扶住受测者的肩部，右手握住受测者所测肢的肘部，向后上方推拉。倘若所测肢出现**放射性疼痛**❷或窜痛，那就是患上了颈椎病。

颈部旋转活动法

受测者取坐或站位，左右旋转颈部约一分钟，如果上肢出现放射性疼痛或麻木感，再前屈或后伸头部，疼痛或麻木感加重，那么就是患了颈椎病。

Words & Terms

名词解释

❶ 枕部

即通常我们所说的后脑勺。

❷ 放射性疼痛

即疼痛呈放射性传导，而且传导性的疼痛会从肢体的近心端（靠近心脏侧）向远心端放散，犹如串电感。这就是说病变不是发生在肢体的本身，而是在颈、胸、腰部的脊髓中枢或是在某个大的神经中枢或神经干部位上。

四种简单的颈椎病自测法

以下四种自我检测方法，均简单易行。如果出现了自测方法中相应的反应，就可以初步诊断患了颈椎病。

轻敲头部法

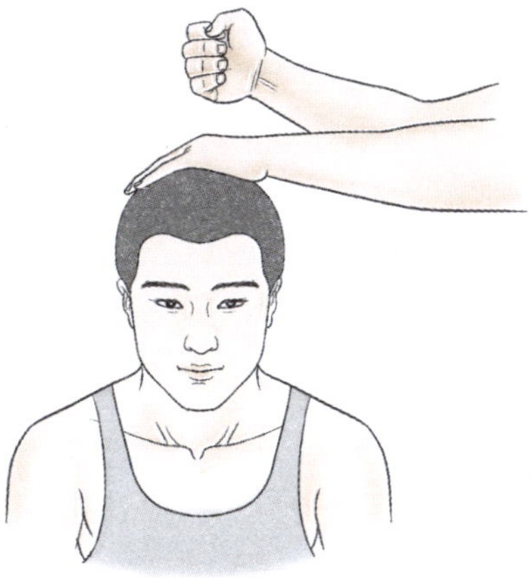

操作方法：左手置于受测者头部，右手紧握拳头，轻微打击左手。

患病反应：颈部疼痛或麻木

枕、下颌部牵引法

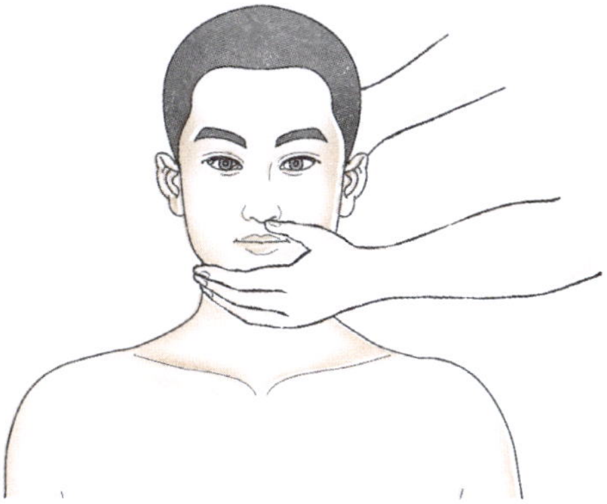

操作方法：左手托住受测者下颌，右手托其枕部。

患病反应：颈部疼痛减轻

抬高手臂法

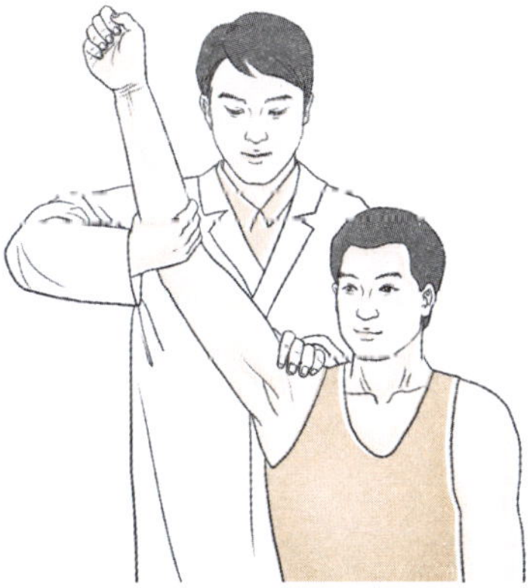

操作方法：左手扶住受测者的肩部，右手握住受测者所测肢的肘部，向后上方推拉。

患病反应：所测肢出现放射性疼痛

旋转头部法

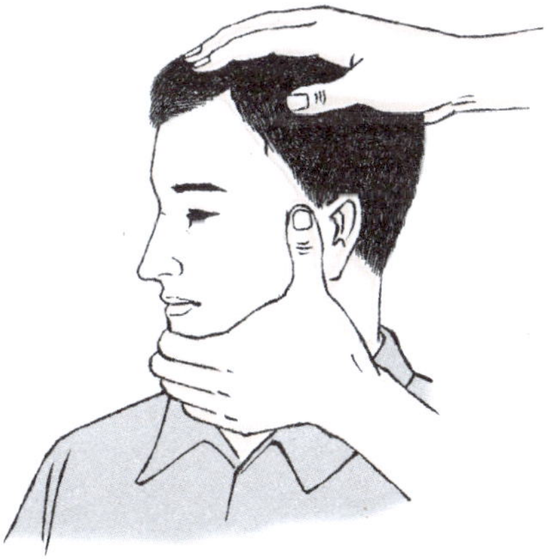

操作方法：双手扶握头部，帮助颈部左右旋转一分钟。

患病反应：上肢出现放射性疼痛

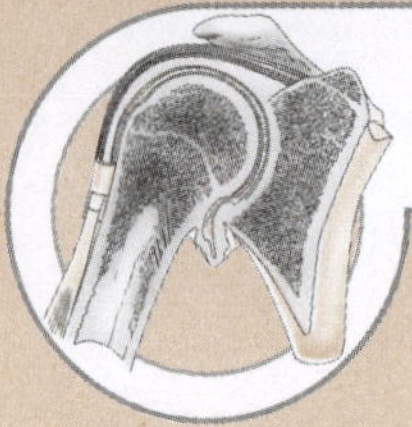

引起颈部疾病的原因

本节名词
❶慢性劳损
❷屈肌

虽然人体的疾病在很大程度上与体内外环境相关，但不良生活习惯也是疾病发生的一个重要原因。职业会影响人们的情绪状态和姿势，而这些因素又会影响颈椎的曲线。

危害颈部的不良生活习惯

虽然人体的疾病在很大程度上与体内外环境相关，但不良生活习惯也是疾病发生的一个重要原因。休息、睡眠、坐姿、站姿、饮食等都与人体健康有密切关系。

比如：喜欢躺在床上或沙发上看书或看电视的人，颈椎长时间处于屈曲状态，颈部背侧肌肉和韧带长时间处于负荷状态，时间长了，就会造成**慢性劳损**[1]；睡眠时枕头位置不正确、高度不合理、形状不合适或者不用枕头等都会导致颈椎病的发生；长期吸烟的人患颈椎病的概率比正常人相对要高很多；露肩吹空调、趴在桌子上午休、三伏天大量出汗后洗冷水澡等等，都会影响颈部健康。

引起颈部疾病的职业原因

职业会影响人们的情绪状态和姿势，而这些因素又会影响颈椎的曲线，颈椎的变形和变性是颈椎病发生的直接原因。因职业原因而患上颈椎病的人，多见于30岁之前。

办公室人员：因为长期伏案工作或长期操作电脑，颈部屈曲时间长，造成**屈肌**[2]长期收缩劳损，韧带、关节囊牵拉增厚，从而患上颈椎病。

教师：因颈椎长期后仰引起的颈椎病。

粉刷工：长时间抬头粉刷天花板，所以非常容易患颈椎病。

小提琴手：经常颈部夹着琴托，头部长期侧屈，颈部肌肉紧张而引起颈椎病。

装卸工：在快递公司或邮局长期搬运物品的装卸工，因常用肩膀扛货物，致使颈部肌肉、韧带过度牵拉而引起颈椎病。

Words & terms

名词解释

❶ 慢性劳损

指人体某一部位因长时间的过度劳累所致的肌肉、筋膜韧带、骨质与关节等组织的损伤，即称之为慢性劳损。以中老年人患者居多。它是构成颈椎骨关节退变最为常见的因素，并对颈椎病的发生、发展、治疗及预防等都有着直接的关系。

❷ 屈肌

按其机能为骨骼肌的一种，通常是指藉收缩运动而能引起关节处骨骼伸展的那种肌肉而言。屈曲关节时，变成绷紧的肌肉束，是屈肌。以哺乳类的肘关节为例，上臂的肱二头肌、喙肱肌和肱肌三者都是屈肌。

颈部疾病的形成原因及预防

危害颈部的不良生活习惯

常见的不良生活习惯

- 躺在沙发上看电视
  颈椎长时间处于屈曲状态，颈部肌肉长时间承担负荷，造成慢性劳损。
- 吸烟
  烟中的尼古丁会导致颈部毛细血管的痉挛，从而引起颈椎病。
- 睡觉时用高枕头
  高枕头使椎间盘内部受力不均，加速颈椎功能退化。

伏案工作中预防颈椎病

伏案工作中预防颈椎病

- **保持坐姿**
  长时间伏案工作的人首先在坐姿上应保持自然的端坐位，头略前倾，保证头、颈、胸的正常生理曲线不受影响。
- **调整桌面**
  在条件允许的情况下，可以调整桌面高度，避免头颈部过度后仰或前屈；如果使用 10° ~30° 的斜面工作台，更有利于颈部健康。
- **转动劲部**
  应在工作了 1~2 小时左右，做头颈部的转动，动作应轻柔、缓慢，达到最大运动范围。
- **夹肩运动**
  两肩慢慢紧缩，保持 3~5 秒钟，再把双肩向上提起，坚持 3~5 秒钟，重复这个动作 6~8 次。
- **远眺**
  眼睛聚焦视物也会引起颈椎的紧张，每当伏案一段时间后，应抬头向远望 1 分钟左右。这样既能消除疲劳感，又对颈椎健康有利。

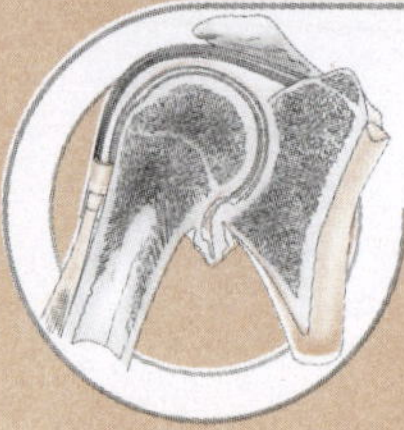

肩病的类型与典型表现

本节名词

❶肱二头肌长头肌腱炎 ❷冈上肌筋膜炎 ❸肌腱袖

在日常生活中，肩部疾病多发于50岁左右的妇女，是一种很常见的疾病，肩部疼痛是最显著的表现。引起肩部疼痛的疾病包括肩周炎、滑囊炎、骨囊肿等，这些疾病会严重影响肩关节的活动功能。

肩部疾病类型

1. 疼痛型疾病。临床上，引起肩部疼痛的常见疾病有肩周炎，也称冻结肩，其次为肱二头肌长头肌腱炎[1]、冈上肌筋膜炎[2]等，肩关节附近的滑囊炎和关节内盂唇的损伤也可引起肩部长期疼痛。

2. 关节结核或肿瘤。如果肩部不仅有疼痛，还伴有肿胀、肌肉萎缩等，则要考虑肩关节结核或肿瘤的可能性。还有些良性的疾病，也常表现为肩部的疼痛，如骨纤维结构不良、骨囊肿、滑膜软骨瘤等。

3. 肌腱袖[3]疾病。在肌腱袖中，冈上肌是肩部四周力量集中的交叉点，因此极易受损。尤其是在肩部外展活动频繁时，冈上肌很容易受到挤压摩擦，从而产生损伤，引起冈上肌筋膜炎或肌腱断裂。

4. 其他全身性疾病牵累。一些全身性疾病和代谢性疾病也可以引起肩部疼痛，如类风湿性关节炎、多发性肌炎、风湿热、痛风、骨质疏松等。内脏的病变有时也可牵涉性地引起肩部疼痛，如胆囊炎、右膈下脓肿、肝炎、心脏病、肺炎等，此时肩部的相关检查不会发现疾病症状。

典型表现

肩部疾病最明显的特征表现就是疼痛，还会伴有发酸、麻木、肿胀等，严重的会引起功能障碍，比如旋转不利、关节活动受限等。肩袖损伤后，患者常常感到肩外侧疼痛剧烈，外展时疼痛加剧，肩部外展明显受限，肱骨大结节处有明显的压痛。

由此可见，引起肩部疼痛的病因是多方面的，如果疼痛经过简单的对症治疗后不见好转且有不断加重的趋势，应当及时到医院诊治，正所谓无病早防，有病早治。

Words & Terms

名词解释

❶ **肱二头肌长头肌腱炎**

起因于包绕肱二头肌长头的肌腱炎症，它起自关节盂上结节，穿过肩关节的关节囊，沿结节间沟抵止于桡骨，用拇指按压，肌沟附近或稍远的部位（旋转二头肌腱时）可以有触痛，抵抗屈曲和旋后运动会加重局部疼痛。

❷ **冈上肌筋膜炎**

是外科常见疾病之一，常因劳损、外伤或感受风寒引起冈上肌肌健发炎，导致肩关节的外展功能受到不同程度的影响，甚至不能抬举。

❸ **肌腱袖**

由四块肌肉，即冈上肌、冈下肌、小圆肌和肩胛下肌组成，对肩部的功能和稳定性有着重要的作用。

肩关节常见疾病

肩关节常见疾病

关节部位			肌腱袖部位
肩周炎	关节内盂唇损伤	肩关节结核	肌腱袖钙化
滑囊炎	骨囊肿	肱二头肌长头肌腱炎	冈上肌筋膜炎

其他疾病

- **全身性、代谢性疾病**：类风湿性关节炎、多发性肌炎、风湿热、痛风、骨质疏松等。
- **发生在内脏的病变**：胆囊炎、右膈下脓肿、肝炎、心脏病、肺炎等。

肩关节肌肉（正面）

肩关节肌肉（背面）

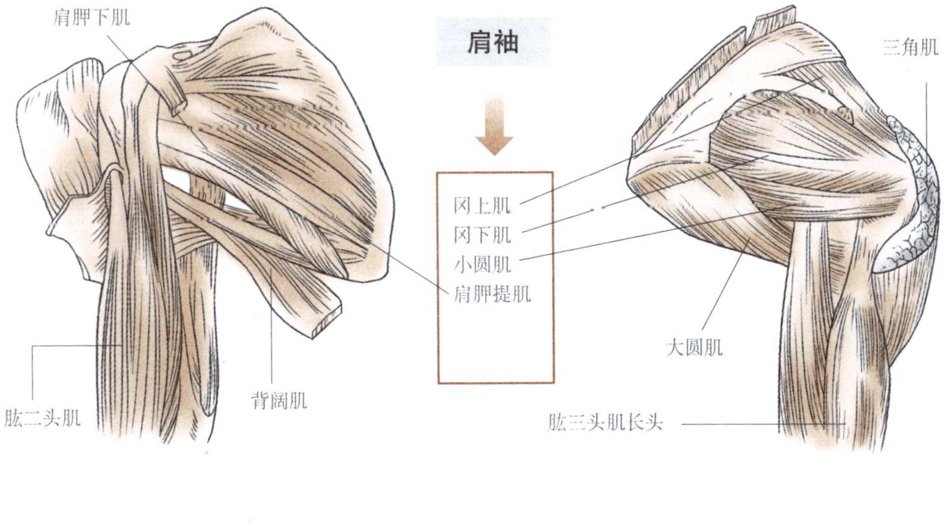

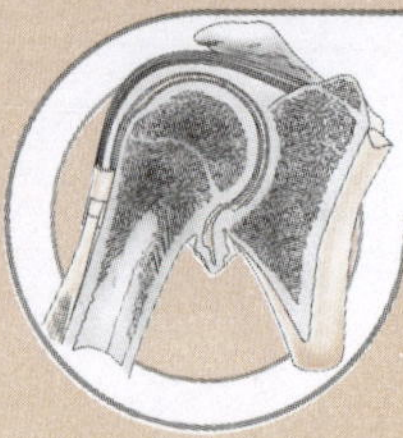

肩周炎的自我诊断

本节名词
❶压痛点
❷三角肌

肩关节的运动主要由四个关节参与完成，即盂肱关节、肩锁关节、胸锁关节及肩胛胸壁关节。肩周炎主要累及盂肱关节，可持续数周至数年，其发病特点是逐渐出现疼痛和肩关节活动受限。肩周炎有一定的症状特征，由此我们可以进行自我诊断。

Words & terms
名词解释

❶ **压痛点**

压痛就是用手轻按患处，患者感到疼痛较不压时严重。

❷ **三角肌**

俗称"虎头肌"，位于肩部，呈三角形。起自锁骨的外侧段、肩峰和肩胛冈，肌束逐渐向外下方集中，止于肱骨三角肌粗隆。

症状表现

肩周炎很少两次累及同一肩关节，好发年龄与肩关节发生严重退行性病变的年龄一致。因患代谢性疾病、营养不良、心脏病或更年期综合症而致身体虚弱的人，更容易罹患此病。

和其他肩部疾病一样，疼痛是肩周炎最主要的特点，疼痛的发展也有一个过程。刚开始发病时，肩部只有轻微的疼痛。之后疼痛遍布整个肩部，包括肩部前后、上下以及内侧。症状较重的人，疼痛感可向下发散到手臂，放散到耳部、颈部、枕部。开始时疼痛是呈间断性的，但随着病情的发展，逐渐变为持续性的。受牵拉、受撞击时疼痛会加重。在夜间，疼痛也会加剧，使患者夜不成眠甚至半夜被痛醒。

疼痛还可以引起持续性的肌肉痉挛。当肩关节的疼痛与活动限制到达某种程度后，疾病便不再继续发展，疼痛可逐渐减轻，关节的活动功能也逐渐恢复。

自我诊断

1. 患者年龄一般大于50岁，随着年龄的增加，发病率也提高。

2. 肩关节周围有明显的**压痛点❶**，一般无放射痛。

3. 患者做肩关节上举手抱头（如梳头动作）和后伸（双手做背手动作）运动时，患侧肩部疼痛加重。与健康一侧的肩关节相比，患侧肩关节活动的幅度明显变小。做双上肢外展动作时，患侧上肢不能伸到水平，如果勉强将患侧上肢伸平到90°，身体会出现向健康一侧倾斜的现象。

4. 肩关节可有肌肉萎缩现象，以**三角肌❷**萎缩最为明显。

肩周炎的分类及自我诊治

肩周炎的分类

肩周炎的分类

- **肩周围滑囊病变**：病理变化主要为滑囊的渗出性炎症、粘连、闭塞及钙质沉积；可累及肩峰下滑囊或三角肌下滑囊、喙突表面的滑囊等。
- **盂肱关节腔病变**：冻结肩或继发性粘连性关节挛缩症早期可有腔内的纤维素样渗出，晚期出现关节腔粘连、容量缩小。
- **肌腱、腱鞘的退行性病变**：包括肱二头肌长头肌腱炎及腱鞘炎、冈上肌腱炎（疼痛弧综合征）、钙化性肌腱炎、肩袖断裂及部分断裂、撞击综合征等。
- **其他肩周围病变**：如喙突炎、肩纤维组织炎、肩胛上神经卡压、肩锁关节病变等。

肩周炎的自我诊断法

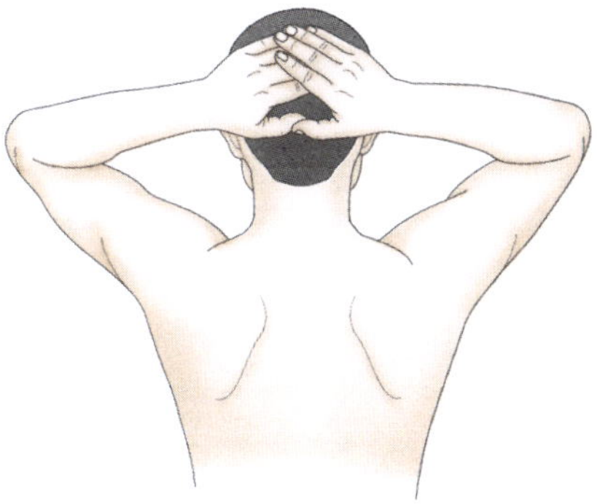

做手抱头的动作，患侧肩举起时会感到困难，并伴有疼痛，动作幅度越大，疼痛越明显。

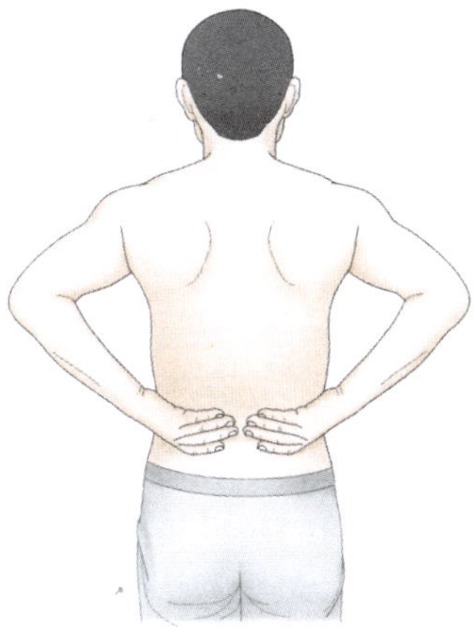

手背向身后，患侧肩部疼痛加重，与健康侧相比，肩关节活动的幅度明显变小。

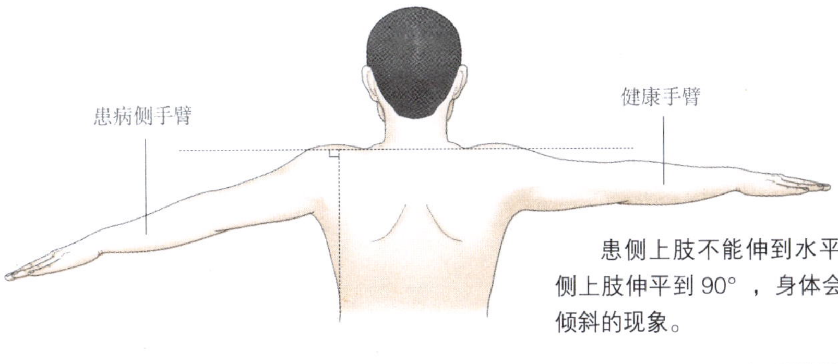

患侧上肢不能伸到水平。如果勉强将患侧上肢伸平到 90°，身体会出现向健康一侧倾斜的现象。

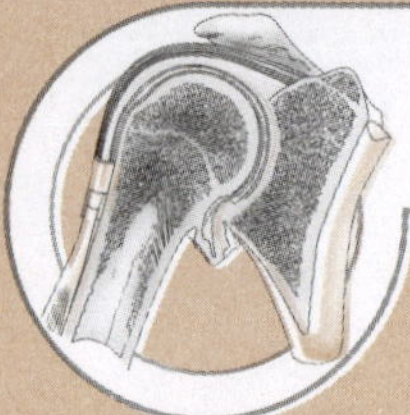

引起肩部疾病的原因(1)

本节名词

❶肩关节损伤

❷无菌性炎症

肩关节损伤❶，一种是短期内发生的急性伤害，另一种是"积劳成疾"，也就是由长期的慢性疲劳或损伤引起的肩关节疾病。风寒潜入关节就会引起肩部疾病，比如我们常见的风湿性关节炎就是由此引起的，因此生活中应该尽量避免肩部受寒。

Words & terms

名词解释

❶ **肩关节损伤**

指肩关节周围的肌群、肌腱和韧带等发生拉伤、扭伤、发炎等症状。

❷ **无菌性炎症**

由身体自身发生的、无细菌作用的炎症反应称为"无菌性炎症"。

引起肩关节错位的原因

肩关节错位是最常见的肩关节外伤，多由于局部遭受外力打击、碰撞、挤压等使锁骨外端错缝移动，而产生移位。另外，肩关节扭伤，会在上臂活动幅度过大、活动速度过快或用力不当时发生。当用力不当或摔倒，受到猛烈的牵拉时，肩关节附近肌肉会被拉伤和出现断裂。

受到损伤后，肩关节周围的肌肉、肌腱、韧带会出现局部的水肿、充血、渗出等，之后会进一步发展成为组织粘连。慢性损伤也是这样发生的，只有在长期疲劳的情况下，才会有明显的表面变化，但实际上关节的强度和韧性都受到影响而逐渐下降。

肩部关节怕风寒

《黄帝内经》中有这样的论述："血得温而行，逢寒则凝。"居室阴冷，长开空调制冷，夜晚袒露肩膀睡觉，淋浴受寒等情况下，寒邪就会侵入血脉，血遇寒则滞，就好像水冻成冰块就无法流动一样。血液循环不好，身体正常的新陈代谢就会受到影响，"通则不痛，痛则不通"，血流受阻必然会引起疼痛。

从西医方面来讲，受寒之后，肩部的组织会发生明显的生理变化，即**"无菌性炎症"**❷。初期表现为肩部微血管收缩、扩张的反复交替，从而使血液循环变差；之后，组织细胞受到损伤，发生肿大或者坏死；进而，血管通透性变化，会有炎性物质渗出，浸润局部；最后在渗出物的刺激下，附近的肌腱和关节其他组织发生水肿、出血、粘连。因此，生活中应该注意肩部的保暖。

引起肩部疾病的原因

引起肩部疲劳的活动

引起肩部疲劳的活动

- **长时间用眼**：眼睛长时间聚焦会引起颈肩部的肌肉神经控制失调，导致肌肉长时间紧张不能缓解，而出现慢性疼痛。
- **操作电脑**：高度不合适的电脑桌和长时间操纵鼠标、键盘，会引起操作者颈部、肩部肌肉的紧张疲劳。
- **过度健身**：健身时过度锻炼肩臂肌肉，或方法不当，都有可能损伤肩部肌肉，造成肌肉拉伤甚至断裂。
- **打羽毛球**：打羽毛球主要依赖于肩部和手臂的力量，反复挥拍或动作不正确会造成肌肉疲劳，甚至肌肉拉伤。
- **游泳**：游泳前准备活动不充分，或者姿势不正确，游泳时间过长，环境温度过低等，都会引起肩部组织损伤。

肩部组织炎症的发生过程

肩部微血管反复收缩、扩张

↓

血液循环受到影响

↓

细胞受损，发生肿大或坏死

↓

血管通透性变化，炎性物质渗出

↓

浸润局部，刺激周围组织

↓

附近的肌腱和关节其他组织发生水肿、出血、粘连

炎症反应的特征：红、肿、热、痛

炎症，是身体对于刺激的一种防御反应，主要表现为“红、肿、热、痛”和相应的功能障碍。肩周炎属于非感染性的无菌性炎症。

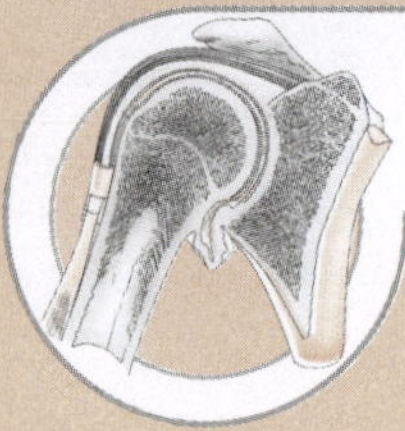

引起肩部疾病的原因(2)

本节名词

❶修复能力下降

❷侧卧

关节本身变性，会引起关节功能的丧失，引起关节变性的原因，除了关节本身的疾病，另一种则是自然衰老的结果。除此之外，错误的睡姿也会加重关节的病变。

衰老和疾病也伤肩

人的关节和身体的其他器官一样，在人的生命过程中不断地发生变化、成熟或老化。随着我们的衰老，关节也在老化，尤其是进入更年期以后，内分泌及激素的波动会引起骨骼关节的一系列变化。

1. **骨质疏松**。人过中年之后骨骼中的钙质开始逐渐流失，尤其是更年期以后更容易发生骨质疏松。

2. **关节骨骼变脆**。由于骨质疏松，引起肩关节骨骼变得脆弱不堪，能承受的力量下降。强烈的震动和压力，都容易引起骨折或关节面损伤。

3. **关节囊老化**。表现在关节囊的弹性和韧性减小，甚至出现硬化，关节活动范围和灵活性受到影响。

4. **肌肉衰退**。关节周围的肌肉力量衰弱，甚至出现萎缩，使关节的稳定性变差。

5. **修复能力下降❶**。局部的修复和刺激的耐受能力下降，受到刺激后就容易发炎、受伤，而引起肩部疾病。

侧卧❷睡出肩膀痛

1. 会长时间压迫该侧肩关节、三角肌和腋窝，使这部分区域的软组织供血发生障碍。缺血缺氧会导致臂丛神经麻痹，进而引起上臂发生麻木。

2. 侧卧位时，由于肩关节内旋而造成前关节囊长时间受到卡压，使关节囊发生无菌性炎症，引起肩周炎。

3. 支配三角肌区域的腋神经受压过久会引起三角肌麻痹，有可能造成三角肌萎缩，而最终形成“方肩”。

4. 肩周炎患者侧卧睡觉，则会进一步加重病情，起床时会感到肩部疼痛加剧，活动更加不便。

Words & Terms

名词解释

❶ 修复能力下降

即指内分泌和植物神经系统的退化紊乱会使血液循环减慢，毛细血管收缩关闭，局部血液循环不良，肌肉等组织代谢受影响。

❷ 侧卧

长期固定一侧的侧卧睡眠固然不好，但我们并不排斥短时间的轮流侧卧。事实上，多数人尽管在酣睡中，还是会自动调整睡姿。相对来说，右侧卧和仰卧是比较健康的。

18个颈肩部保健自疗特效穴

1 颊车穴：让颈部痉挛彻底消失

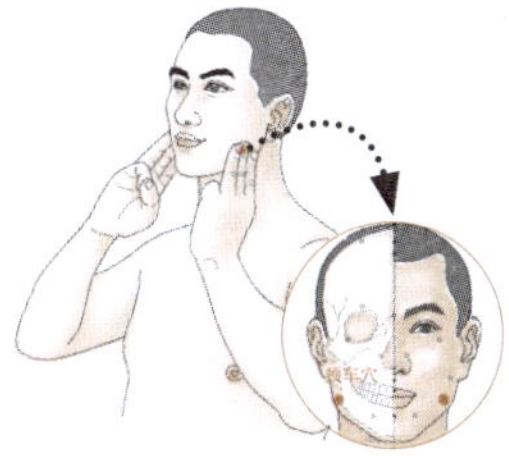

取穴：位于下颌角前上方大约一横指处，按之凹陷处（大约在耳下一寸左右），用力咬牙时，咬肌隆起的地方即是。

主治：颈部痉挛、面神经麻痹、声音沙哑、颔颊炎。

2 下关穴：帮颈部来消肿止痛

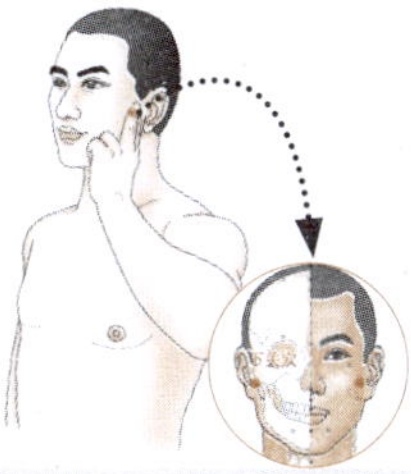

取穴：下关穴位于人体的头部侧面，耳前一横指，颧弓下陷处，张口时隆起，闭口取穴。

主治：消肿止痛、聪耳通络、疏风清热、通关利窍、下颌脱臼、颞下颌关节炎、颞下颌关节功能紊乱综合征。

3 少泽穴：彻底摆脱颈部神经痛

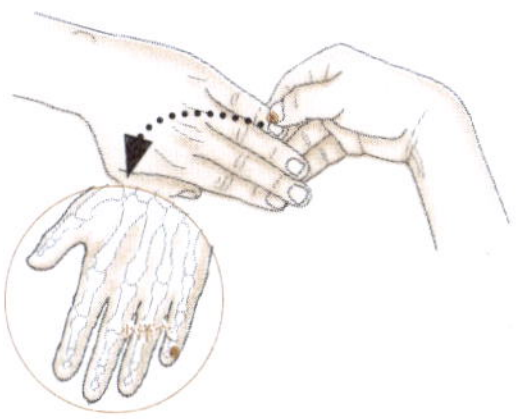

取穴：在人体小指末节尺侧，距指甲角 0.1 寸。

主治：颈项神经痛、前臂神经痛、肋间神经痛、头痛、咽喉肿痛、短气、耳聋、寒热不出汗、神经性头痛、中风昏迷。

4 养老穴：赶走落枕的僵硬疼痛

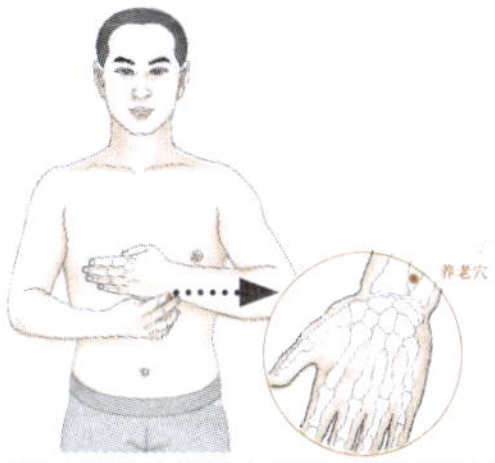

取穴：在前臂背面尺侧，当尺骨小头尽端桡侧凹陷中。

主治：落枕、腰痛、肩背肘臂等部位的酸痛，以及目视不清、呃逆。

5 天柱穴：放松颈部紧绷的肌肉

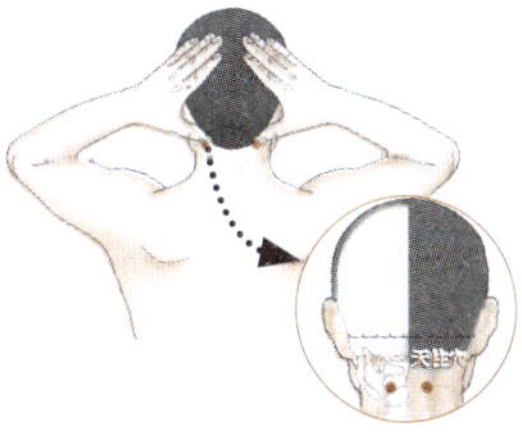

取穴：位于后头骨正下方凹陷处，就是脖颈处有一块突起的肌肉（斜方肌），此肌肉外侧凹处，后发际正中旁开约 2 厘米左右。

主治：后头痛、颈项僵硬、肩背疼痛、血压亢进、脑溢血、鼻塞、嗅觉功能减退。

6 委中穴：通络止痛，颈痛不再来

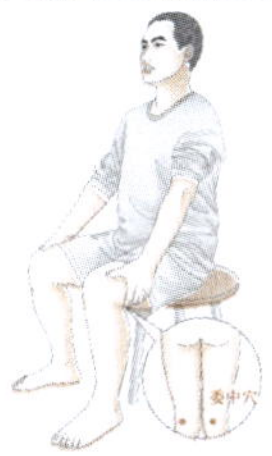

取穴：在膝盖里侧中央，腘横纹中点，当股二头肌肌腱与半腱肌肌腱的中间即是。

主治：颈部疼痛、坐骨神经痛、小腿疲劳、下肢瘫痪、臀部疼痛、膝关节疼痛、腓肠肌痉挛。

7 风门穴：祛除颈项僵硬、肩背酸痛

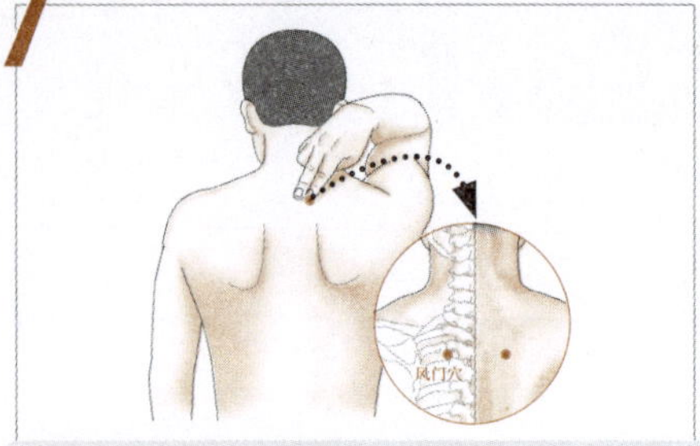

取穴：在第二胸椎棘突下，旁开 1.5 寸处，属于足太阳膀胱经经脉的穴道。

主治：头颈痛、胸背痛、荨麻疹、呕逆上气、支气管炎。

8 哑门穴：让强直的颈项回转自如

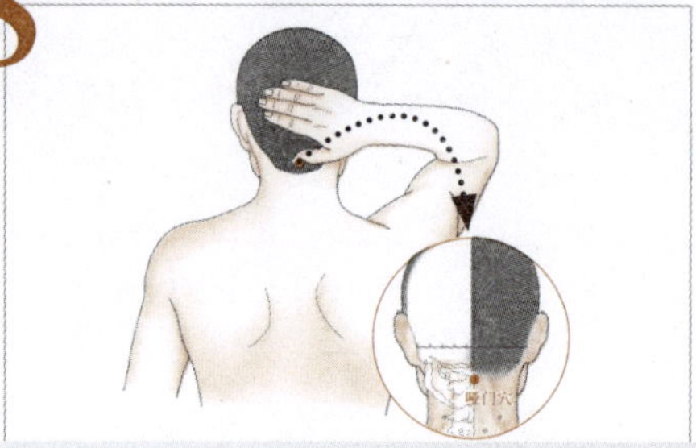

取穴：位于项部，当后发际正中直上 0.5 寸，第 1 颈椎下。

主治：头痛、颈项强直、脊强反折、舌缓不语、重舌、音哑、头重、中风、癫狂、癔病。

9 风府穴：驱走“风邪”，舒缓颈僵痛

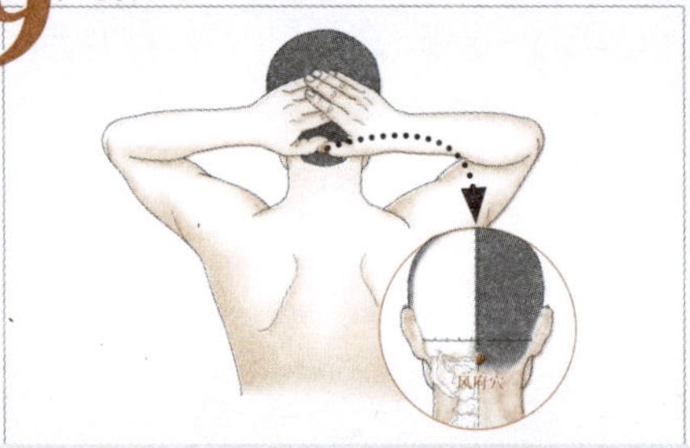

取穴：位于人体的后颈部，两风池穴连线的中点，颈顶窝处。

主治：颈项强痛、头痛、晕眩、咽喉肿痛、感冒、发烧。

10 强间穴：缓解休息不好带来的颈痛

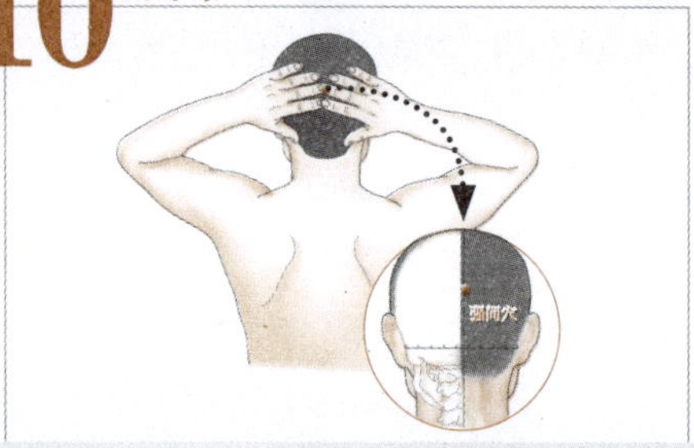

取穴：在头部，当后发际正中直上 4 寸，即脑户穴上 1.5 寸处。

主治：颈项强痛、头痛、目眩、癫狂痫症、烦心、失眠、脑膜炎、神经性头痛、血管性头痛、癔病。

11 肩井穴：回头困难时，按摩疗效好

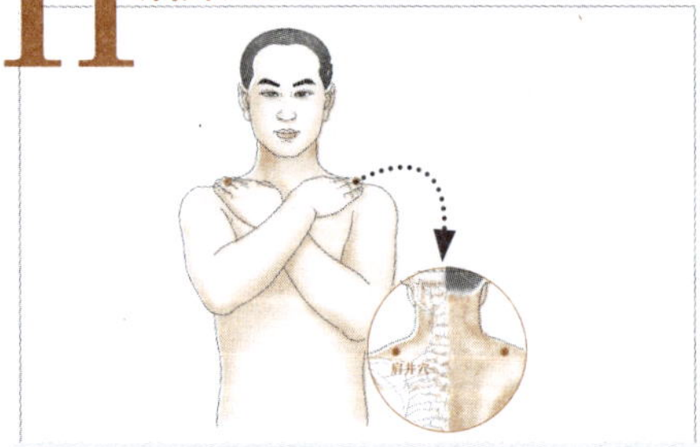

取穴：在肩上，前直乳中，当大椎与肩峰连线的中点。

主治：肩背痹痛、手臂不举、颈项强痛而转头困难。

12 合谷穴：肩胛神经痛，不用再发愁

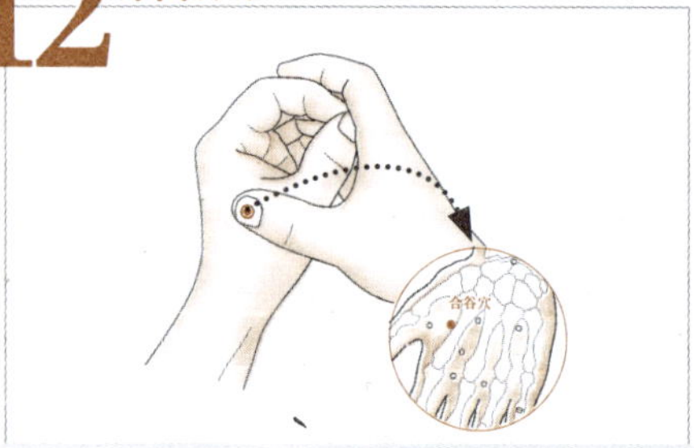

取穴：当拇指和食指伸张时，在第一、二掌骨的中点，稍微偏向食指处。

主治：反射性头痛、肩胛神经痛、耳鸣、鼻炎、风火牙痛、视力模糊、失眠、神经衰弱。

13 风池穴：没有僵硬的烦恼

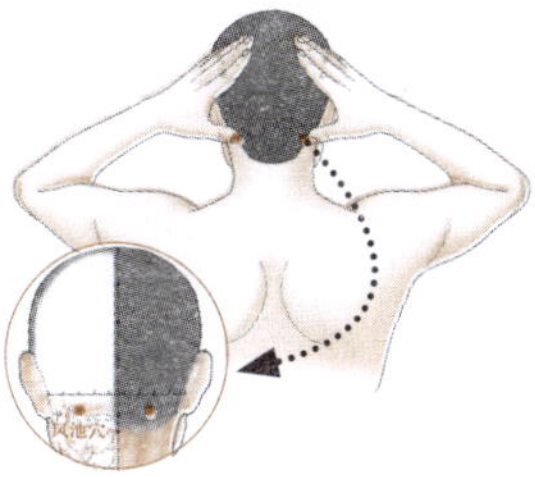

取穴：后颈部，枕骨下，两条大筋外缘陷窝中，相当于耳垂齐平。

主治：颈部的剧烈疼痛，缓解肩膀僵硬，头痛、头晕。

14 极泉穴：保证肩臂不发麻

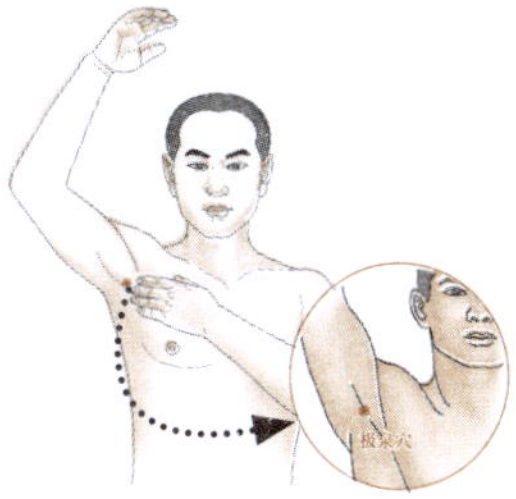

取穴：位于人体的两腋窝正中，在腋窝下的两条筋脉之间，腋动脉的搏动之处。

主治：肩臂疼痛、臂丛神经损伤、臂肘冷寒、肩关节炎、肋间神经痛。

15 肩贞穴：举不起胳膊按肩贞

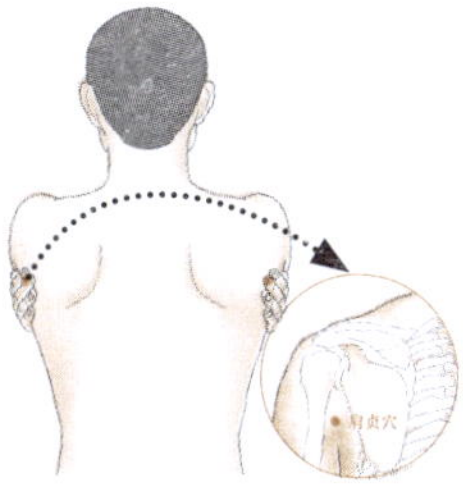

取穴：此处穴位在肩关节的后下方，手臂内收时，腋后纹头上 1 寸（指寸）处。

主治：肩胛疼痛、手臂不举、上肢麻木、耳鸣、耳聋、齿疼、瘰疬，以及肩关节周围炎。

16 天宗穴：肌肉损伤不用愁

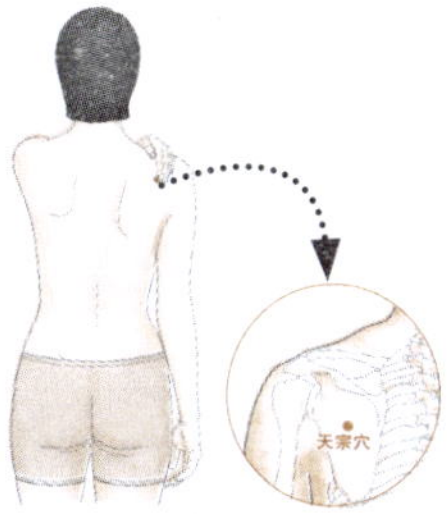

取穴：在肩胛骨冈下窝的中央，或者肩胛冈中点下缘，下 1 寸处。

主治：疏通肩部经络、活血理气，治疗肩胛疼痛、肩背部损伤、上肢不能举。

17 肩中俞穴：舒筋活血去肩痛

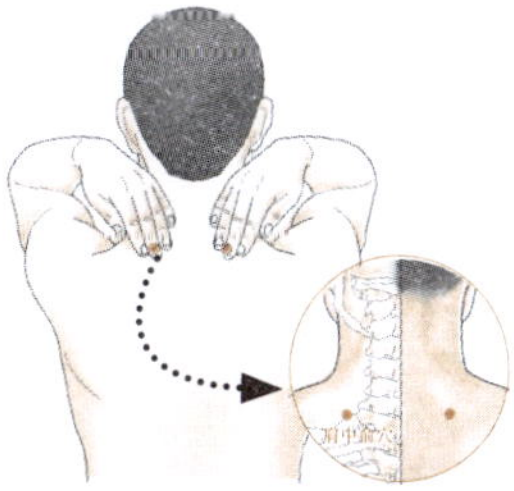

取穴：在人体的背部，当第 7 颈椎棘突下，旁开 2 寸。

主治：舒筋活血，使肩部气血的运行得到改善，缓解肩背疼痛的状况。

18 肩髎穴：让沉重的肩膀变轻松

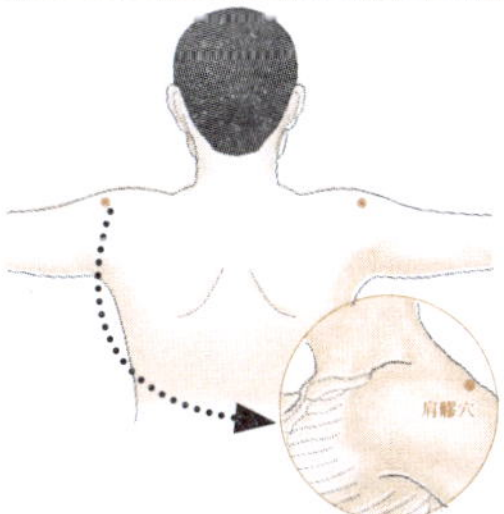

取穴：肩髎穴位于人体的肩部，肩髃穴后方，当臂外展时，于肩峰后下方呈现凹陷处。

主治：具有祛风湿、通经络的作用，能明显缓解臂痛不能举、肩关节周围炎、胁肋疼痛等症状，还可治疗中风偏瘫等疾患。

第一篇 颈肩

第2章

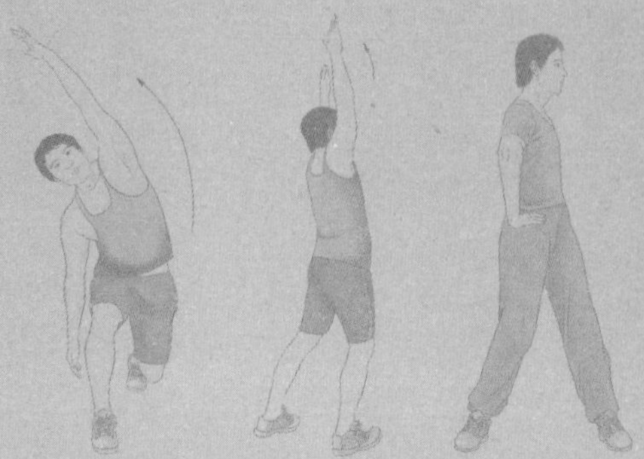

家庭小保健预防颈肩病

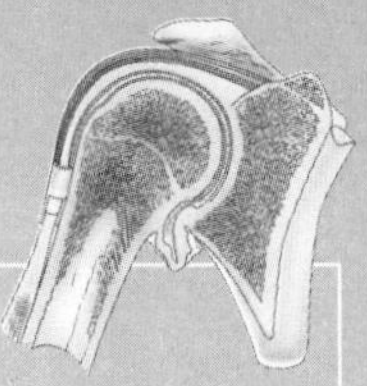

随着现代生活越来越繁忙，越来越多的人患上了恼人的颈肩疾病，而且患者的年龄越来越年轻化，这就提醒我们平时要做好颈肩疾病的预防工作，不要等发病了才引起注意。本章就教大家一些家庭小保健的方法，来预防颈肩疾病。

本章看点

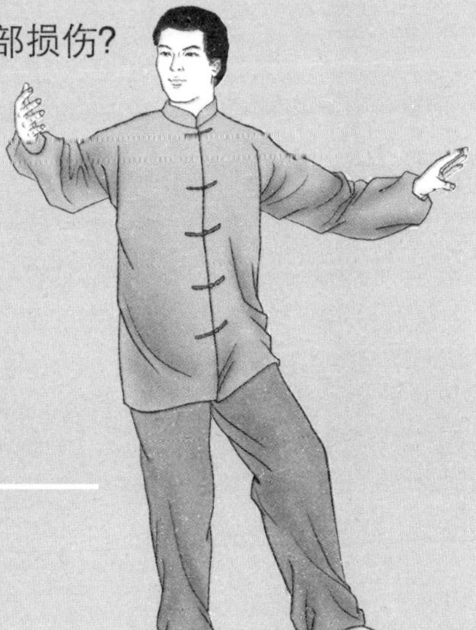

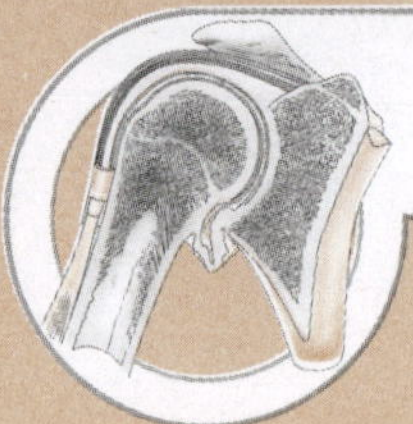

做做颈部保健操，预防颈椎病

本节名词

❶劳宫穴
❷膻中穴

颈部保健操的动作简单，易于操作，可以改善患者的血液循环，缓和痉挛的肌肉软组织，对颈椎病有良好的防治作用。

颈部保健操可以有效纠正颈椎小关节的错位，恢复和改善颈椎的生理平衡功能。但做操时，动作宜缓和，不可用力过猛，以免扭伤韧带。

1. 左顾右盼操 头向左右缓缓转动，幅度宜大不宜小，以操作者自己感觉酸胀为度。每次做30次左右。

2. 前俯后仰操 头先向前再向后伸拉，直到颈项不能再拉伸为止。每次做30次。

3. 双手上举操 双手上举过头，掌心朝天，每次坚持5秒钟以上。

4. 头、手相抗操 双手交叉置于后颈部，双手用力顶头颈，同时头颈向后用力，每次互相抵抗5次。

5. 举头望月操 头部用力左旋，并尽最大限度后仰，眼望左上方坚持5秒钟。复原后，再用力右旋，坚持看右上方5秒钟。

6. 颈项相争操 两手贴在大腿两侧裤缝处，两腿位置不动。头旋向左侧时，上身往右侧转。头旋向右侧时，上身往左侧转。如此重复10次左右。

7. 放眼观景操 手收回胸前，右手在外，两手劳宫穴[1]相叠，手指虚按膻中穴[2]，眼望前方，坚持5秒钟后收回。

8. 左侧右屈操 头部先向左后到右缓缓侧屈，耳朵尽力靠近肩膀，而肩膀保持不动，左右重复最少10次。

9. 头部画圈操 头部分别向左、右循环做画圈运动，每一个方向所画的圆圈都要达到极限，尽量把颈部肌肉拉直，重复10次。

10. 回头望月操 做操者取站位，两腿微屈，左手上举，左手掌置于头后，右手背放置于腰背后， 左右旋转头部，眼睛随旋转方向，朝后上方做望月状。

11. 托天按地操 右肘屈曲，掌心朝上，伸直手肘，手掌向上托起。同时左边手肘微屈，左手用力下按，头向后仰做向上看天状，交替重复6～8次。

12. 前伸探海操 操作者取站位，双手叉腰，头颈前伸并向右下方转动，同时双目向前下方视。如此左右交替，重复6～8次。

Words & terms

名词解释

❶ 劳宫穴

在手掌心，第2、3掌骨之间，偏于第3掌骨，握拳屈指时中指尖处。主治：心痛，心悸，癫狂、痫，口疮，口臭，中风，善怒，发热无汗，二便带血，胸胁支满，黄疸。

❷ 膻中穴

在体前的正中线，两乳头连线之中点。主治：胸闷、咳喘、吐逆、心悸等。

颈部保健操

做操者可灵活安排运动时间，见缝插针，每天做的次数和运动量因人而异。但要想收到良好的效果，需要持之以恒，长期坚持。

旋肩操

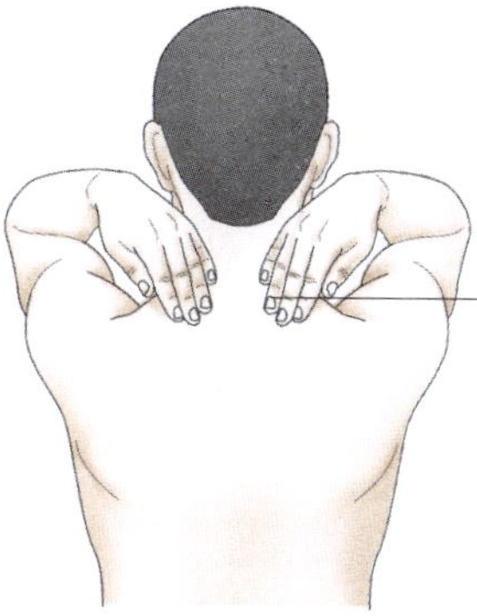

颈项相争操

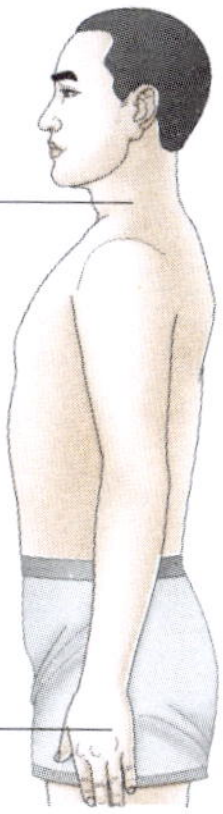

劳宫穴

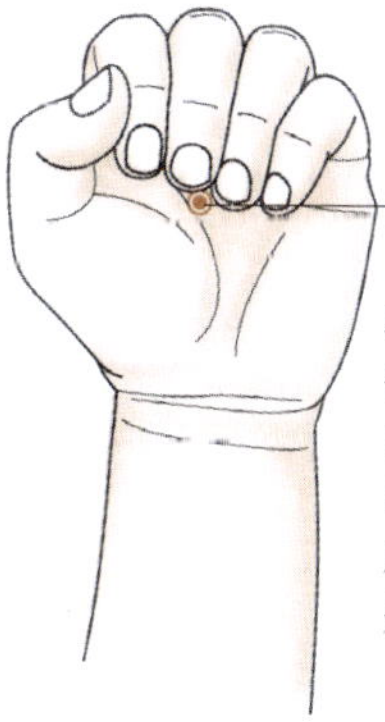

膻中穴

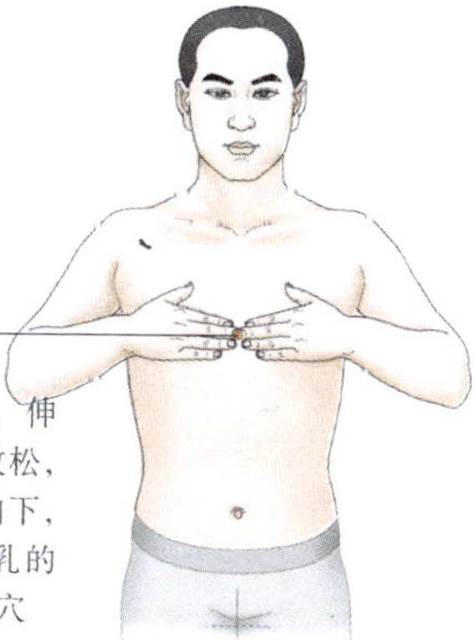

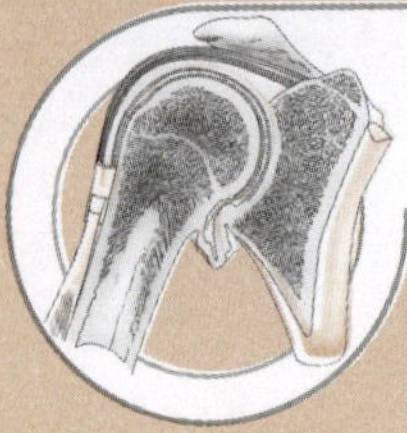

太极拳，最传统的颈部保健法

本节名词

❶太极拳

太极拳是一种非常好的锻炼方法，不仅动作柔和舒展，而且有很好的保健强身作用，无病可以健身，患病可以治疗。打太极拳可以使脊柱的柔韧性增强，颈部关节更加灵活，因此能够有效地防治颈椎病。

Words & Terms

名词解释

❶ 太极拳

是一种武术项目，也是体育运动和健身项目，在中国有着悠久的历史。起源于古代骑兵的枪法、长柄大刀法。其基本用法是：开、合、发。太极始于无极，分两仪，由两仪分三才，由三才显四象，演变八卦。依据“易经”阴阳之理、中医经络学、道家导引、吐纳综合地创造一套有阴阳性质、符合人体结构、大自然运转规律的一种拳术，古人称为“太极”。

保健功效

太极拳[1]以其如行云流水般的节奏，可以帮助锻炼的人调养身心，因而对很多疾病有防治和康复的双重作用。比如，颈椎病、心绞痛、冠心病、神经衰弱、各种类型的植物神经功能紊乱、胃肠神经官能症、老年性便秘、消化性溃疡、慢性支气管炎等，效果显著，尤其针对颈椎病，效果尤其明显。

传统医学认为练习太极拳，可以起到补益肾精、强壮筋骨、抵御疾病的作用。经常坚持这项运动，能防止早衰，延缓衰老，使人延年益寿。

练习太极拳不但能活动全身肌肉群和关节，而且需要均匀地深呼吸运动与之配合，所以需要练习者在精神上要专心致志，不能心有旁骛，才可以很好地调节中枢神经系统，为其他系统与器官的功能改善打下良好的基础。

太极拳的特点

打太极拳，要求举动轻灵，运作柔缓，呼吸要自然均匀，着意于意而不着意于力。练习者要静中有动，动中有静，动静结合。静是养脑力所需，动是活气血所需。锻炼的同时，可以使练习者内外兼修。这就要求练习者的意识、呼吸、动作三者密切协调结合，从而达到调整阴阳，疏通经络，气血和畅的效果，使生命力更加旺盛，具有增强体质、祛病延年、防治疾病的作用。通俗来说，就是可以使体弱者体质变强，使患病者康复。

对颈椎病患者而言，打太极拳可以使脊柱的柔韧性增强，颈部关节更加灵活，从而有效防治颈椎病。

练练太极拳，防治颈肩病

太极拳能治疗多种疾病

- 太极拳能治疗多种疾病
  - 心脑血管疾病
    - 心绞痛
    - 冠心病
    - 高血压
  - 神经系统疾病
    - 神经衰弱
    - 胃肠神经官能症
    - 失眠
  - 消化系统疾病
    - 老年性便秘
    - 消化性溃疡
    - 消化不良

太极拳动作的10个基本要求

练太极拳对人体各部位姿势都有要求，要保持正腰、收颌、直背、垂肩的姿势。

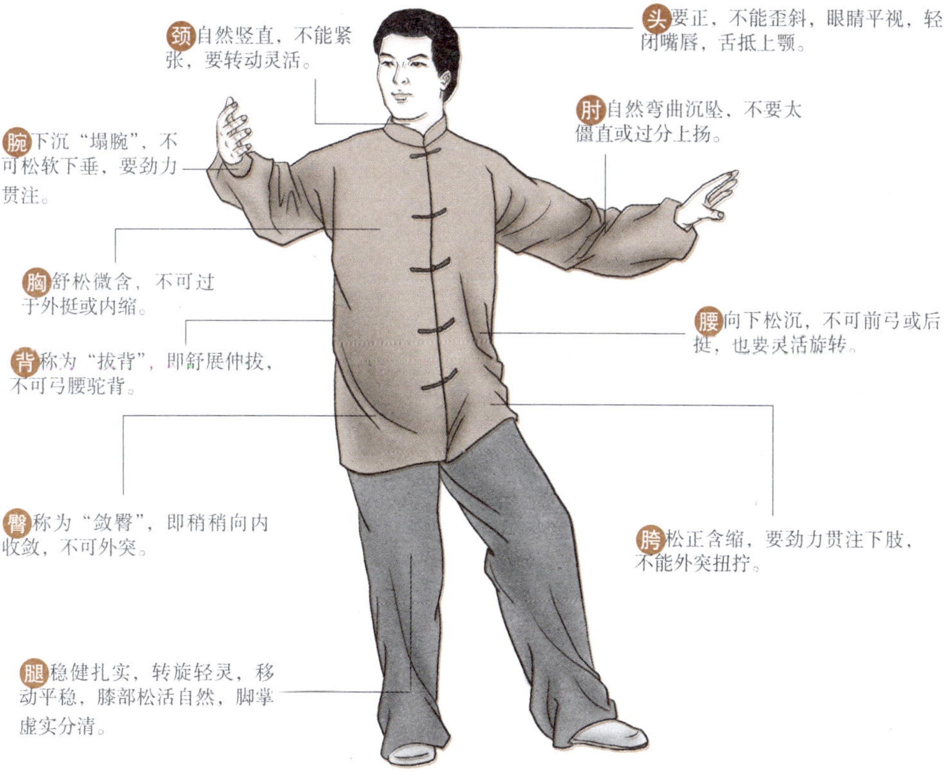
颈 自然竖直，不能紧张，要转动灵活。
头 要正，不能歪斜，眼睛平视，轻闭嘴唇，舌抵上颚。
肘 自然弯曲沉坠，不要太僵直或过分上扬。
腕 下沉"塌腕"，不可松软下垂，要劲力贯注。
胸 舒松微含，不可过于外挺或内缩。
腰 向下松沉，不可前弓或后挺，也要灵活旋转。
背 称为"拔背"，即舒展伸拔，不可弓腰驼背。
臀 称为"敛臀"，即稍稍向内收敛，不可外突。
胯 松正含缩，要劲力贯注下肢，不能外突扭拧。
腿 稳健扎实，转旋轻灵，移动平稳，膝部松活自然，脚掌虚实分清。

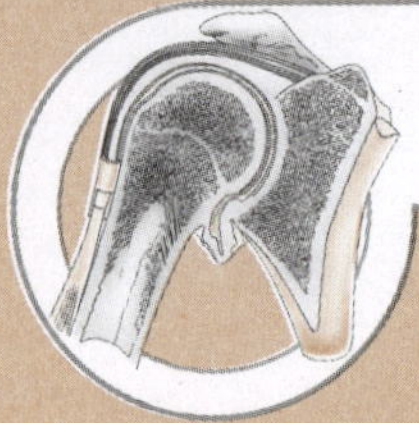

跳绳“跳出”健康颈肩

本节名词

❶跳绳

医学研究证明，跳绳除了能结实全身肌肉，消除多余脂肪，使形体健美、动作敏捷外，还能很好地促进心脏机能，使心血管系统保持健康。跳绳疗法是近些年来受到很多运动健身专家推崇的一种预防颈椎病的方法。

Words & terms

名词解释

❶ 跳绳

从运动量来说，持续跳绳10分钟，与慢跑30分钟或跳健身舞20分钟所消耗的能量相差无几，是耗时少，耗能大的有氧运动，能有效防治颈椎病。

跳绳[1]种类花样很多，可简可繁，一学就会，随时可做。在气温较低的季节尤其适宜作为健身运动，而且对女性尤为适宜。

准备工作

1．选择合适的绳子，绳子要比身高长至少60厘米，最好是实心材料，不能太轻，粗细也要适中，初学者宜选硬绳，熟练后再改用软绳。

2．跳绳者最好穿质地柔软、重量较轻的运动鞋，以免脚踝受伤。

3．最好在草坪或者软硬适中的泥土地上跳，切忌选择在硬性水泥地上跳，以免摔伤关节。

4．跳绳之前，足部、腿部、腕部、踝部要做好准备活动，跳绳后可以做些放松活动。

动作解析

在跳绳的时候，双手拇指和食指要轻握摇柄，其他手指顺势放在摇柄上，最好不要发力。跳绳时，要挺胸抬头，眼望前方5～6米处。需把肌肉和关节放松，不能太紧张，同时脚尖和脚跟用力要协调，防止扭伤。此外，体形较胖的人在跳绳时双脚最好同时起落，上跃也不宜过高，以免关节因负重而受伤。

运动计划

第一阶段

初跳时，运动量不宜过大，每天可在原地跳1～2分钟。

第二阶段

坚持3～4天或者一个星期后，可以适当延长运动时间，连续跳3分钟。

第三阶段

2个月后可继续增加运动量，连续跳上10分钟。

跳绳好处多

跳绳运动能提高人体心血管、呼吸和神经系统的功能，从而促进人体器官发育。另外，跳绳时的全身运动及手握绳对拇指穴位的刺激，会大大增强脑细胞的活力，从而能够健脑，开发智力，提高思维和想象力，在丰富业余生活的同时，提升整体素质。

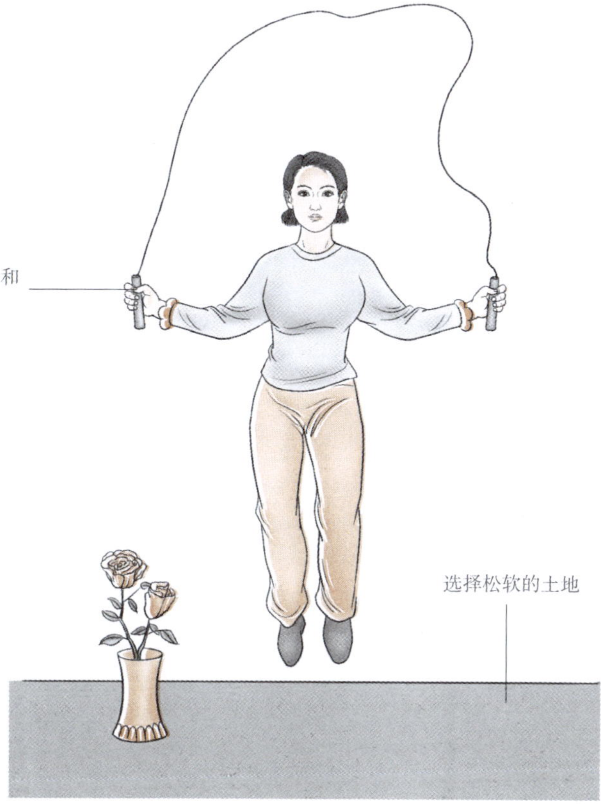

时间	最好在早上6点至7点之间。
高度	跳得高度适宜，效果就会很好。每次跳的时候，都默记跳的次数，最好每次跳100下，休息一下，然后再接着跳。
次数	每天早、晚各跳1次，效果最好。不能跳太多，以防肌肉因负荷过重而增长。刚开始可能会浑身疼痛，但坚持几天下来，就适应了。
跳绳之前	最好做10分钟的拉伸运动，压腿或者转腰均可。跳之前，不要喝水，更不能吃饭。
跳绳之后	要注意按摩小腿，不然小腿会疼痛。跳后半小时再喝水，补充丢失的水分。

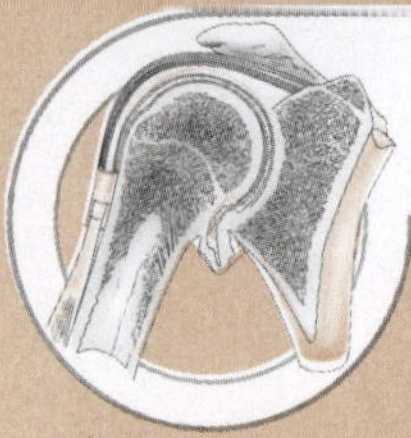

最简单的肩部运动

本节名词

❶甩手法 ❷拉环法 ❸爬墙法

我们平时可以借助一定的器具进行的肩关节的锻炼，在室内、室外都可以进行。可以增强人体各肌肉的协调性和灵巧性，通过增加肩关节的活动范围，加强肩关节周围肌肉的力量和韧带的弹性，有助于肩周炎的预防和治疗。

甩手法[1]

主要用于治疗肩周炎和肩膀疼痛，能使肩膀通过活动而放松肌肉，促进血液循环，减轻疼痛和炎症。主要方法有两种：一种是前后甩手法；一种是左右甩手法。

在空手完成弯腰左右甩手运动的基础上，我们可以手持一些物品辅助锻炼。但所持物品不宜过重，一般在0.5~2.0千克左右为宜。划圆圈的速度不可过快，防止重物因速度过快而脱手造成危险。

提示：肩部有肌肉拉伤、肩关节滑脱、年龄较大或腰部有疾病的患者不宜附加重物练习，否则会加重病情。

拉环法[2]

利用吊环进行的煅炼，根据方向不同，可以有很多种，其中最有效的就是上举法、后上拉法和侧上举法。吊环运动最重要的优点是：由于吊环法是利用患者健侧手臂的力量牵拉患侧手臂，力度容易控制，不会因用力过大而加重患侧肩部的症状。

爬墙法[3]

主要有两种动作：一种是前举爬墙法，用于改善外侧和前部的肌肉；另一种是外展爬墙法，主要用于恢复肩关节内侧和后部的肌肉功能。

棍棒法

我们需要准备的是一根棍棒，选择的标准长度在1.0米左右，直径以患者双手能握紧为宜，大约2厘米。在室内、室外都可以进行。棍棒法可以增强人体各肌肉的协调性和灵巧性，通过增加肩关节的活动范围，加强肩关节周围肌肉的力量和韧带的弹性，有助于肩周炎的预防和治疗。

Words & Terms

名词解释

❶ 甩手法

应尽量将肘关节伸直，肩关节上举到极限，其标志是肩关节出现自身可以忍受的疼痛感。患肢做划圆圈运动的速度不宜过快，过快的运动不仅达不到缓解粘连的作用，还会消耗较多体力，不适用于中老年患者。

❷ 拉环法

固定一个滑轮，将一条粗绳绕过滑轮并可在滑轮上滑动，粗绳两端为拉环把手，用这样一个简单的器械选择适合自己的动作来进行练习。

❸ 爬墙法

是各种恢复肩关节功能的锻炼中最简单的方法之一，主要是借助手指的活动牵引上肢带动肩关节，使肩关节得到锻炼。

甩手法、拉环法、爬墙法、棍棒法

左右甩手法

患者站立，弯腰约 90° 。患侧上肢下垂，在身体前方顺时针划圆圈 10 ~ 15 圈，再改为逆时针，交替进行。每次 5 ~ 15 分钟，可随时进行。

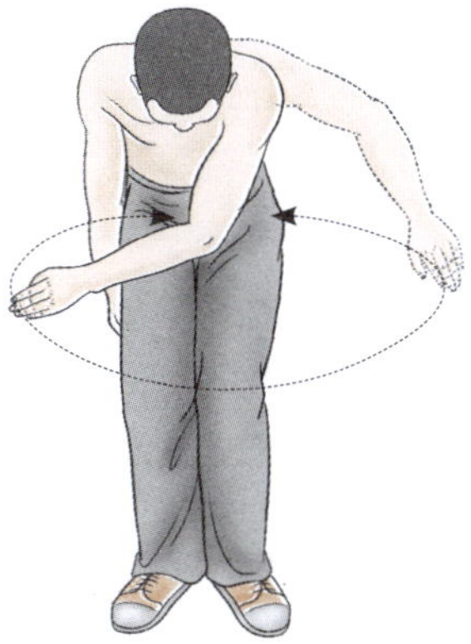

侧上举拉环法

站立，两脚分开与肩同宽，双手分别握住两端拉环，健臂移动至侧下举，使拉绳向上牵动患侧手臂至侧上举，交替进行，同时保持上体正直和肘关节伸直。

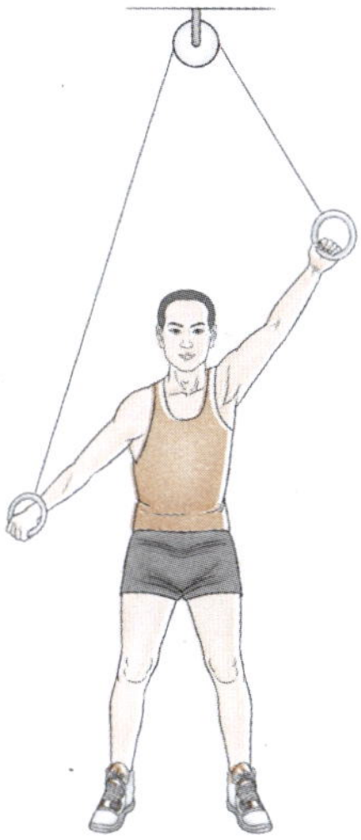

外展爬墙法

患者将患侧胸腹部侧方贴近墙壁，患侧上肢高举过头顶，手扶墙壁。患侧胸腹的侧方尽量贴近墙壁，迫使患侧上肢被动举高。每日 3 ~ 5 次，每次做 10 ~ 20 次。

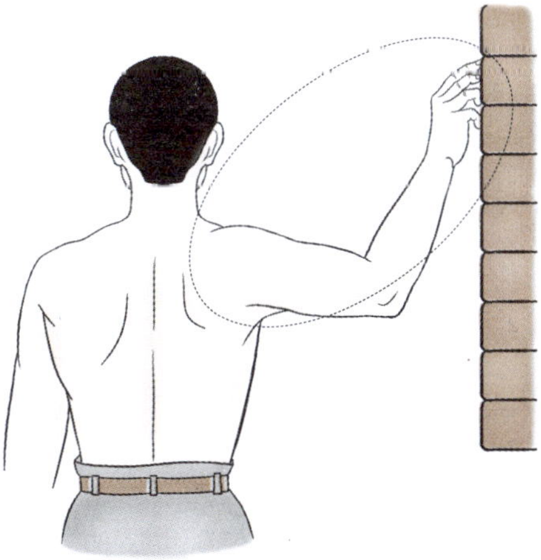

棍棒法

患者站立，两脚分开与肩同宽，两手握棒于体前，两臂从右侧上举，向左做肩臂绕环回到体前，再做反方向动作，还原。重复做 5 ~ 10 次。

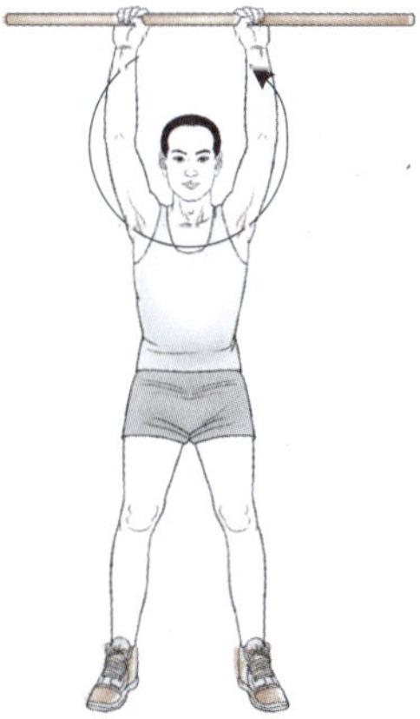

肩部运动保健操

仰卧合掌法

仰卧在有一定硬度的床上，双手打开，平放在体侧，深深吸气，将手臂上举至与身体垂直，并将两掌相合，之后慢慢吐气将双手重新放回体侧。

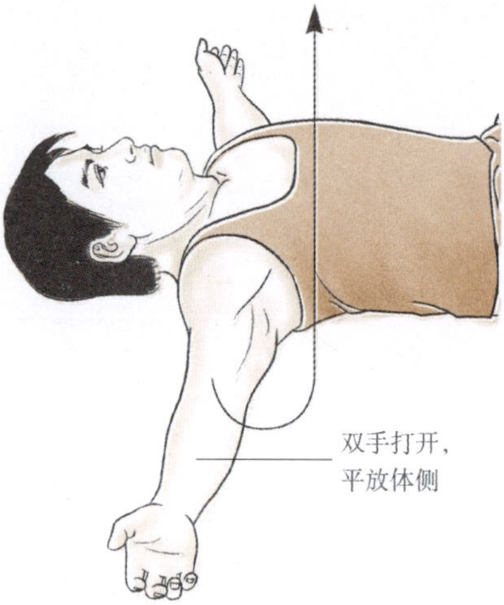

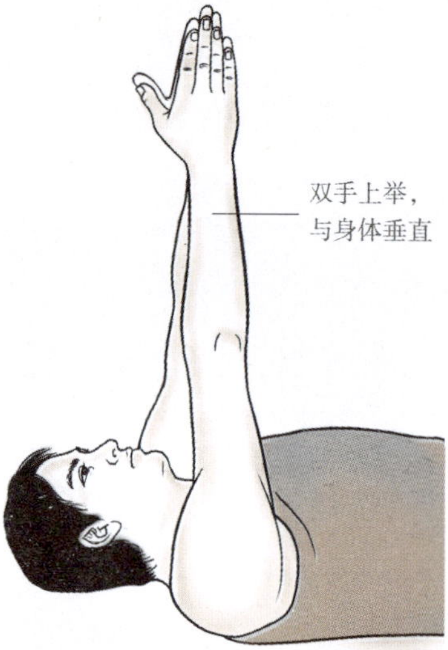

单臂上举法

取站立的姿势，双手平举到身前，深深吸气，抬起单侧手臂，再呼气放下，换另一侧手臂重复相同动作。双臂交替进行 10 次，放松休息。

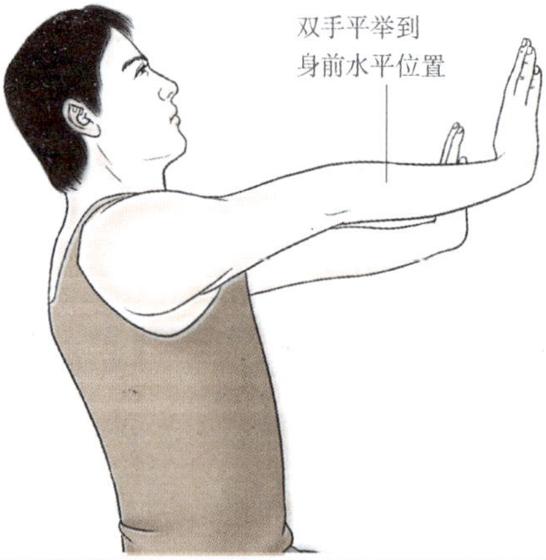

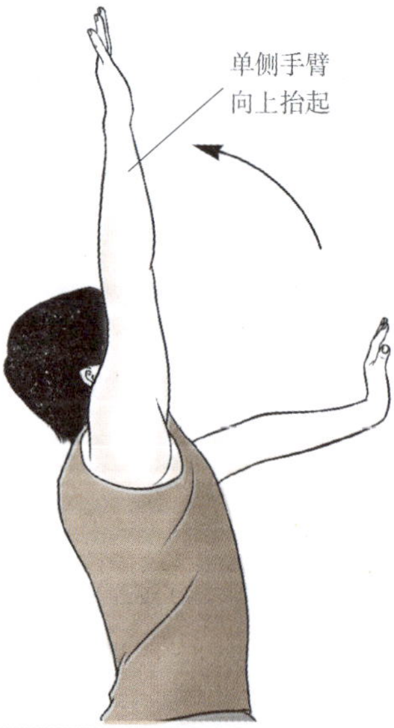

肩部前伸展

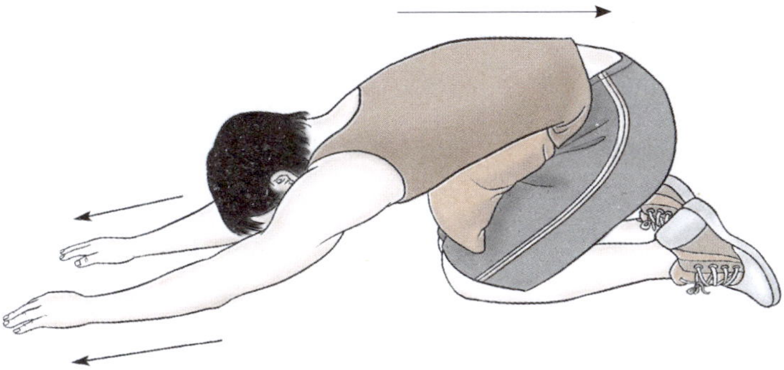

跪卧在地上，膝盖弯曲，让身体向前趴，把胸口压在地板上，手臂向前伸，臀部和腰部向后舒展，使肩部得到充分拉伸。

肩部侧伸展

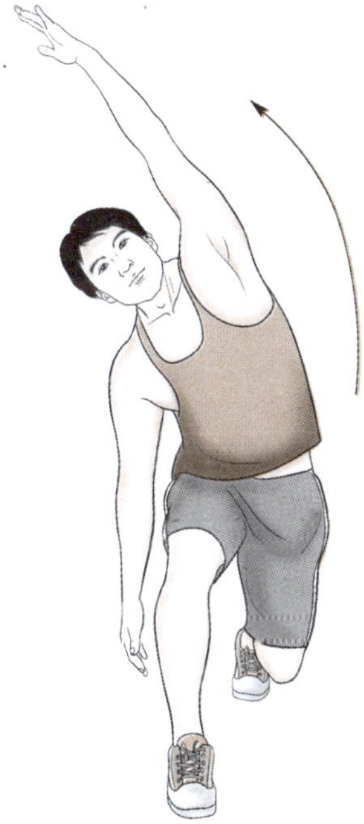

双臂放在身体两侧，呼气的同时，身体尽可能向右侧转动，左臂在头上方向右最大程度地伸展，肘部尽可能不弯曲。左侧做同样动作。

肩部上伸展

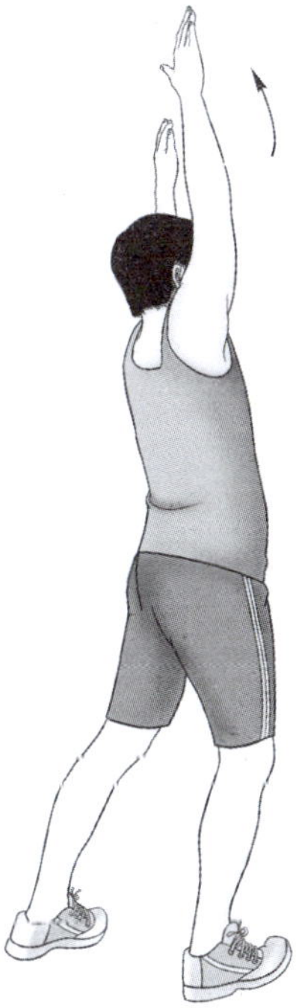

取站立姿势，双手自然下垂，在深深吸气的同时双臂上举，尽量向上伸，呼气的同时手臂放下，恢复放松姿势，重复动作。

肩部扭转法

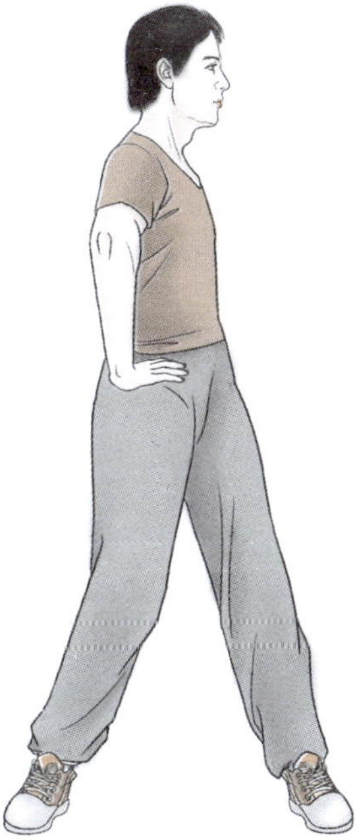

双手叉腰，向左转动上身，在转动腰部的同时，使双侧肩膀随身体的转动而尽力扭转向前侧或后侧，达到活动肩部的目的。

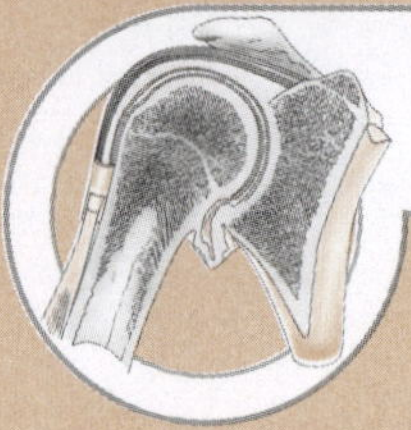

捏捏脊背 防治颈肩痛

本节名词
❶足太阳膀胱经
❷胞宫 ❸龈交穴

捏脊疗法就是连续捏提脊柱部分肌肤，以达到防治疾病的一种治疗方法。捏脊疗法具有调和阴阳平衡，疏通经络，促进气血正常运行，改善五脏六腑的功能，以及增强机体免疫力等作用，对颈椎病的治疗和预防具有显著的效果。

捏脊的部位为脊背的正中线，即沿着督脉的循行路线，从长强穴直至大椎穴。其理论依据是人体内督脉总督诸阳，背部**足太阳膀胱经**❶第一侧线分布区又是脏腑的背俞穴所在的位置，与五脏六腑关系密切，所以用捏脊疗法，会振奋阳气、调整脏腑功能，从而缓解颈椎病的症状。用于中老年人，效果会更为显著，能提升中老年人的脾胃功能。

按摩方法

要求患者取俯卧位，捏脊的人两手沿着脊柱两侧，从下而上连续夹提肌肤，边捏边向前缓缓推进，自尾骶部长强穴开始，一直捏到项部的大椎穴为止，也可延长至风府穴。

捏脊法1：首先拇指在后，食指、中指在前，拇指指腹和食指、中指指腹夹起肌肉，然后对合，肌肉对合到一定程度的时候，食指、中指缓缓向后捻动，同时拇指要向颈项部缓缓推动。

捏脊法2：手握空拳，拇指指腹要与屈曲的食指桡侧部对合，拇指在前，食指在后，挟持肌肤。而后拇指向后捻动，食指向前推动，边捏边向颈项部推移。

注意事项

1．脊柱及其周围皮肤存在破损，或患有疥疮等皮肤病者，不宜使用本法。

2．有高热症状、心脏病患者或者有肌肤出血倾向者慎用，最好不用。

3．饭后不宜立即捏拿，饭后半小时内禁用本法，需休息2小时或更长时间后再进行，最好在空腹时进行。

4．捏脊时最好在室内进行，温度要适中，手法要轻柔，不宜过重。

5．一般一天或两天捏脊一次，每次在5分钟之内。

Words & terms

名词解释

❶ 足太阳膀胱经

人体十二经脉之一，简称膀胱经。足太阳膀胱经从内眼角开始（睛明），上行额部（攒竹、眉冲、曲差；会神庭、头临泣），交会于头顶（五处、承光、通天；会百会）。

❷ 胞宫

胞宫又称女子胞、胞宫或子宫，位于女性小腹中，是定期产生月经和孕育胎儿的器官。女子胞与肾和冲任二脉的关系最为密切。

❸ 龈交穴

中医针灸穴位之一，隶属督脉。在上唇内，唇系带与上齿龈的相接处。

督脉诸经穴图

督脉起自小腹内**胞宫**[2]，下出会阴部，向后行于腰背正中至尾骶部的长强穴，沿着脊柱，经风府穴进入脑内，沿头部正中线，上行至头顶百会穴，并经前额下行经过鼻柱至鼻尖到素髎穴，过人中，直至上齿正中的**龈交穴**[3]。

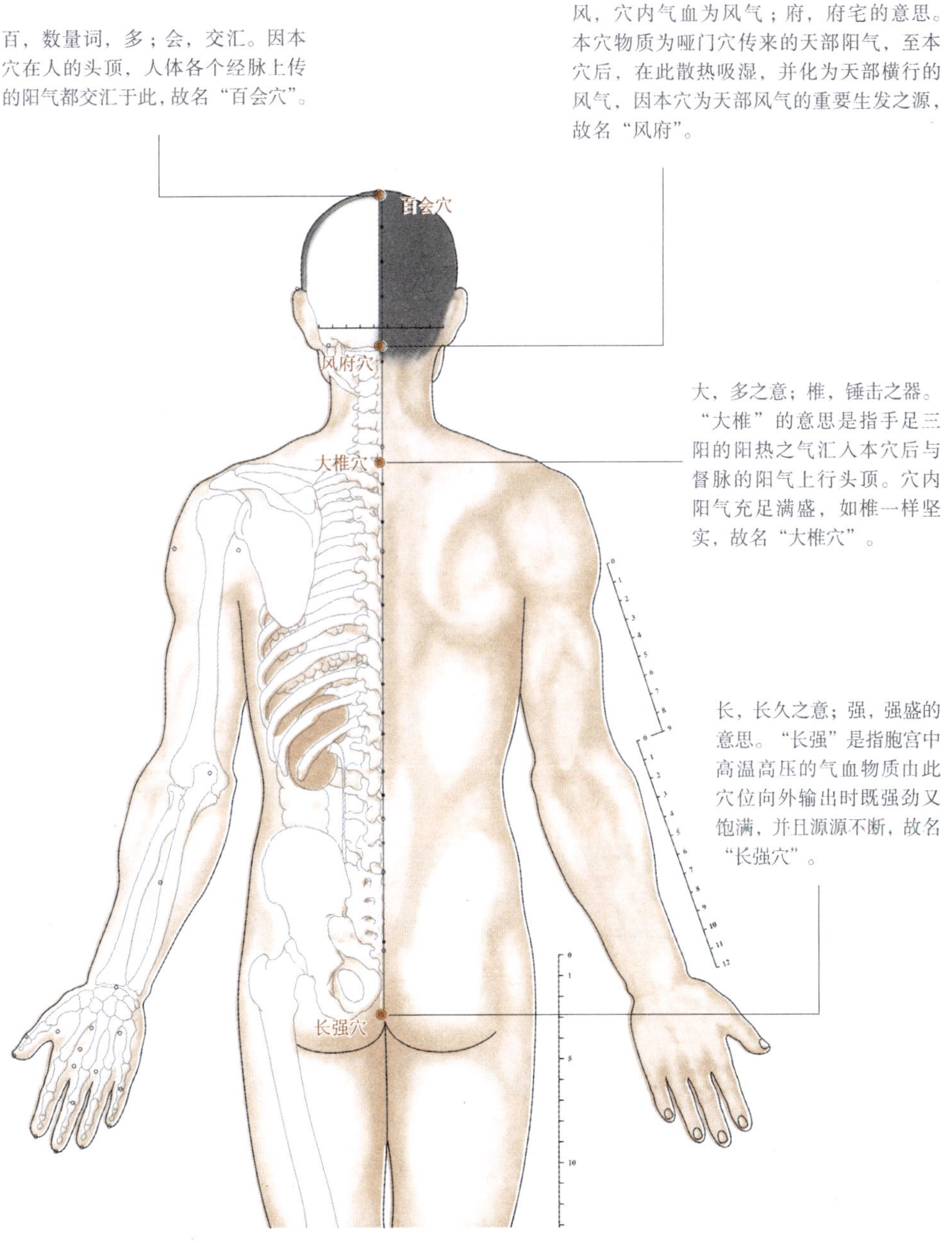

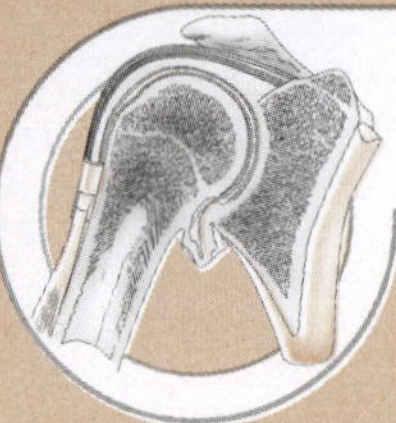

足部按摩法 预防从脚起

本节名词
❶胆经 ❷昆仑
❸申脉 ❹太冲

人的脚是人体状况的“晴雨表”，能够很准确地反映人体的健康状况。人的五脏六腑都能在脚上找到相对应的区域。而足部按摩能刺激这些区域，促进气血运行、调节内脏功能、疏通全身经络，从而祛病强身。足部按摩还能有效地防治颈椎疾病。

中医上来讲，足部是一个复杂而精密的部分，它连接着人体脏腑的12条经脉，其中有6条是直接始于足部的，双脚总共分布着60多个穴位与身体内外的环境相通。比如，大脚趾是肝、脾的通路，平时多活动大脚趾，能舒肝健脾，增进食欲，可以辅助治疗肝脾肿大；第四趾则属于**胆经❶**，经常按摩能防止便秘、肋骨痛；小趾归属于膀胱经。

足部按摩适合在足浴后进行，足部按摩主要是依靠手法的力度大小和力的方向不同而实施治疗。通过按摩，刺激足部的经络和穴位，治疗各种疾病，尤其对神经衰弱、顽固性膝踝关节麻木痉挛、肾虚腰酸腿软、失眠、气管炎、慢性支气管炎、周期性偏头痛、痛经及肾功能紊乱等有一定的疗效或辅助治疗作用。

按摩方法

按摩的手法要正确，否则达不到祛病健身的目的。

1．每晚用热水洗过脚后，坐下，将一条腿屈膝抬起，架在另一条腿上面，膝心歪向内侧。

2．用右手按摩左脚脚心，用左手按摩右脚，交替进行按摩，直到局部出现发红发热为止。

3．动作要缓和、连贯，用力轻重要合适。刚开始时，要放慢速度，按摩时间也不宜过长，等适应后再逐渐加快按摩速度，延长按摩时间。

注意事项

1．饭前半小时或者饭后1小时内不要实施按摩。

2．按摩时，要避开骨骼突起处或外伤处，否则会伤到骨膜。

3．老年人骨骼变脆，关节比较僵硬，按摩力量要适度，太用力容易使足部受伤。

4．按摩后，应喝300毫升温开水，促进血液循环，能提高按摩效果。

名词解释

❶ 胆经

即足少阳胆经之简称，共有44个穴位，中医有“少阳为枢”的说法，为十二经脉系统中非常重要的部分。

❷ 昆仑

在外踝后方，外踝尖与跟腱之间的凹陷处，有腓骨短肌，布有小隐静脉及外踝后动、静脉，有腓肠神经经过。

❸ 申脉

足太阳膀胱经穴，八脉交会穴，通于阳跷脉。在足外侧部，外踝直下方凹陷中。

❹ 太冲

足厥阴肝经穴，在足背侧，第1跖骨间隙的后方凹陷处。

针对颈椎病的足部按摩法

在人体足部，可以找到对应颈椎的穴位，所以做好足部按摩，可以缓解颈椎疼痛，甚至使其痊愈。

按摩手法

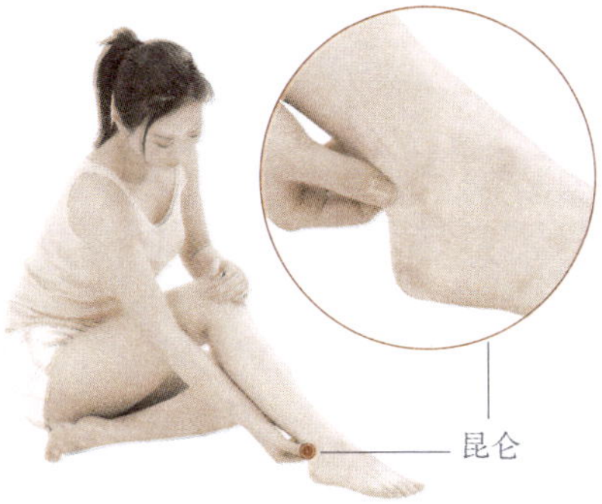

点揉**昆仑**[2]、**申脉**[3]、**太冲**[4]、解溪穴，各2～3分钟。

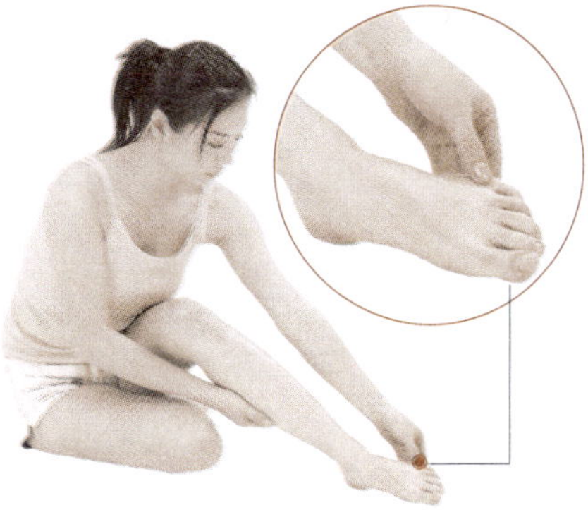

捻揉摇拔各趾，特别是大小趾跖趾关节。

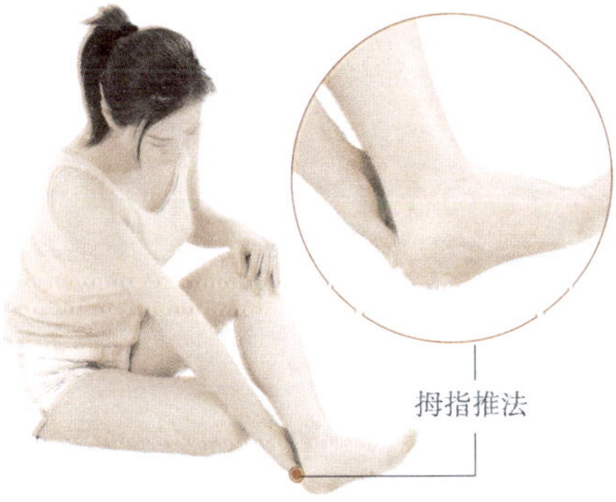

用拇指指端点法、食指指间关节点法、拇指关节刮法、按法、食指关节刮法、双指关节刮法、拳刮法、拇指推法、擦法、拍法等手法作用于相应反射区，各操作3～5分钟，以局部酸痛为佳。

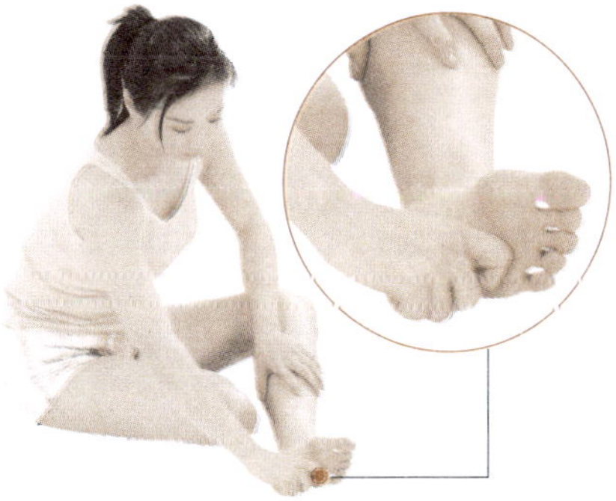

按摩手法宜深透，足部自身有症状的一侧可反复操作。

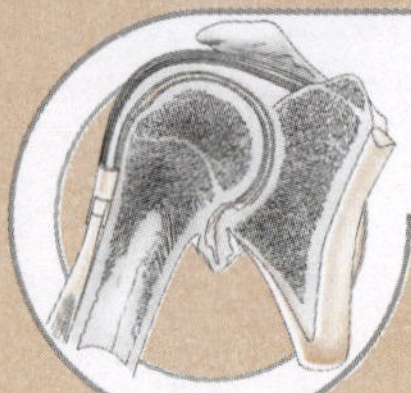

生活小保健 好习惯带来健康的颈肩

本节名词

❶睡侧而屈，觉正而伸

人身体的很多疾病都是一点一滴的积累而成的，日常生活中很小的习惯也可能会影响健康。尤其是肩部，肩部是我们日常活动最多的部位之一，只有好好保护，才能避免我们的肩膀积劳成疾，保证能灵活自如的活动我们的手臂。

床铺与肩部健康

人的一生中有1/3的时间是在睡眠中度过的，因此拥有良好的睡眠是我们补充体力、恢复精神所必需的，我国古代人指出：**“睡侧而屈，觉正而伸”❶**。此外，在维持肩背健康方面，床铺也有着关键性的作用。如果床铺选择不当，会直接导致我们的肩背受损，引起各种疼痛和疾病。

1．床铺的长度

适宜的床铺长度是有要求的，要比就寝者的身高长20厘米以上才合适。床铺过短，睡觉时人就会总蜷缩着身体，脊柱和四肢都得不到舒展，不仅休息不好，还会影响肩背和腰椎的健康。

2．床垫的硬度

首先床垫不宜过软。有人喜欢很软的床铺，觉得越软越健康，这是错误的。柔软的床垫刚躺上去，的确会让人觉得身体放松，能缓解疲劳，但是久而久之就会出现腰酸背痛、颈重肩累的毛病了，这是因为过软的床垫不能很好的保持人体的生理弯曲。最健康的床铺应该是在硬板床上铺上约7～9厘米的软垫，枕头高度以7～10厘米为宜。

运动与肩部健康

肩膀痛的时候，很多人也会在第一时间想到做运动。但是，不是所有的运动都是对肩部有好处的，错误的运动方法，非但不能治好我们的肩膀痛，相反会带来反作用，让我们的肩膀受伤。下面我们就针对平时常见的几个运动小误区作个说明。

名词解释

❶ 睡侧而屈，觉正而伸

侧卧时应身体微屈，髋、膝关节也保持放松的微屈姿势，仰卧时则伸展身子，同时伸直髋、膝关节。这样的睡姿才能使腰背肌处于松弛状态，预防或缓解肩、颈和腰痛。

好习惯带来健康的颈肩

有反作用的运动

误区：让肩部肌肉紧张的动作，不仅不能缓解肩痛，反而会让疼痛加重。

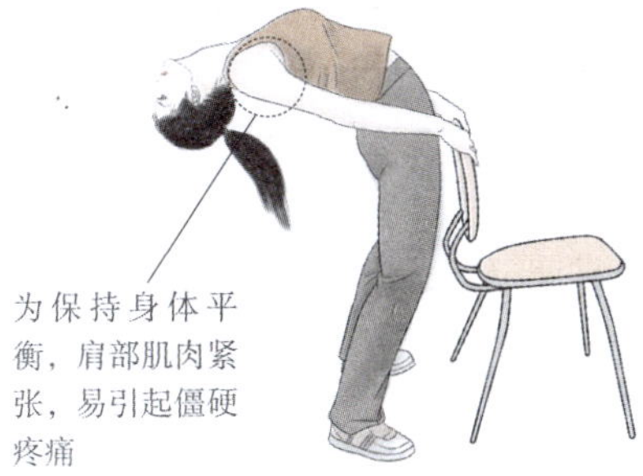

纠正：动作舒缓一些，花同样的时间完成整个伸展、恢复、放松的循环。

做引体向上运动

误区：肩部疼痛时做引体向上、推杠铃等，可能会拉伤肌肉。

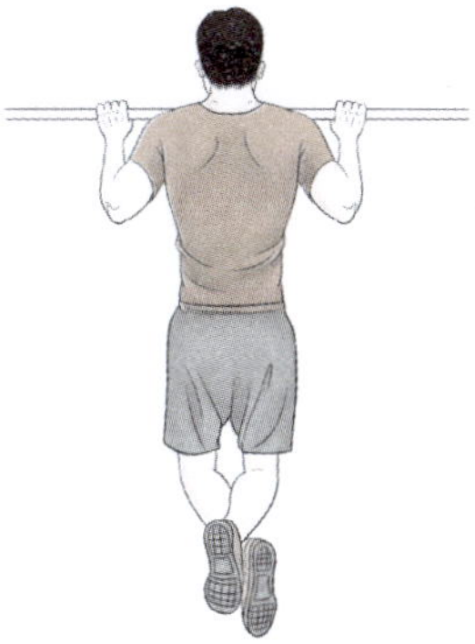

纠正：肩部有炎症疼痛时，最好做一些轻柔舒缓的活动。

做俯卧撑运动

误区：和引体向上一样，俯卧撑会让肩部承担全身的重量。

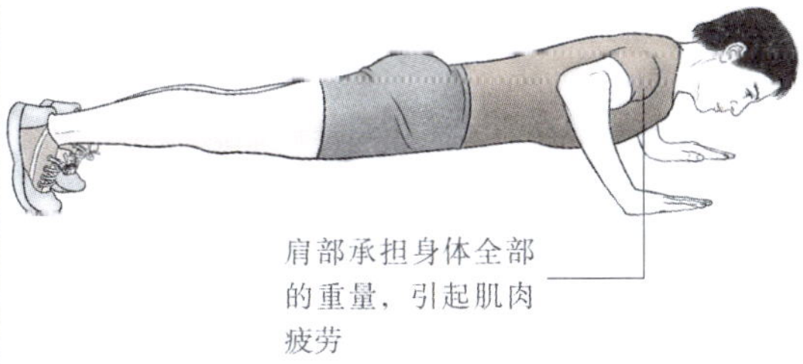

纠正：根据自己的情况，从小幅度的运动开始，量力而行。

疼痛时马上行动

误区：剧烈疼痛时是有炎症了，马上剧烈运动会加重炎症。

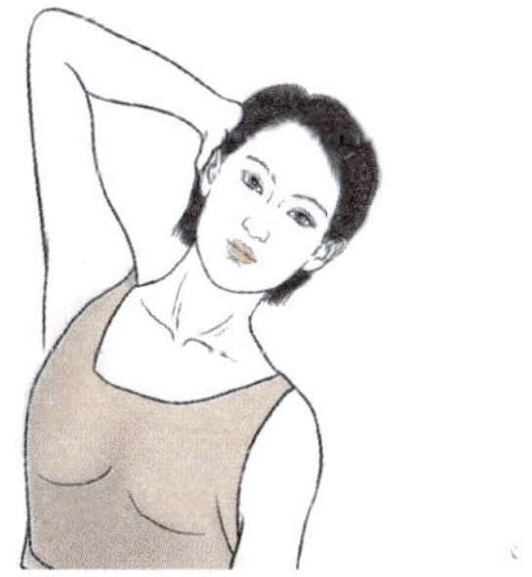

纠正：先热敷放松肌肉，缓解疼痛和炎症，不那么疼了再做运动。

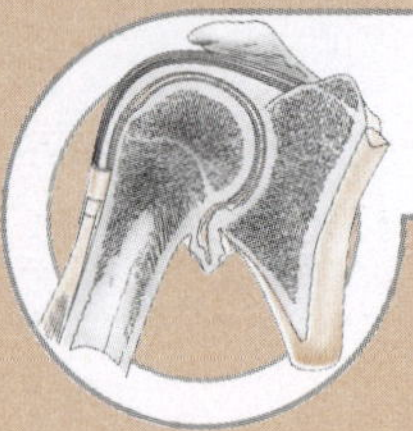

伤害肩部的生活习惯

本节名词
❶肌肉损伤

很多不正确的姿势都会危害到肩部的健康。比如，斜躺在地板上看电视，单肩背很重的东西，很懒散地靠坐在沙发里等等。这里提供给大家一个辨别不好习惯的小窍门：一般被说很难看的姿势，就是引起肩膀僵硬患病的姿势。

Words & terms
名词解释

❶ 肌肉损伤

除由直接外力作用引起肌肉挫伤外，主要是由间接外力作用使肌肉发生拉伤。常见的拉伤处有：大腿后群肌、腰背肌、大腿内收肌等。肌肉拉伤后，伤处疼痛、肿胀、压痛或痉挛，触之发硬。

下面我们就来盘点一下危害到肩部的姿势都有哪些。

侧身躺着看电视

危害：挤压肩部，加重肩部负担。

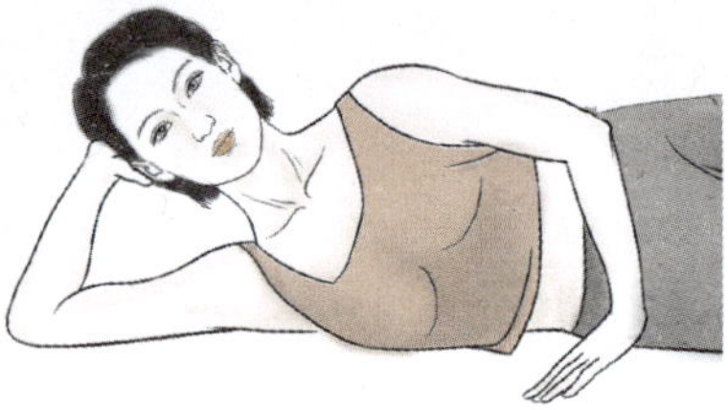

纠正：坐起来看电视，不仅对肩部有好处，还不会损伤眼睛。

身体陷进沙发里

危害：颈部前伸，颈肩部肌肉紧张，易引起肩部僵痛。

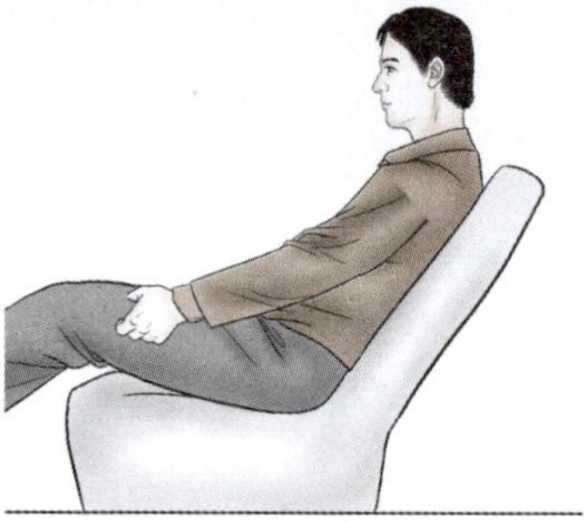

纠正：在腰部垫一个靠垫，脊柱保持直立。

单肩背重物

危害：长时间让单侧肩膀负担压力，易引起**肌肉损伤**❶。

纠正：采用带有宽背包带的背包，代替手提或单肩挎包。

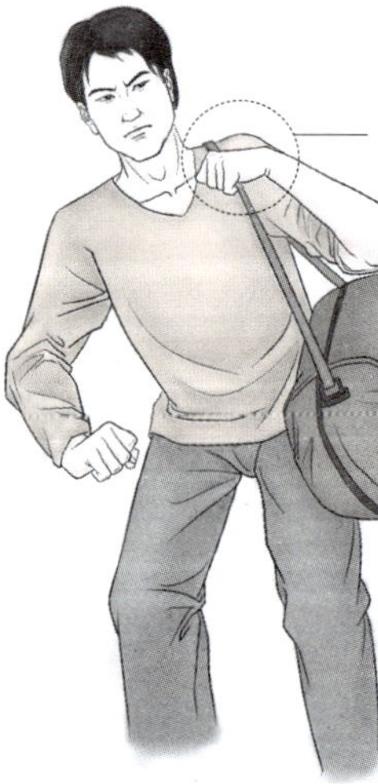
所有重量压在一侧肩膀

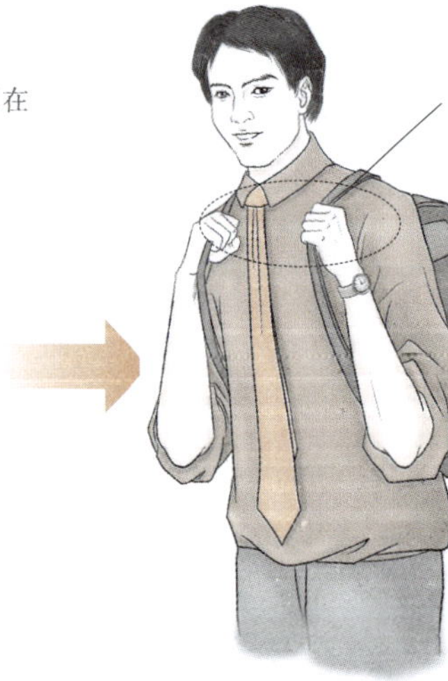
重量被双侧肩膀均匀分担

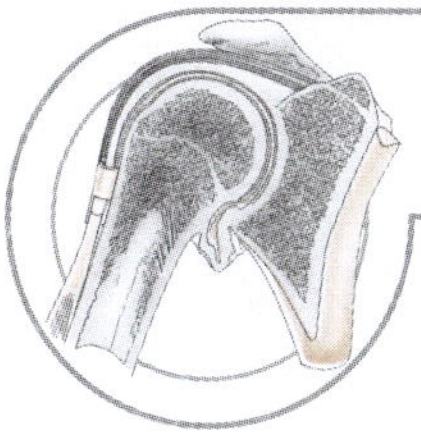

日常如何规避肩部损伤？

本节名词

❶运动

生活中，我们运动、工作、做家务都要不停地使用我们的肩部，比如搬东西、做家务等，只有正确的姿势和方法才能帮助我们保护肩部。那我们在日常生活中如何规避肩部损伤呢？

Words & terms
名词解释

❶ 运动

是人们遵循人体的生长发育规律和身体的活动规律，通过身体锻炼、技术、训练、竞技比赛等方式达到增强体质，提高运动技术水平，丰富文化生活为目的的社会活动。它可以保持健康，提升免疫能力。运动前应做好准备工作，可以张开、收回肩部，向前向后回转肩部，反复多次，使肩关节舒展开。

不让肩膀负重

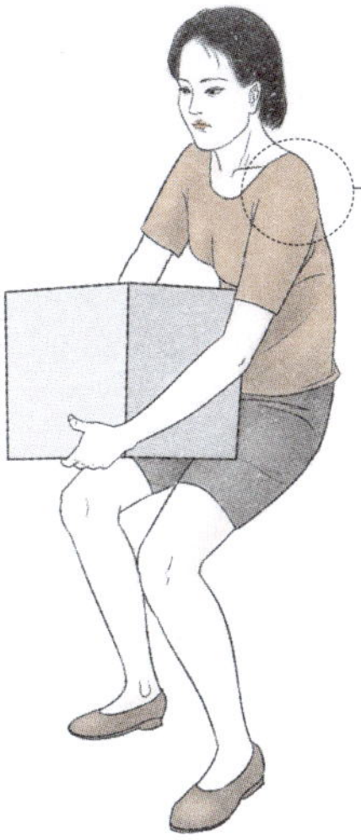

不要搬过重的东西，防止肌肉拉伤和关节脱位。

经常变换姿势

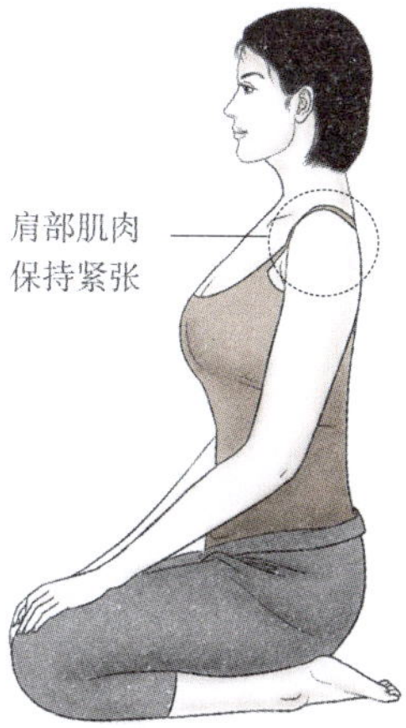

正确的姿势也不能保持过长时间，否则会引起肌肉紧张。

运动❶前准备

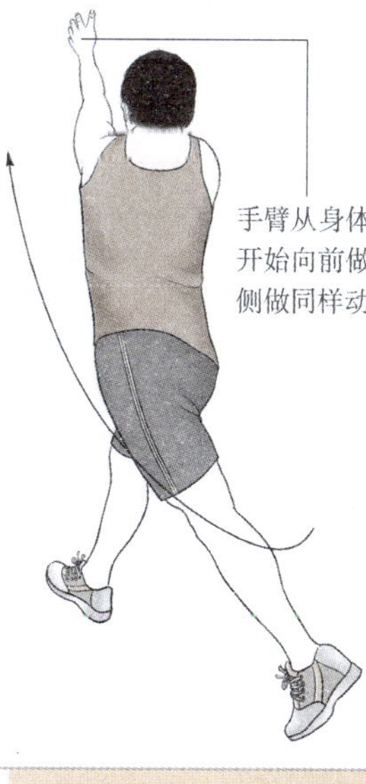

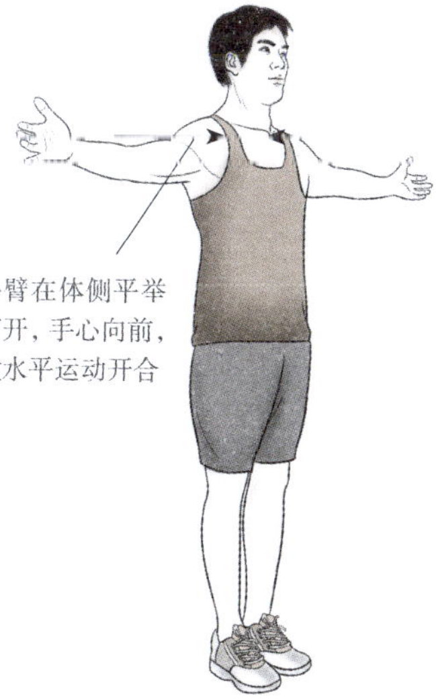

第3章

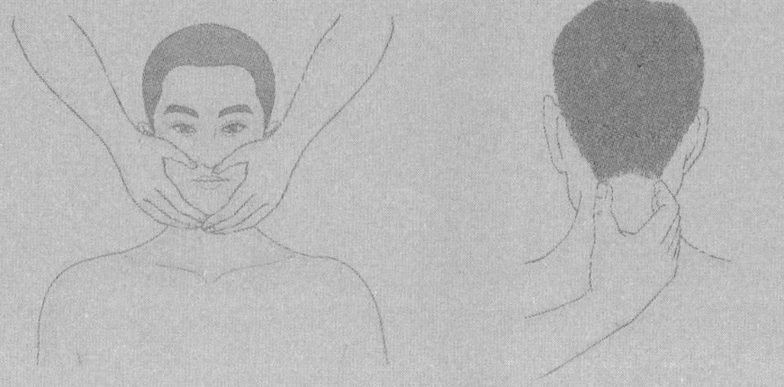

家庭自疗，轻松赶走恼人颈肩痛

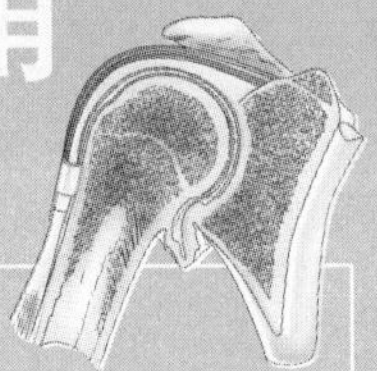

颈部和肩部的稳定性较差，一旦用力不当或运动过度，就会引起颈肩关节的损伤和脱位。除了急性的创伤之外，大部分颈肩疾病都是因为长期的疲劳积累而形成的。因此，中医一些温和而长效的治疗方法对治疗颈肩病非常有效，比如说我们熟悉的按摩推拿法，在消除肌肉疲劳和疼痛方面效果突出，再配合器具、中药和运动疗法，治疗效果会更好。

本章看点

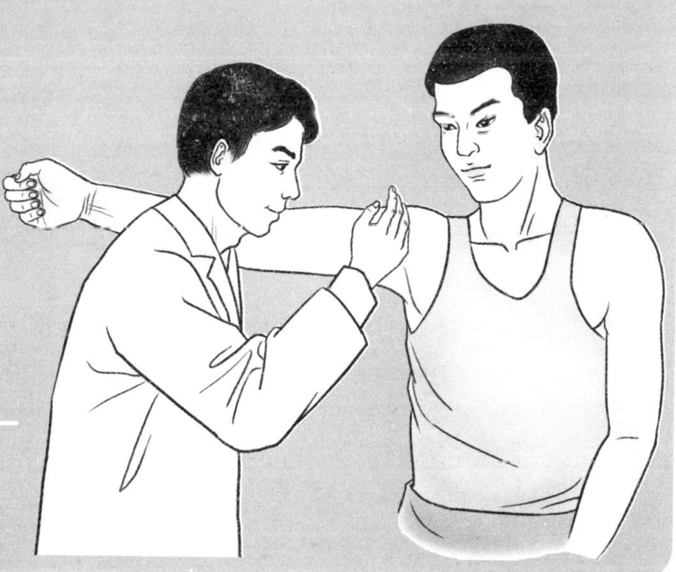

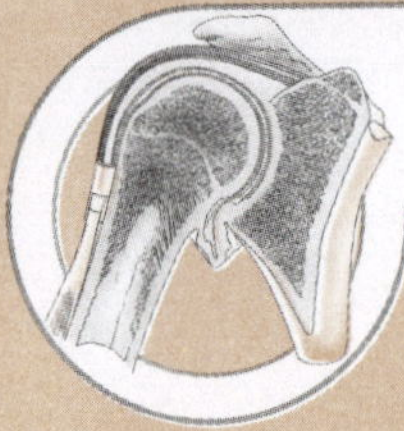

颈部旋扳法 转一转就不疼了

本节名词
❶颈部旋扳法
❷突发性的扳动

对颈椎病的运动治疗包括主动活动和被动活动治疗法。主动活动就是经常活动颈部，而被动活动就是借助别人的力量或操纵，来完成相应的治疗过程。这里所说的颈部旋扳法就属于被动运动法，适用于颈椎病病情严重、颈项部时常酸痛的人。

运用**颈部旋扳法**[1]时，帮助者要站在患者背后，等患者全身放松后，帮助者两手徐徐用力，把患者颈椎部向头顶方向尽量上提，或者使其头部向左侧或右侧旋转，直至旋转到接近极致时，帮助者再用适当力量使其头颈部向反向扳动，这时候会听见小关节细微的“喀喀”声。假如患者这时感到不舒服，帮助者可以再向另一侧旋转。倘若这种方法让患者感觉不舒适，则应立即停止。

操作方法

1．患者取坐位，帮助者立于患者的侧前方，左手托住患者头部，并使其靠近自己胸部。右手按住患者对侧肩膀，然后，两手同时用力，缓缓将患者颈椎侧曲至极限位置，再恢复到正常，这样反复操作4～5次。

2．患者取坐位，帮助者站在患者的侧后方，左手扶住患者头部的一侧，右手按住患者异侧的肩膀，两手同时用力，使颈椎缓缓向健康的一侧运动，弯到患者感到不适时，再做一个大幅度的，**突发性的扳动**[2]，如此反复2～3次。

3．患者取坐位，帮助者左手扶住其头部，右手托住患者下颌做抱球姿势，缓缓摇动颈椎。等患者肌肉放松后，突然做颈椎伸位斜扳法，可听到“咔咔”的响声。这样做可以滑利关节，恢复错缝的关节，纠正关节错位，增加颈椎的活动范围，从而缓解和消除颈椎病症。

4．患者取仰卧位，帮助者站在其身后，两臂十字交叉，托起患者头部，两手分别抓住患者对侧肩部，抬起两臂，使患者的颈椎做缓缓前屈运动，直至极限，然后放下，再次前屈，如此反复4～5次。

5．患者取坐位，颈项部放松，帮助者站在其后侧方，左手拇指按住颈椎疼痛处，右手托住其下颌，并向患侧缓缓旋转，到极致时，再做一个有控制力的快速扳动，这样每次反复5次即可。

Words & terms

名词解释

❶ **颈部旋扳法**

其操作方法是用双手向同一方向或相反方向用力，使关节做伸展、屈曲或旋转。

❷ **突发性的扳动**

此动作要注意力道，切记不要用力过大、过猛，倘若这种方法让患者感觉不舒服，则应立即停止。

颈部旋扳法示意图

颈部旋扳法是使用双手向同一方向或者相反方向用力，使关节做伸展、屈曲或旋转的手法，适宜于颈椎病病情较严重者。

方法一

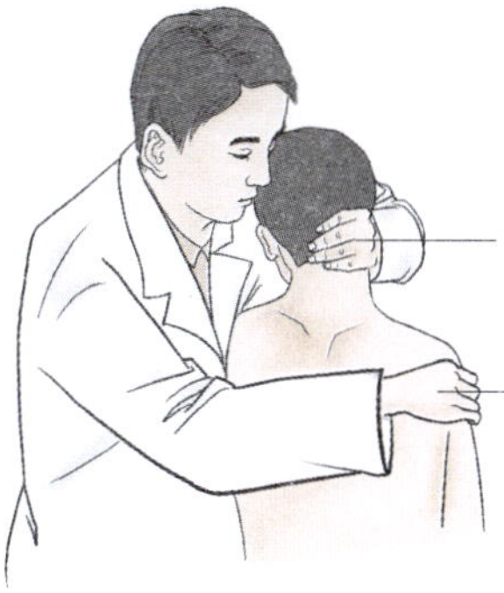

方法二

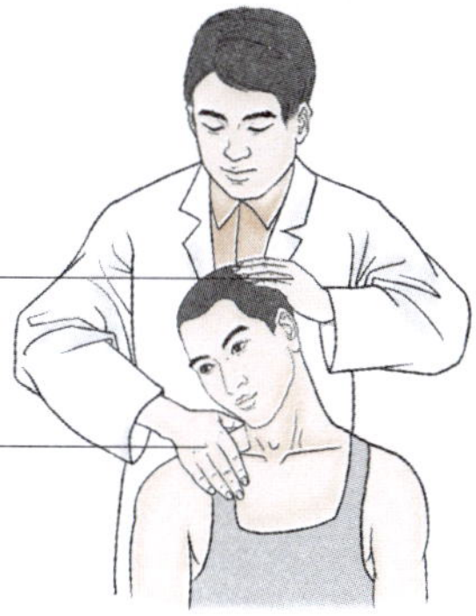

方法三

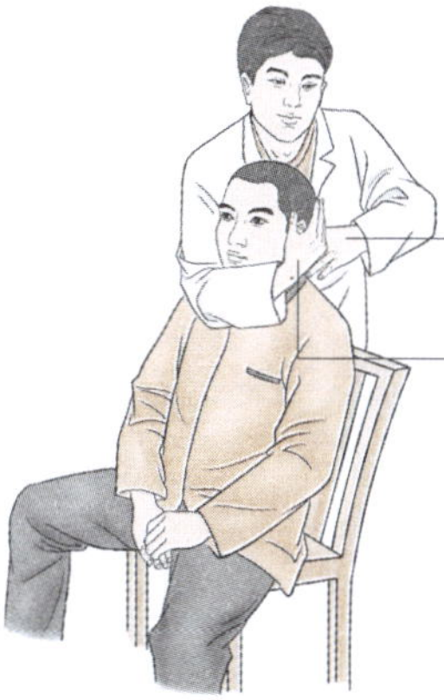

方法四

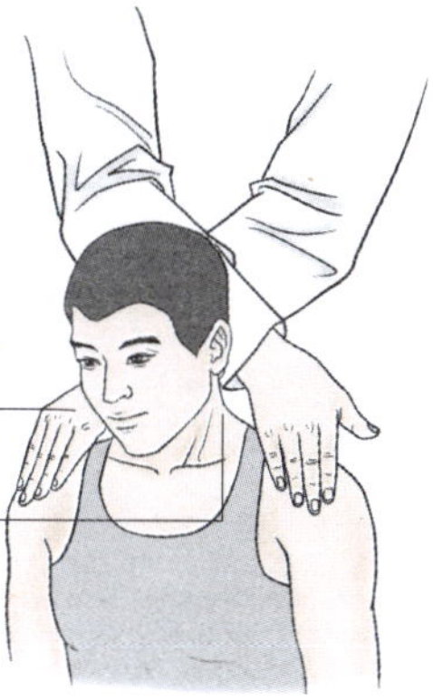

方法五

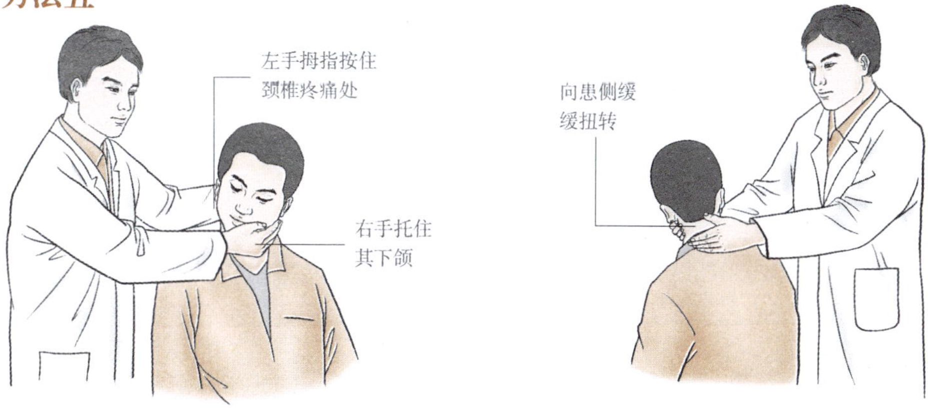

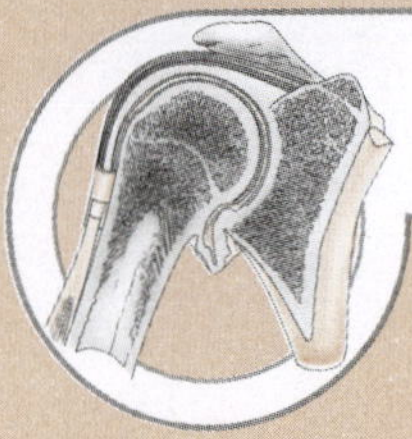

颈部按摩法 简简单单摆脱颈痛

本节名词
❶神经根型颈椎病
❷椎动脉型颈椎病

颈部按摩，在颈椎病的治疗中占有重要地位。它不仅能有效解除肌肉痉挛，改善血液循环，消除肌肉肿胀，而且能纠正颈椎间的不平衡关系，矫正骨关节错位，缓解关节间滑脱，扩大椎间孔和椎间隙，除去压迫，恢复颈椎的正常生理曲度和旋转功能。

正如我们前面提到的，颈椎病经常光顾中老年人、经常操作电脑的上班族和久坐的司机、埋头苦读的学生，这些人的颈部都非常容易受伤。因此，经常性的颈部按摩不仅可以预防颈椎病，还可有效治疗颈椎病。颈部按摩可以自己操作，也可以请家人来帮忙。患者可根据自身的具体情况而采取不同的按摩方法。

自我按摩

自我按摩的要领是：“揉”、“按”。患者可坐可卧，但在取卧位时，肌肉最放松，容易事半功倍，取得良好效果。取坐位按摩则在工作和休息场所均可运用。每次按摩时间最好在10分钟左右。

他人按摩

对于**神经根型颈椎病**❶和**椎动脉型颈椎病**❷患者来说，要取得良好的治疗效果，最好请他人按摩，每次按摩以25分钟为宜。具体可分为以下几种手法：

1．牵引法

帮助者双手掌心托患者下颌部，轻轻向上牵引头颈部2～3次，每次10～15秒钟。

2．屈伸法

帮助者左手扶住患者头颈部，右手轻托其颈部，使颈部缓缓后伸，然后用右手拇指和四指轻捏颈部两侧，使患者做颈部前屈活动。这样反复屈伸若干次即可。

3．拿捏法

帮助者左手扶住患者的前额，右手用拇指与四指呈钳子形状按于颈部两侧，自风池穴起至肩井穴，往返拿捏数次。

Words & terms
名词解释

❶ **神经根型颈椎病**

由于颈椎间盘、颈椎钩椎关节或关节突关节增生、肥大的骨刺向侧方突出，刺激或压迫相应水平的神经根，并出现一系列相应节段的神经根刺激或功能障碍的临床表现，其临床症状以颈肩背部疼痛、上肢及手指的放射性疼痛、麻木、无力为主。

❷ **椎动脉型颈椎病**

是由各种机械性与动力性因素致使椎动脉遭受刺激或压迫，以致血管狭窄、折曲而造成以椎—基底动脉供血不全为主要症状的症候群。

颈部按摩法

颈部按摩法不仅能有效解除肌肉痉挛，改善血液循环，消除肌肉肿胀，而且能纠正颈椎间的不平衡关系，矫正骨关节错位，缓解关节间滑脱，扩大椎间孔和椎间隙，除去压迫，恢复颈椎正常生理曲度和旋转功能。

自我按摩法

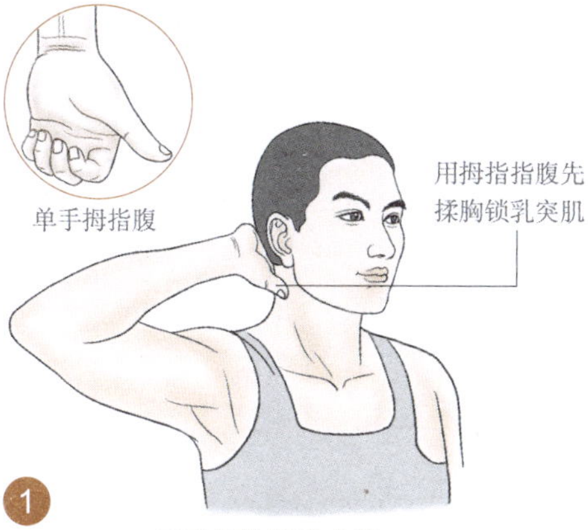

1 反手揉胸锁乳突肌

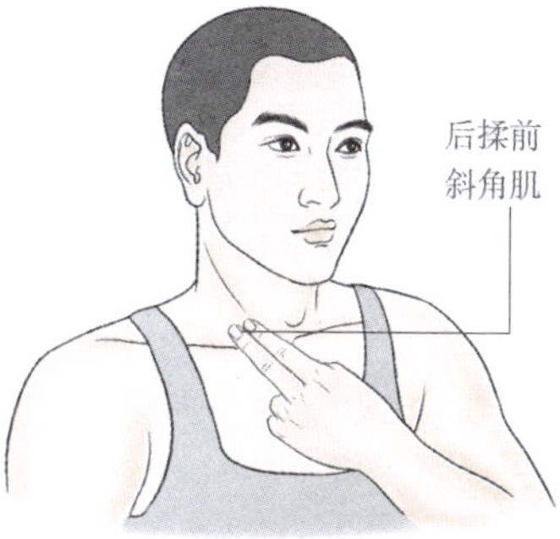

2 按摩前斜角肌

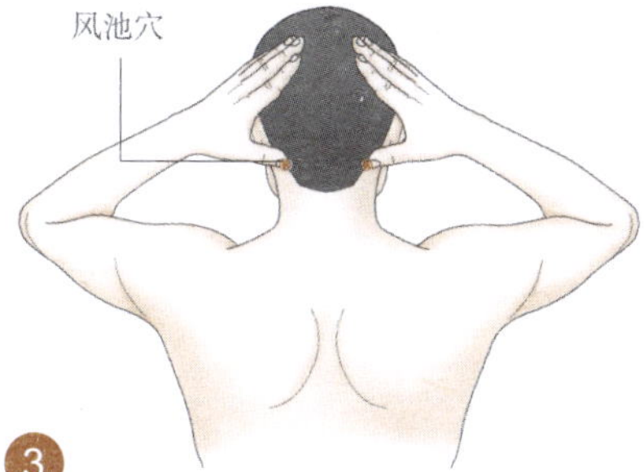

3 按压风池穴及周围

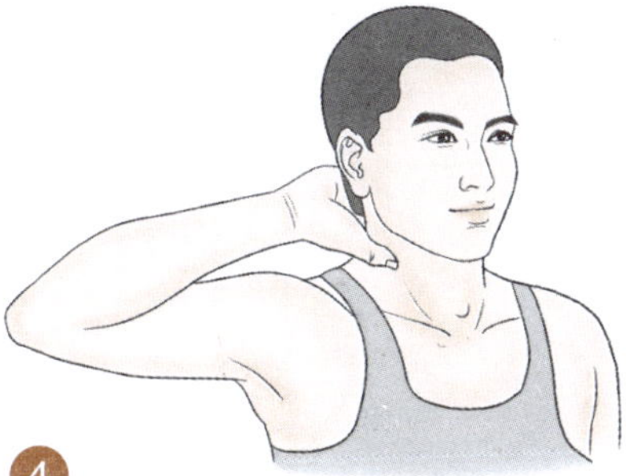

4 指揉颈前痛点

牵引法

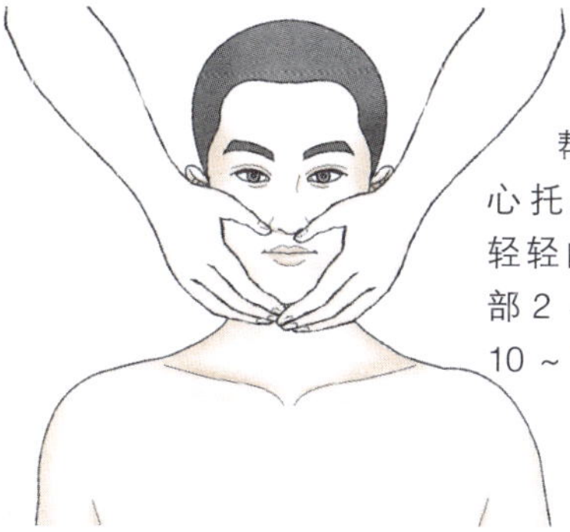

帮助者双手掌心托患者下颌部，轻轻向上牵引头颈部 2 ~ 3 次，每次 10 ~ 15 秒钟。

拿捏法

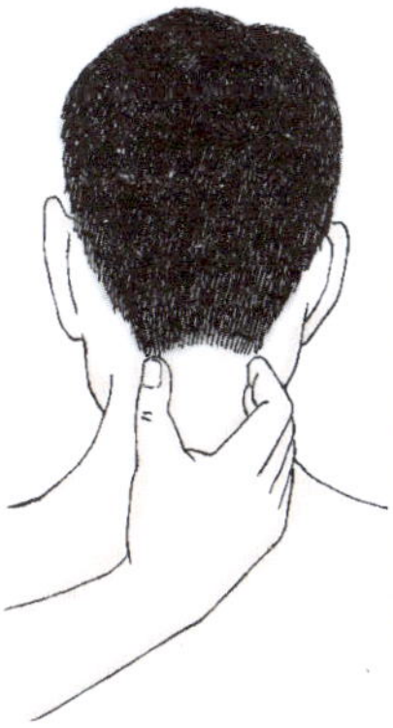

帮助者左手扶住患者的前额，右手用拇指与四指呈钳子形状按于颈部两侧，自风池穴起至肩井穴，往返拿捏数次。

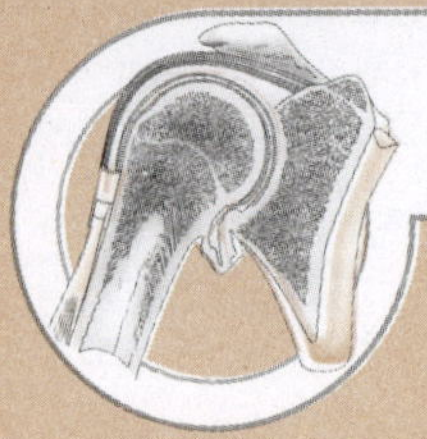

化解游移的疼痛 巧治肩部滑囊炎

本节名词

❶滑囊 ❷滑膜

同样是肩部疼痛，有的人在向外展开肩部时，感到剧烈的疼痛，而且晚上疼痛也会比白天严重的多，常常疼得人夜不能寐。用手按压时，疼痛出现在肩膀的最顶端，而且活动一下肩膀，疼痛也跟着关节一起动，这就是肩部滑囊炎。

Words & Terms

名词解释

❶ **滑囊**

在肌腱与肌腱之间、肌腱与骨骼之间或者是皮肤与骨骼之间起衬垫作用的具有滑膜的囊。

❷ **滑膜**

关节囊的内层，淡红色，平滑闪光，薄而柔润，由疏松结缔组织组成。关节腔内的所有结构，除关节软骨、关节唇和关节盘以外，即便是通过关节腔的肌腱、韧带等全部为滑膜所包裹。

肩关节具有非常复杂的关节结构，由以下各个关节囊组成。如果因摩擦、撞击等外力损伤或其他因素引起滑囊发炎，这就是肩部滑囊炎。其中，最为常见的肩部滑囊炎是肩峰下滑囊炎，又称为三角肌下滑囊炎。

肩峰下滑囊：位于肩峰与三角肌之下，肌腱袖之上。

肩峰上滑囊：位于肩峰背侧与皮肤之间。

肩胛下肌滑囊：位于盂肱中韧带的上下，在关节盂处。

前锯肌下滑囊：位于肩胛下角与胸壁之间。

发病原因

各个**滑囊**❶因摩擦、撞击等慢性刺激或损伤而引起的**滑膜**❷炎症，包括滑膜充血、水肿、渗出增加等反应，因而使滑囊肿胀、张力增加而产生剧烈的疼痛，甚至造成周围组织的粘连、滑囊内的粘连、纤维性闭锁或钙质的沉积。

症状表现

1. 活动时尤以肩外展、外旋时疼痛加重，一般位于肩部深处，也会向肩胛部、颈、手等处放射，而且常见夜间疼痛难忍。

2. 压痛点多出现在肩关节、肩峰下、大结节等处，特点是可随肱骨的旋转而移位。

3. 当滑囊有肿胀或积液时，压痛出现在整个肩关节区域或三角肌范围内。

4. 在炎症刺激下，随着滑囊壁的增厚和粘连，肩关节活动范围逐渐缩小，晚期甚至会活动失灵，三角肌萎缩。

5. 急性外伤造成的滑囊炎，一般不会立刻表现出症状，而是数日后才会有明显的炎症反应。

肩部滑囊炎的按摩方法

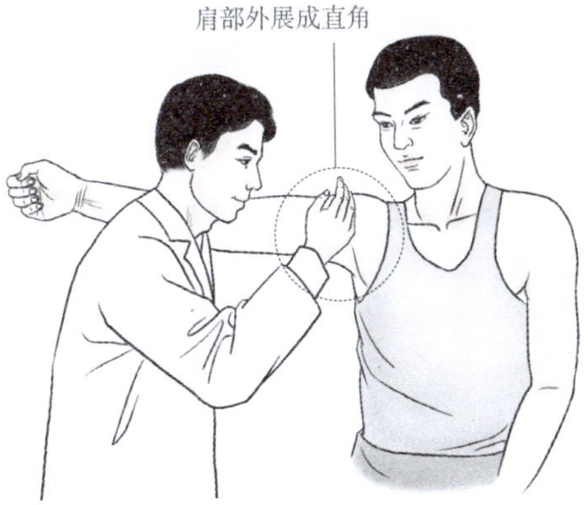

抱肩掌揉法

患手搭于按摩者肩上，将肩轻轻外展成直角。按摩者双手抱住肩部和三角肌部位按摩，持续1～2分钟，按摩后可配合热敷，效果更好。

环绕法

患者正坐，医者一手托患肢于稍外展位，活动肩关节缓慢轻柔地向各方向环绕，按摩后可配合热敷，效果更好。

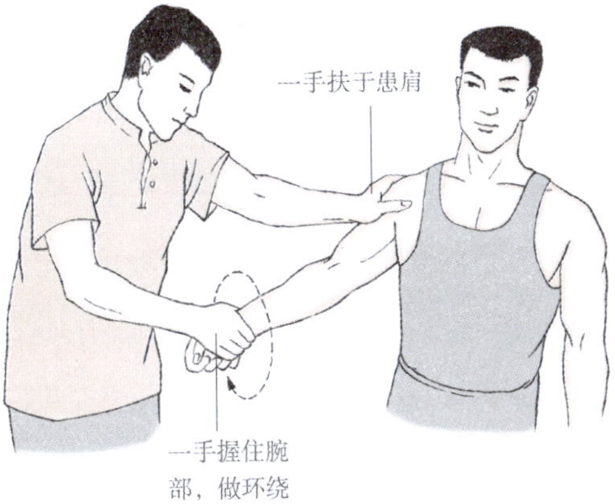

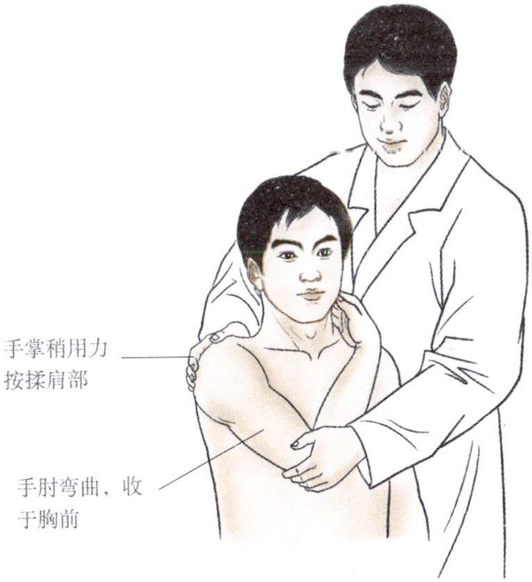

屈肘按摩法

患者手肘弯曲，使关节内收于胸前。按摩者用手掌心在肩部稍微用力按揉，持续1～2分钟。可配用冬青膏、红花油等揉擦，消瘀止痛的效果更强。

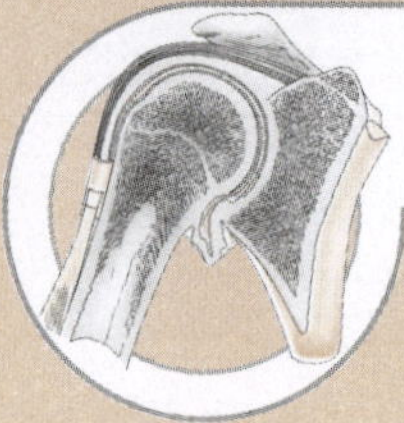

摆脱冈上肌肌腱炎 让手臂轻松向外展

本节名词
❶冈上肌
❷肩峰

因为手臂频繁而重复的外展动作，开始时肩膀最顶端出现明显的疼痛，后来连脖子、上臂也会有疼的感觉。当肩膀外展到身体前外侧的时候，疼痛感加重，而继续向外展开到最大的限度，这个过程中却不会感到疼，这就是冈上肌肌腱炎。

Words & terms
名词解释

❶ 冈上肌

类似马蹄形，位于斜方肌和三角肌覆盖之下，与冈下肌、肩胛下肌、小圆肌共同组成肌腱袖。

❷ 肩峰

肩胛骨前面为一个大的浅窝，朝向肋骨称为肩胛下窝；后面被一横行的肩胛冈分成上方的冈上窝和下方的冈下窝，肩胛冈的外侧端，向前外伸展的突起称为肩峰。

冈上肌[1]起于肩胛骨冈上窝，肌束穿过喙肩韧带及肩峰下滑液囊下、肩关节囊上，固定于肱骨大结节。有力地将肱骨固定于关节盂中，与三角肌协调动作完成上肢的外展，同时由于它是肩关节肌群中肩部力量集中的交叉点，再加上活动频繁而使其容易受到损伤。

发病原因

冈上肌腱由于它的位置和作用而易受到摩擦、撞击、挤压等外力影响，所以肌腱退变和肌纤维断裂的发生率最高。在肩部外展时，冈上肌肌腱常受到喙肩韧带和肩峰的摩擦，刺激**肩峰**[2]下滑囊的底部引起囊壁增厚粘连，产生无菌性炎症。炎症发生后易使肌腱钙化而变脆弱，在外伤或肌肉突然收缩时可发生完全或不完全断裂。

症状表现

1．肩部外侧有明显疼痛，并向颈、肩和上肢放射。

2．肩关节活动受限，肩关节做外展60°～120°的活动时可引起明显的疼痛，这一范围之外的肩关节其他活动不受限制，也无疼痛发生，这是其与肱二头肌肌腱炎和肩周炎的明显区别。

3．压痛发生在大结节处，并随肱骨头的旋转而移动。

鉴别诊断

肩周炎：肩周炎的疼痛不仅局限于肩中部，而是在整个运动幅度内都存在有疼痛和局部压痛。

粘连性滑囊炎：当活动至外展70°以外时出现疼痛，超过该范围的外展则疼痛感明显加重。

肌腱袖断裂：做主动外展动作有困难，外展并上举到水平后，不能维持这个姿势，疼痛明显。

冈上肌肌腱炎的按摩方法

指揉穴位

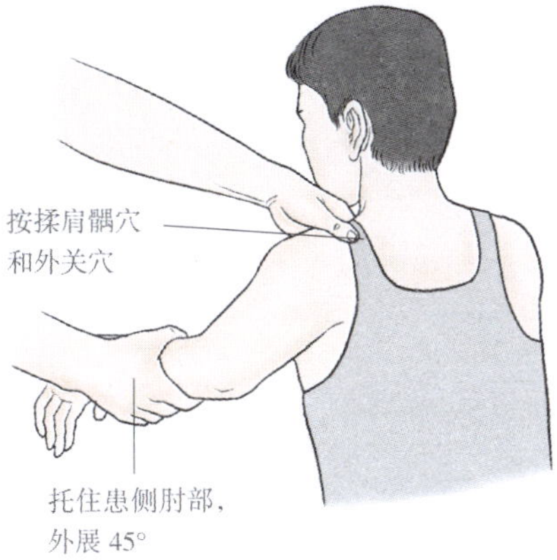

患者坐姿，按摩者站在患侧，单手托住患侧肘部将上臂外展约45°，用另一手拇指按揉肩髃穴和外关穴，每分钟70下，分别按揉3分钟。

指推冈上肌

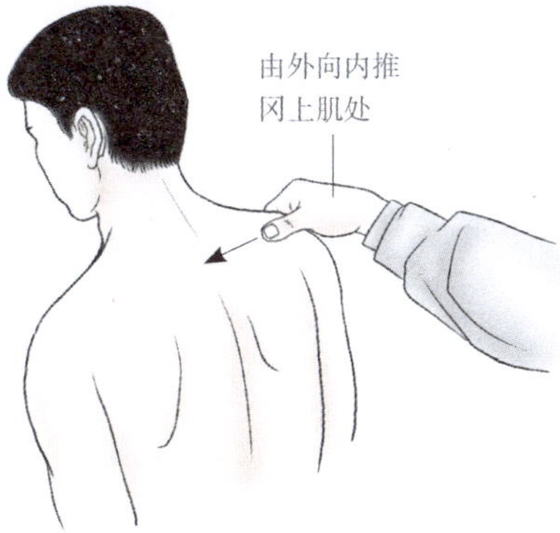

患者坐姿，按摩者站在其侧后方，单手拇指推法按摩患侧的冈上肌处，由外侧端推向内侧，每分钟50下，治疗10分钟。

掌揉肩部

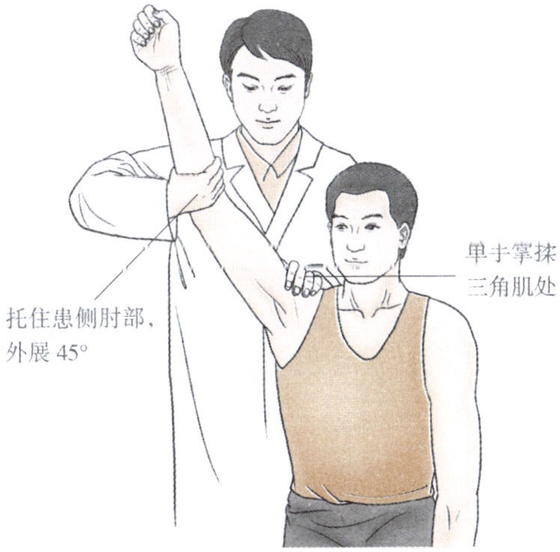

患者坐姿，按摩者站在患侧，单手托住患侧肘部将上臂外展约45°，另一手以单掌揉法治疗患侧肩部的三角肌处，每分钟70下，按揉3分钟。

摇动肩部

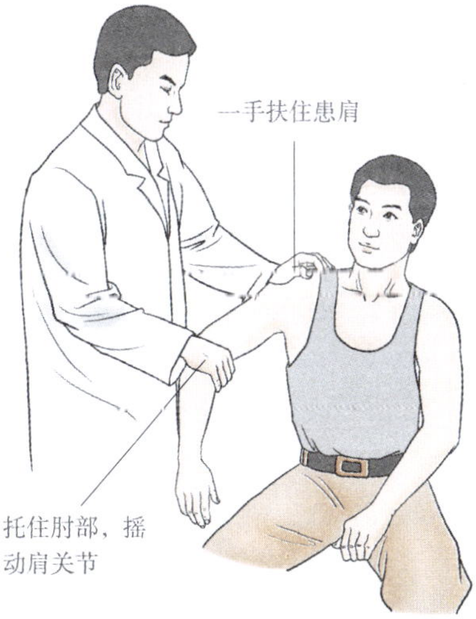

患者坐姿，按摩者一手扶住患肩，一手托住患侧手臂的肘部，缓缓摇动肩关节，每次50圈。

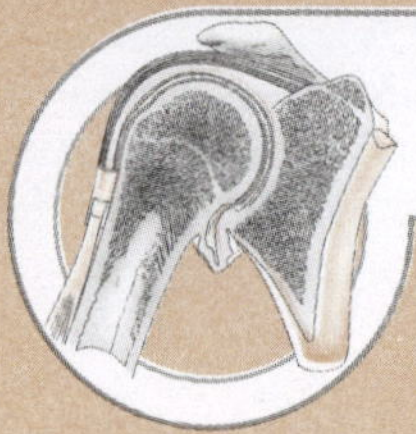

减轻肩胛提肌损伤 让肩胛活动自如

本节名词

❶肩胛提肌
❷斜方肌

肩胛提肌位于斜方肌与胸锁乳突肌深层，控制肩胛骨提起和下降的运动。如果肩胛提肌长期处于被牵拉的状态，或颈部过度前屈体位都会使其受伤。主要症状包括肩背部酸痛、颈部活动受限等，休息后疼痛减轻，这就是肩胛提肌损伤。

肩胛提肌[1]损伤是发生在肩部的一种常见病，因为症状不易判断而大多被含糊地诊断为颈部损伤，或背痛、肩胛痛，也有很多人被误诊为颈椎病或肩周炎。常发生在单侧肩膀，双侧同时发病的情况比较少见；多数见肌腱部位发病，即肌肉的起止点处。其有效的治疗方法包括推拿按摩、针灸、拔火罐、理疗、小针刀等。

发病原因

1．爆发性的动作。当上肢突然过度后伸时，整个肩胛骨上提的同时向内上方旋转，而参与肩胛骨运动的诸多肌肉不能协同收缩或舒张，因牵拉不平衡而造成肩胛提肌损伤，一般是发生在肩胛骨脊柱缘的内上角肩胛提肌附着处的损伤，一般为急性发作。

2．慢性劳损。颈部长时间过度前屈，肩胛提肌处于被牵伸的状态，都会使其受伤。除了肩背部酸痛、颈部活动受限等明显的肌肉损伤症状外，还会有头痛、头晕、心烦等反应。

症状表现

1．肩胛骨内侧缘上部压痛明显并向枕部及上肢枕侧发散，睡觉时翻身困难。

2．可能在颈部上段出现疼痛，按压时疼痛加剧，休息后症状可缓解。

3．颈部活动受限，颈上部受伤侧疼痛，不敢舒展。

4．不敢舒展躯干上段，同时受伤侧手臂后伸受限，无法伸到背部抓痒。

5．在肩胛骨上角、**斜方肌**[2]深部及2～4颈椎横突部能摸到硬结或条索状物。

Words terms
名词解释

❶ 肩胛提肌

位于斜方肌与胸锁乳突肌的深面，起始于第四颈椎横突后结节，止于肩胛骨上角及内侧缘的上部。

❷ 斜方肌

是位于上背及中背的表层肌肉，并根据其肌纤维走向分成上、中、下三部分。

肩胛提肌损伤的按摩方法

推肌法

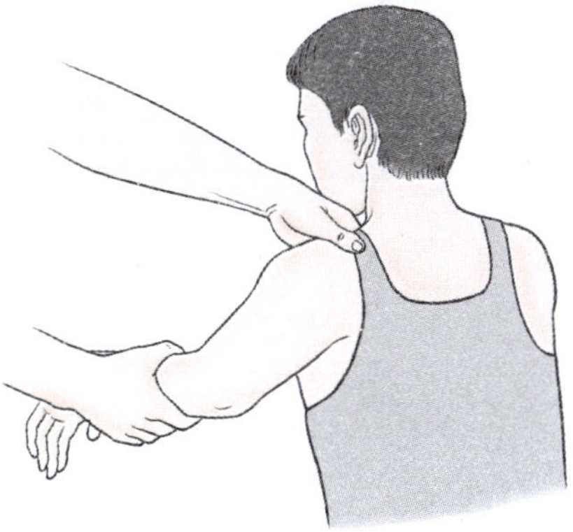

患者坐姿，按摩者站在其身后，以单手拇指推单侧或两侧肩胛提肌，由颈部推至肩肿骨内上角及脊柱缘上端，按摩 3 分钟左右。

按压法

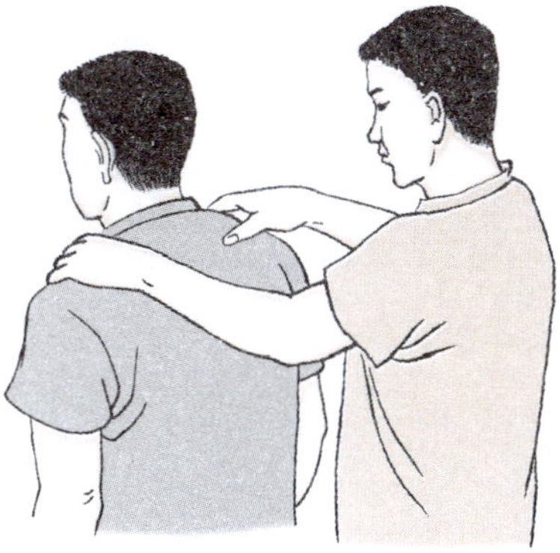

患者姿势同前，按摩者站在其背后，用双手拇指按压患者两侧肩胛骨内上角，同时患者颈部前屈或后仰，充分放松肩胛骨周围肌肉，反复 5 ~ 7 次。

滚揉法

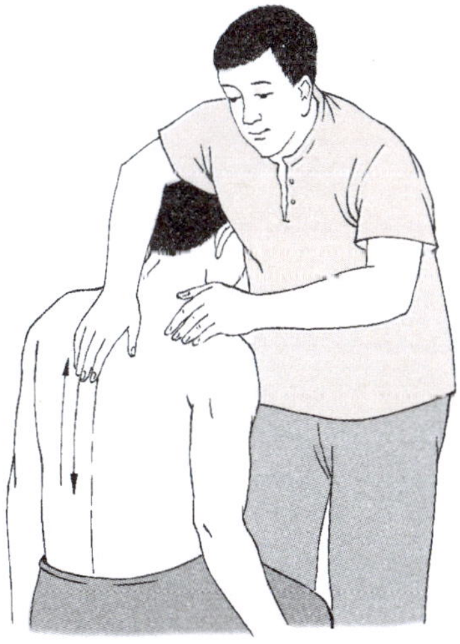

患者坐姿，颈部肌肉放松，按摩者站在其身前，以滚法结合掌揉法施于肩胛提肌单侧或双侧，可稍用力，治疗 5 分钟左右。

中药治疗

外敷推荐

茴香酒、舒筋药水外擦，活血散、接骨散、川均散敷用。

茴香酒： 茴香15克、樟脑15克、丁香10克、红花9克，用500毫升白酒浸泡一月，用时轻搽。

内服推荐

四物汤，大活络汤，麻桂温经汤，葛根汤，复元活血汤。

四物汤： 熟地12克、当归9克、白芍6克、川芎6克，水煎服。

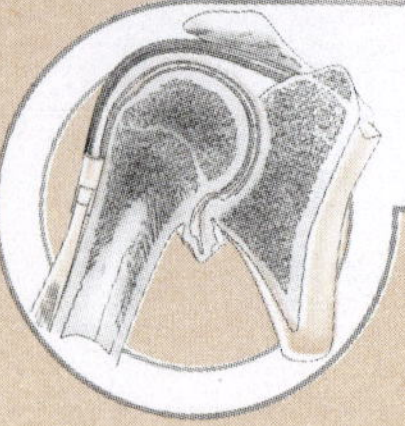

缓解小圆肌损伤 手臂外旋变轻松

本节名词
❶小圆肌 ❷冈下肌 ❸痼疾

当肩部出现疼痛、肿胀、肌肉紧张、发硬、痉挛，并伴有手臂无力，肌肉主动收缩或拉长会加重疼痛，或者有撕裂一样的感觉，还有明显的肿胀，甚至能看到皮下瘀血，能摸到肌肉有凹陷或隆起，这就是小圆肌损伤。

小圆肌❶的作用是配合**冈下肌❷**的收缩产生肩关节外旋的动作，同时，由于其所组成的肌腱袖参与多个动作，活动频繁，因此，小圆肌也是肩周肌肉中比较容易受伤的部位。生活中，可能由风寒、外伤等多种原因引起其劳损，引发小圆肌损伤，从而影响肩关节功能。

发病原因

1. 寒湿刺激。肩后部长期受冷风和寒湿刺激，导致小圆肌紧张、痉挛，久而久之，肌纤维粘连，形成条索状。

2. 用力过猛。做强力外旋肩关节或抛甩投掷等动作时，用力过猛，使小圆肌的收缩或拉伸超过其承受范围。

3. 外力损伤。当小圆肌受较大的外力直接撞击，会出血、渗出、水肿。损伤后局部症状不易诊断，不能得到及时正确的治疗，牵延不愈结疤而成**痼疾❸**。

症状表现

1．肩后部和患侧手臂酸胀不适，同时感到手臂无力。

2．患侧手臂搭于对侧肩上，在肩胛骨的外边缘能摸到因小圆肌高度紧张而痉挛缩成的条索。

3．条索状小圆肌和肱骨大结节的后下部按压时酸胀明显，或可出现压痛，疼痛向上肢放射。

处理方法

冷敷：用冰袋冷敷受伤部位，至少保持10分钟。冷敷收缩血管，控制出血、渗出和水肿，能有效地减轻疼痛、肿胀。

热敷：一般在受伤恢复的中后期，通常是受伤后第4～5天后再用热敷。热敷能加速局部组织的血液供应，同时舒缓肌肉紧张。每次10～15分钟，每天可以治疗多次。

名词解释

❶ **小圆肌**

起于肩胛骨外侧缘的背面，止于肱骨大结节下部，与冈上肌、冈下肌和肩胛下肌共同组成肌腱袖。

❷ **冈下肌**

位于冈下窝内，肌的一部分被三角肌和斜方肌覆盖，起自冈下窝，肌束向外经肩关节后面，止于肱骨大结节的中部，作用是使肩关节旋外。

❸ **痼疾**

指经久难治愈的病。

小圆肌损伤的按摩方法

单手滚法

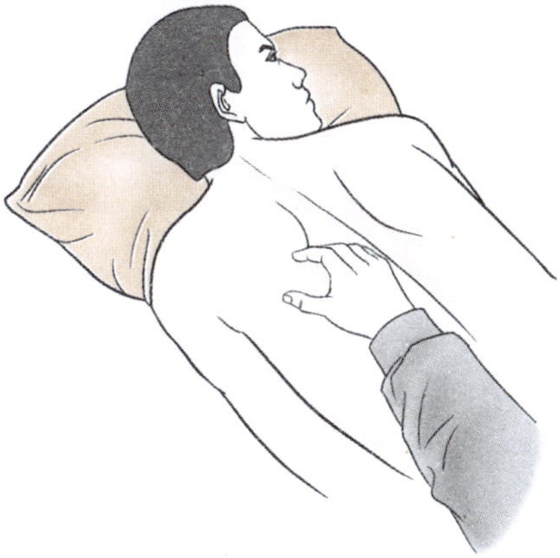

患者上身放松，俯卧在床上，按摩者站在其患侧身旁，以单手滚法治疗疼痛部位5分钟。

三指推法

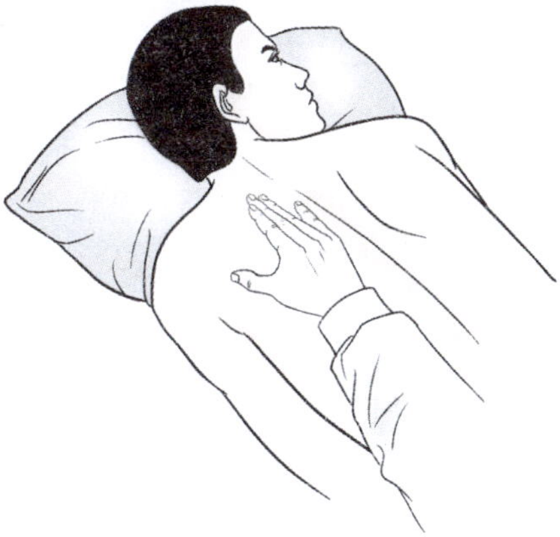

患者体位同上，按摩者使用食指、中指、无名指，采用指推法顺着小圆肌的走向推十余次，动作力度适中。

单手拿法

患者体位同上，按摩者用单手，采用拿法治疗小圆肌十余次。力量以患者能耐受的疼痛感为准。

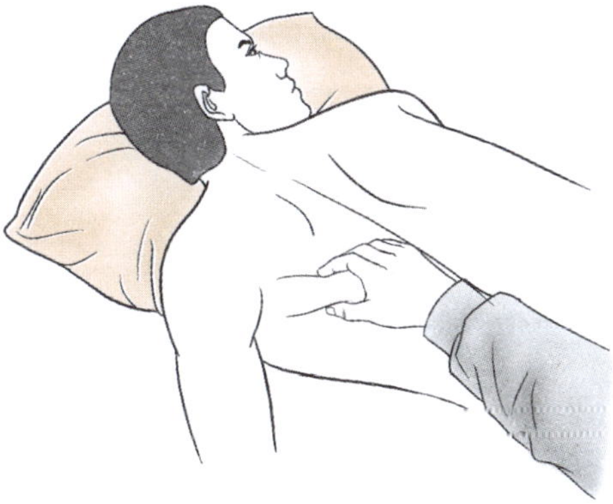

牵拉法

患者站姿，按摩者站在患侧，一手把住患处，一手向患者身外侧牵拉患侧上肢数次。

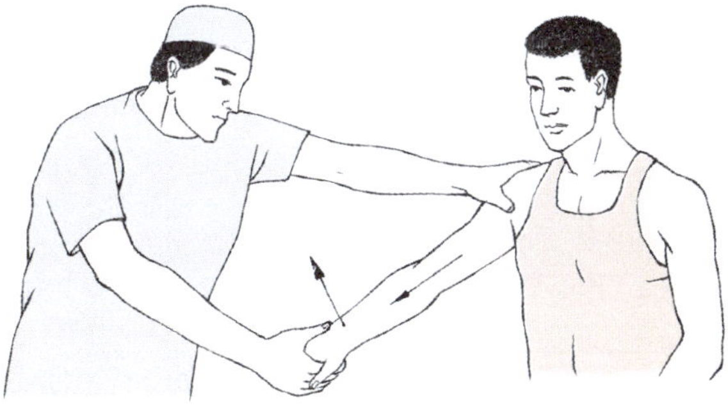

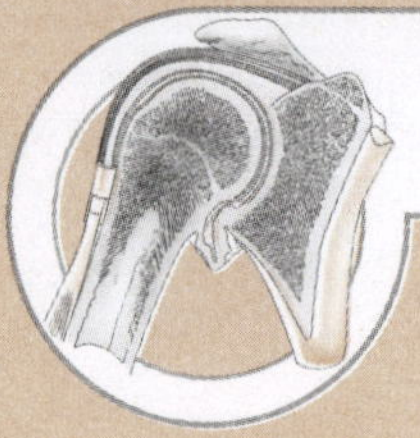

热敷法 让温暖赶走颈痛

本节名词
❶热敷疗法
❷热水袋

热水能使肌肉松弛，血管扩张，从而促进血液循环，有利于颈椎的康复。**热敷疗法**[1]适用于初患颈椎病者，也可作为辅助疗法，用于颈椎病病情严重者。这种热敷疗法，根据操作方法的不同，又可分为干热敷和湿热敷。

热敷的原理

热敷法是利用温热作用使患处温度升高，使皮下血管扩张，增加血流，有利于血肿吸收和消散，能够充分地缓解肌肉痉挛、松弛神经，起到消除炎症、散瘀止痛、舒筋活络的效果。药物热敷的特点是药物能够迅速地通过皮肤吸收，使治疗更直接、更有效。

干热敷法

干热敷法常常要用热水袋。做法是，在准备好的**热水袋**[2]内灌入1/2～2/3的热水，水袋斜放以便将袋内气体排出，然后拧紧螺旋盖，用布擦干热水袋表面的水分，再倒提起来抖动，确定无漏水后，用布或毛巾包裹好热水袋，放在颈椎疼痛处。热敷时间每次一般在20～30分钟，每天敷3～4次。

湿热敷法

湿热敷法是将干净的毛巾放在热水中浸湿后，拧干，敷在患处，然后用干毛巾或棉垫盖上，以保持热度，毛巾的温度以人体的耐受度为限。该法也可采用在热湿毛巾上放热水袋的方法，以保持需要的热度，可以两条毛巾交替使用。一般需要每 5 分钟更换一次毛巾，热敷持续每次约15～20分钟，每天3～4次。

中药热敷法

1. 将草药放在锅内或煎或炒，锅的大小要适宜，不能太小；或者先将草药包在事先准备好的口袋内（通常面积大小是10厘米×15厘米），然后放入锅内煎煮。

2. 等草药煎好或炒好后，用草药散发的高温蒸汽熏蒸患处。

3. 待药液温度下降到适宜时，用毛巾蘸取药液敷在患处；或者直接把装药的口袋敷在患处，待药袋变凉之后可以再炒或再煎。

Words terms

名词解释

❶ **热敷疗法**

将发热的药物和敷料放置在身体的患病位置或者特定穴位以防治疾病的方法。具有扩张血管、改善血液循环、促进新陈代谢的作用，还可以缓解肌肉痉挛、疼痛，促进炎症及瘀血的消除。

❷ **热水袋**

使用时水温不宜过高，袋中水温保持在50℃～60℃较为合适，并仔细检查是否漏水。如果发现患处潮红时应停止使用。

热敷法

水热敷疗法的具体操作

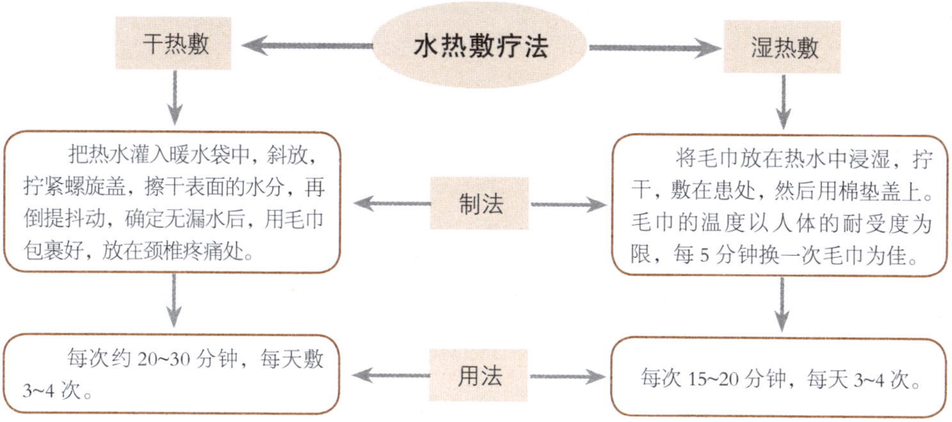

中药热敷法三种

热敷方一	配方	伸筋草、透骨草、海桐皮、荆芥、防风、附子、千年健、威灵仙、桂枝、羌活、独活、麻黄、红花各30克。
	制法	研为粗末，装入布袋内加水煎煮30分钟。
	用法	每次热敷约30分钟，每日2次，每剂药用3天。
热敷方二	配方	桂枝、红花、乳香、没药、五灵脂各9克，刘寄奴、兔儿散、伸筋草、秦艽、桑寄生各12克，苏木6克。
	制法	直接煎煮，将毛巾在药水中浸泡4～5分钟，热敷患处。
	用法	每次约20～30分钟，每日3次，每剂药用2天。
热敷方三	配方	川乌、草乌各90克，附子、乳香、当归、姜黄各60克，马钱子、川芎、防风、桂枝、元胡各30克。
	制法	把草药研为细末，装入布袋，加水煎煮约30分钟。
	用法	每次30分钟，每日2次，每剂药用3天。

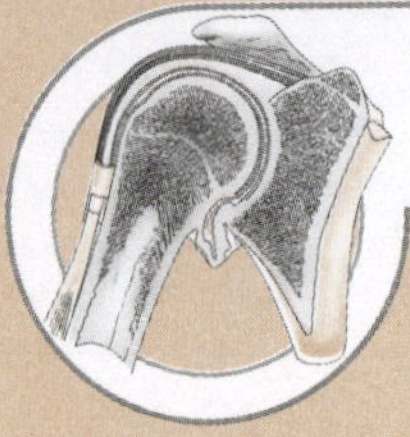

赶走落枕小秘诀

本节名词

❶刮痧 ❷拔罐法 ❸走罐法

落枕好发于青壮年，以冬春季多见。落枕的常见发病经过是入睡前并无任何症状，晨起后却感到项背部明显酸痛，颈部活动受限。这说明病起于睡眠之后，与睡枕及睡眠姿势有密切关系。

落枕表现为晨起突感颈后部、上背部疼痛不适，以一侧为多，或有两侧俱痛者，或一侧重，一侧轻。多数患者可回想到昨夜睡眠位置欠佳，或有受凉等因素。由于疼痛，使颈项活动不利，不能自由旋转，严重者俯仰也有困难，甚至头部强直于异常位置，使头偏向病侧。检查时颈部肌肉有触痛、浅层肌肉有痉挛、僵硬，摸起来有“条索感”。**刮痧**❶和**拔罐**❷都可以有效治疗落枕。

刮拭部位

头部	肩部	下肢部
风府、风池	大椎、肩井、天宗	丘墟、悬钟

拔罐疗法

1．走罐法❸

所选穴位：患侧颈背

治疗方法：让患者取坐位，首先在患侧部位涂上风湿油，然后再用闪火法将罐吸拔在疼痛处，随后进行推拉走罐，推拉程度以皮肤潮红为度，最后再将罐留在痛处10～15分钟。每日1次。

2．留针罐法

所选穴位：承山穴

治疗方法：让患者取俯卧位，在对穴位皮肤进行常规消毒后，首先用2寸毫针直刺穴位。得气后，以针捻转提插穴位。然后再用闪火法将罐吸拔在穴位上，留针、罐15～20分钟。每日1次，1～2次即可治愈。

名词解释

❶ 刮痧

是中国传统的自然疗法之一，它是以中医皮部理论为基础，用器具（牛角、玉石、火罐）等在皮肤相关部位刮拭，以达到疏通经络、活血化瘀之目的。

❷ 拔罐法

古称“角法”，又名“火罐气”、“吸筒疗法”。这是一种以杯罐为工具，借热力排去其中的空气产生负压，吸着于皮肤，使皮肤造成充血、瘀血现象的一种疗法。

❸ 走罐法

在拔罐前，先在所拔部位的皮肤或罐口上，涂上一层润滑油做为介质，再将罐吸拔于所选部位的皮肤上，然后，医者在需要拔的部位往返推动，至所拔部位的皮肤红润、充血，甚至瘀血时，将罐起下。

落枕的治疗方法

刮拭穴位

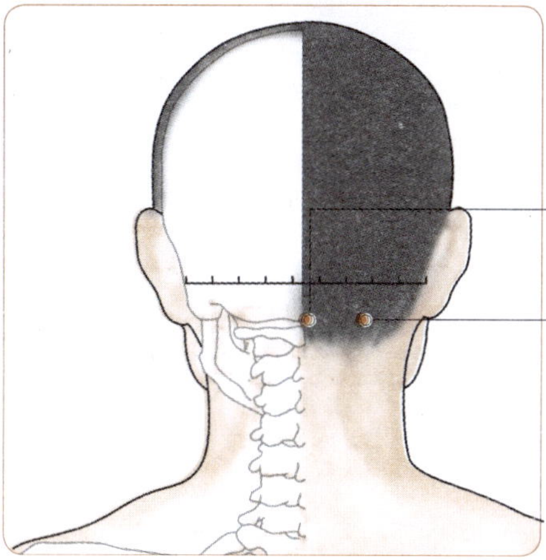

风府：后发际正中直上 1 寸，枕外隆凸直下凹陷中

风池：后头骨下，两条大筋外缘陷窝中，相当于耳垂齐平

丘墟：在足外踝的前下方，当趾长伸肌腱的外侧凹陷中

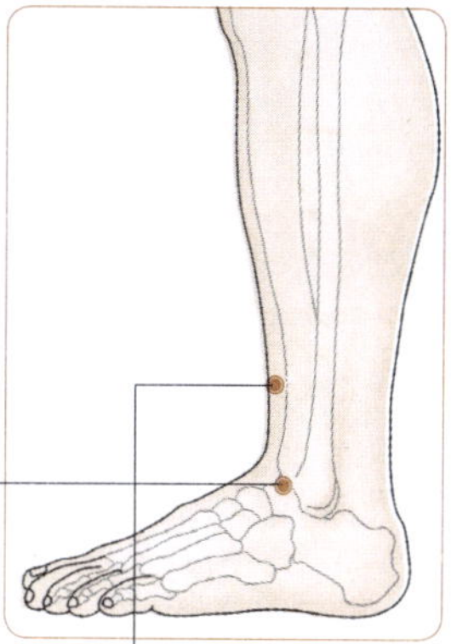

悬钟：在外踝高点上 3 寸，腓骨前缘

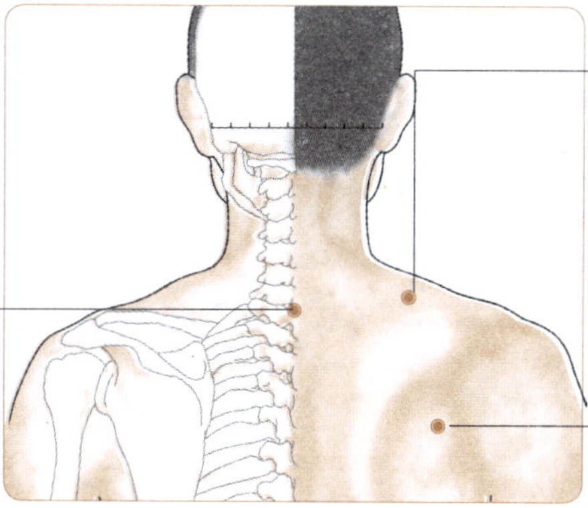

肩井：大椎与肩峰端连线的中点，即乳头正上方与肩线交接处

大椎：第 7 颈椎棘突下凹陷中

天宗：肩胛部，当冈下窝中央凹陷处，与第四胸椎相平

拔罐选穴

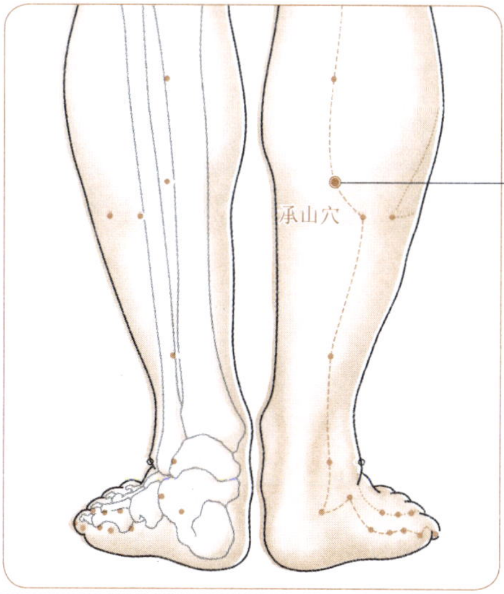

承山：位于人体小腿后面正中，当伸直小腿和足跟上提时腓肠肌肌腱下出现的凹陷处

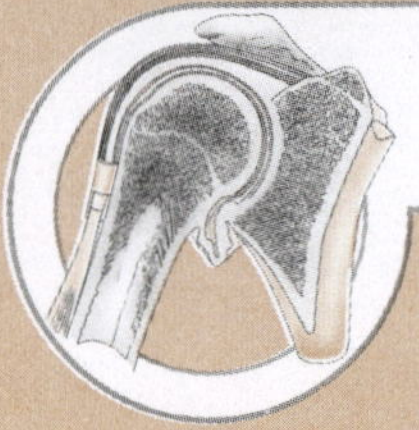

拔罐治疗颈椎病

本节名词
❶留罐法 ❷闪罐法
❸刺络罐法

颈椎病是一种以退行性病理改变为基础的疾病，是颈椎骨关节炎、增生性颈椎炎、颈神经根综合症、颈椎间盘突出症的总称。拔罐疗法，对于治疗颈椎病有很好的治疗效果。

拔罐疗法，又称“火罐气”、“吸筒疗法”等，是一种以杯罐作工具，借助热力排去其中的空气以产生负压，使其吸着于穴位皮肤或者患处，通过吸拔和温热刺激等，造成人体局部发生瘀血现象的一种治疗方法。常用的拔罐方法有**留罐法**[1]、**闪罐法**[2]、**刺络罐法**[3]。

拔罐的准备工作

罐具的选择

为了适应不同的病症和治疗方法，有众多不同种类的罐具，主要有竹罐、陶罐、玻璃罐、橡胶罐、和抽气罐，患者可根据自己的病症选择其一。

辅助的材料

在拔罐治疗中，除根据病情选用所需的罐具外，还需要燃料、针具、润滑剂、消毒用品、治疗烫伤的药物等一些其他的辅助材料。

刺络罐法一

所选穴位：大椎

治疗方法：让患者骑在椅子上，以充分暴露背部，在对穴位处皮肤进行消毒后，用梅花针重叩穴位，以轻微出血为度，然后再用闪火法将大号火罐吸拔在大椎穴上，留罐10～15分钟，以被拔罐部位充血发紫，并有少量瘀血和黏液（约5～10毫升）被拔出为度。两日1次，10次为1个疗程。

刺络罐法二

所选穴位：大杼

治疗方法：在对穴位皮肤进行常规消毒后，先捏紧穴位皮肤，然后将三棱针迅速刺入穴位1～2分深，出针后用闪火法将罐吸拔在点刺穴位上，以渗血为度，留罐10～15分钟。

名词解释

❶ 留罐法

是指罐具吸拔在应拔部位后留置一段时间的拔罐法，留罐法一般留罐的时间为5~10分钟，是最常用的拔罐法。

❷ 闪罐法

是指罐具吸拔在应拔部位后随即取下，反复操作至皮肤潮红时为止的一种拔罐方法，可连续吸拔20次左右。

❸ 刺络罐法

具体操作方法是先针刺穴位或病变部位，针刺后再拔罐并留罐，起罐后用消毒棉球或龙胆紫等消毒药水将伤口擦净。

拔罐选穴与操作方法

精确选穴

大椎：位于人体背部，第七颈椎与第一胸椎棘突之间

大杼：位于人体背部，当第一胸椎棘突下，旁开1.5寸处

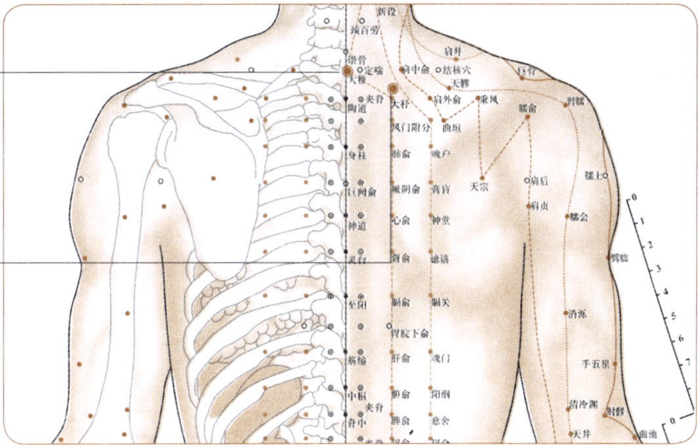

刺络罐法一

大椎 → 让患者在椅子上倒骑以充分暴露背部； → 对穴位皮肤进行消毒； → 用梅花针重叩穴位，以轻微出血为度； → 用闪火法将大号火罐吸拔在大椎穴上，留罐10～15分钟； → 以被拔罐部位充血发紫，并有少量瘀血和黏液（约5～10毫升）被拔出为度。

刺络罐法二

大杼 → 让患者取坐位； → 用双手在大杼穴周围向中央部位挤压，以使血液聚集于针刺部位； → 对穴位皮肤进行常规消毒； → 捏紧穴位皮肤； → 将三棱针迅速刺入穴位1～2分深； → 出针后用闪火法将罐吸拔在点刺穴位上，以渗血为度，留罐10～15分钟。

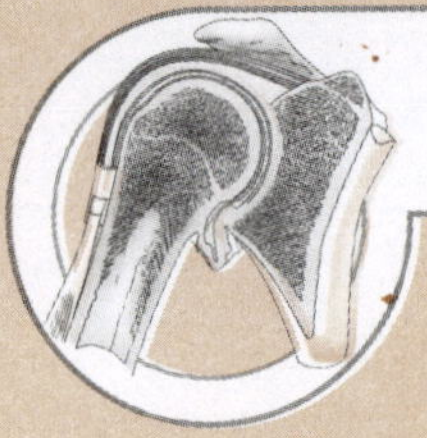

刮痧也治颈椎病

本节名词
❶肩井穴
❷外关穴

颈椎病又称颈椎综合症，是一种以退行性病理改变为基础的疾病，是颈椎骨关节炎、增生性颈椎炎、颈神经根综合症、颈椎间盘脱出症的总称。

Words terms
名词解释

❶ 肩井穴
取穴时一般采用正坐、俯伏或者俯卧的姿势，此穴位于人体的肩上，当大椎与肩峰端连线的中点，即乳头正上方与肩线交接处。

❷ 外关穴
取此穴位时应让患者采用正坐或仰卧，俯掌的姿势，该穴位于人体的前臂背侧，与正面内关相对。或当阳池穴与肘尖穴的连线上，腕背横纹上2寸，尺骨与桡骨之间。

刮痧疗法对颈椎病具有良好的治疗效果。针对颈椎病，刮痧可选取头部的风池穴、肩部的**肩井穴**❶和上肢部的**外关穴**❷来进行操作。

刮拭部位

头部	肩部	上肢部
风池	肩井	外关

刮痧方法

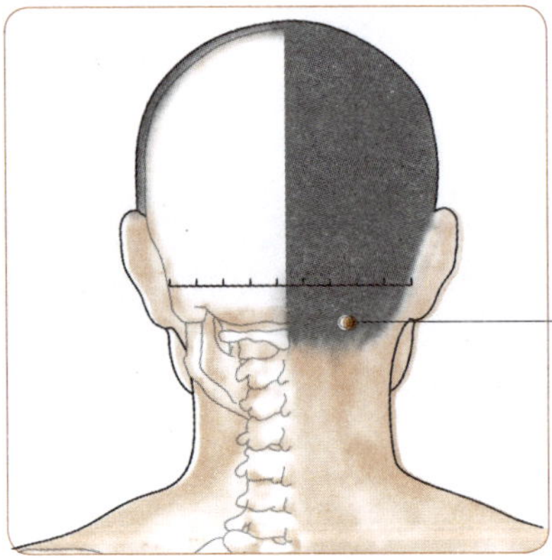

风池：后头骨下，两条大筋外缘陷窝中，相当于耳垂齐平

刮法	次数	刺激程度
面刮法、平面按揉法	40次	适度

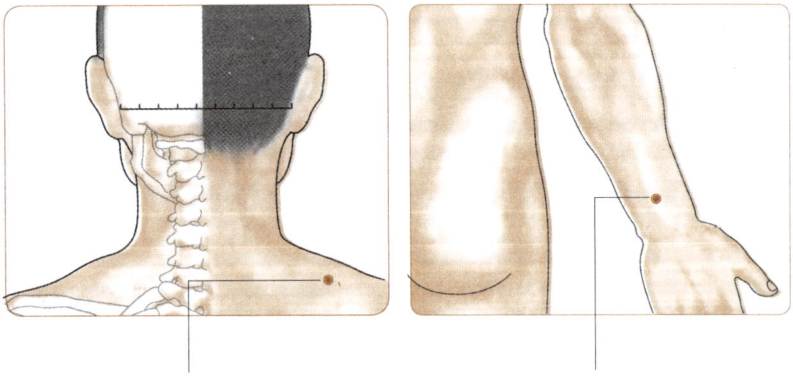

肩井：大椎与肩峰端连线的中点，即乳头正上方与肩线交接处

外关：在前臂背侧，当阳池与肘尖的连线上，腕背横纹上2寸,尺骨与桡骨之间

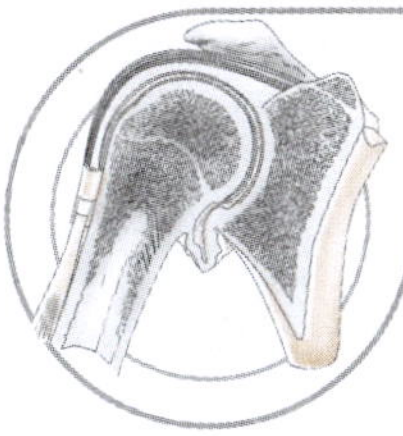

每天泡泡脚 颈椎不再痛

本节名词
❶血栓闭塞性脉管炎 ❷盆腔炎

中医治疗疾病经常采用“内病外治”的方法，用足浴疗法治疗颈椎病便是这一治疗思想的体现。足浴疗法是借助水的温热作用、化学作用，通过药物蒸汽和药液熏洗，达到疏通腠理、降温散风、透达筋骨、理合气血、治疗疾病的目的。

传统医学认为，人的五脏六腑在脚上都有相应的反射区。如果经常用热水洗浴脚部，能有效刺激足部穴位，增强血液循环功能，调理脏腑，从而达到强身健体、祛除病痛的目的。此外，由于足三阴经、足三阳经在足部交接，且各有与之相对应的皮部，而人体肌肤具有吸收药物成分的作用，所以药液通过皮肤及经络的传输作用，可以达到有效防治全身疾病的作用。

足浴方法

1. 冷水浴法

水温约10℃，洗浴时间约10分钟。糖尿病患者、**血栓闭塞性脉管炎**❶及**盆腔炎**❷患者禁止使用本法。

2. 热水浴法

水温一般应保持在40℃左右，浴盆内水量以能没过脚踝部为宜，全身放松，双脚放热水中浸泡约5分钟，然后在温水中用手按摩脚心，两脚交替进行，每只脚按摩约5分钟。

3. 冷热交替法

冷水浴法和热水浴法交替使用，这种方法较适用于颈椎病、足部血管运动神经功能紊乱（如多汗）等症状。

注意事项

1. 进行足浴的最佳温度是40℃～45℃，随着足部的适应，水温可以逐渐提高。
2. 做足浴的时间在30～40分钟为宜，只有保证一定的温度和时间，才能使药物发挥最大的效力。
3. 饭前和饭后的30分钟之内，不适合做足浴。
4. 低血压的人做足浴要谨慎，足浴时，足部及下肢血管扩张，可引起头晕、目眩。疑有脑血管硬化者，冷、热足浴均禁止使用。
5. 按摩后，应及时补充水分，最好饮用温开水。

Words & terms
名词解释

❶ 血栓闭塞性脉管炎

该病主要侵犯肢体，尤其是下肢的中、小动脉及其伴行的静脉和皮肤浅静脉，受累血管呈现血管壁全层的非化脓性炎症，管腔内有血栓形成，管腔呈现进行性狭窄以至完全闭塞，引起肢体缺血而产生疼痛，严重者肢端可发生不易愈合的溃疡及坏疽。

❷ 盆腔炎

一般女性内生殖器及其周围的结缔组织、盆腔腹膜发生炎症时，称为盆腔炎，盆腔炎为妇科的常见病。

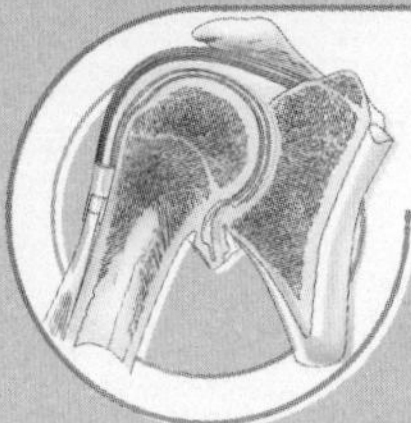

药枕疗法[1] 在睡眠中治疗颈椎病

本节名词
❶药枕疗法

对颈椎病患者来说，还可以使用药枕等方法逐步改善症状。患者在使用药枕时，能使颈部肌肉得到充分的放松，对颈椎病有很好的疗效。

名词解释

❶ **药枕疗法**

就是在枕头内装入具有芳香开窍、安神镇静、舒筋活血的中药，以起到芬香通窍、醒脑疏风、活血理气的良好治疗作用。

制做药枕时，先将各种药物混合均匀，用棉布包裹后，用手稍加拍打，使枕头表面平整并软硬适度。需要注意的是药枕最好选用透气性能良好的棉布或者纱布做枕芯，药物不能潮湿，否则会失效。

药枕的使用方法

1．药枕可以做成长圆柱形或元宝形，一般为40厘米长，18厘米宽，8～10厘米高，垫于颈部。

2．睡觉时先取仰卧姿势，使药枕上边缘与肩相平，保持头颈部轻度后仰伸位，保持这个姿势20～30分钟。

3．将药枕向上移至肩与枕后粗隆之间的位置，使枕头与后项部尽量充分接触，并调整姿势使颈部舒适，保证颈椎处于自然生理前屈位入睡。

治疗颈椎病的药枕推荐

配方	适用症
用晚蚕砂200克，再加绿豆衣、白芷、川芎、防风各100克。	对神经根型颈椎病，效果最为明显。
通草300克，菊花250克，白芷100克，红花100克，佩兰100克，川芎100克，厚朴100克，石菖蒲80克，桂枝60克，荟草100克，苍术60克。	对颈项酸困、疲乏不适有很好的治疗效果。
在第二种配方的基础上，再加葛根60克，辛荑花60克。	对颈椎病引起的头晕目眩等症状有效。
在第二种配方的基础上，再加桑枝100克，防风100克，羌活100克，黄芪50克。	适用于由颈椎轻度骨质增生、软组织紧张引起的肢体麻木等症状。

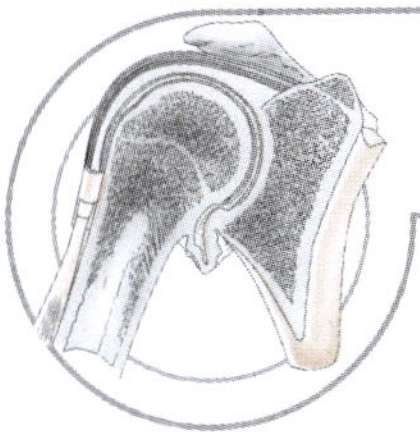

药膳疗法 美味与健康共享

本节名词
❶升降浮沉
❷归经

颈椎病患者可以把药膳作为饮食养生的重要内容。药膳是用食物和药物相配合，通过烹饪加工的食物，它把药物和食物结合，既把药物作为食物，又将食物作为药用，使膳食既具有营养价值，又可保健强身、防病治病、延年益寿。

药膳选择

食物和药物均有性、味、**升降浮沉**[1]、**归经**[2]，也称为药性和食性。因药性和食性的不同，作用也有差别。在食用药膳时应根据患者的病症、体质等，并结合所处的地理环境以及季节的不同，正确选药组方或选食配膳。

中年是人生由盛转衰的转折时期，此时脏腑器官功能，特别是肾精逐渐亏虚，甚至衰退，此时的药膳疗法应以调理气血为主。而老年人的脏腑功能已经衰退，气虚血少、肾精亏虚、气虚痰凝，药膳用药宜选补精填髓、补益气血的一类。

治疗颈椎病的药膳推荐

·葱姜煲羊肉

取羊肉100克、大葱30克、生姜15克、大枣5枚，红醋30克。加入适量水，做成汤1碗，每晚食1次。具有益气，散寒，通络的功效，适应于各种类型的颈椎病。

·紫菜决明茶

取紫菜15克，决明子15克，适量的菊花，将三种药共同煎煮，可以经常饮服。尤其适应于有高血压和视力模糊的颈椎病患者。

·当归鲳鱼汤

取当归6克、伸筋草15克、适量的板栗，鲳鱼1条，然后把四者放在一起煮汤，可以饮汤食鱼。对于伴有四肢麻木、足软无力的颈椎病患者，效果最佳。

·杜仲腰花

炙杜仲12克，猪腰子250克。猪腰子切成腰花，将炙杜仲加水熬成药液50毫升，和料酒、盐等调料一起拌入腰花。油爆腰花，加花椒、葱、姜、蒜等快速翻炒即成。主治颈椎病伴骨质增生、腰腿疼痛、头晕眼花等症。

Words & terms
名词解释

❶ 升降浮沉

中药学术语，指药物作用的趋向而言。升是上升，降是下降，浮是发散上行，沉是泻利下行。升浮药上行而向外，有升阳、发表、散寒等作用。凡气温热，味辛甘的药物大多有升浮的作用；凡气寒凉，味苦酸的药物，大多有沉降作用，花、叶及质轻的药物大多升浮，种子、果实及质重的药物，大多沉降。

❷ 归经

即药物作用的定位。就是把药物的作用与人体的脏腑经络密切联系起来，以说明药物作用对机体某部分的选择性，从而为临床辨证用药提供依据。

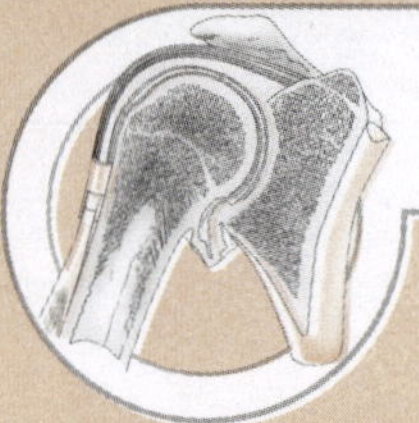

药茶疗法 幽幽茶香除疼痛

本节名词
❶鞣酸 ❷咖啡碱

药茶具有茶与药的双重作用，茶叶中含有丰富的维生素C、维生素E、茶碱等成分，能改善微血管壁的渗透功能，可以强心利尿，改善心肾功能，有效增强血管的抵抗能力。此外，茶中的茶酚能减少老年骨质疏松症的发生，可以预防与治疗颈椎病。

饮茶注意

茶叶中的营养物质虽然低于一般蔬菜和水果，但适当饮茶对于增加营养，效果还是很明显的。对颈椎病或者颈部不适的患者来说，饮用药茶是很好的辅助治疗手段。但在饮用药茶时，需要注意以下几点：

饮茶不能贪多 饮茶过多，人体摄入水量太多，心脏和肾脏的负担就会加重。另外，饭前和饭后也不宜大量饮用药茶，因为药茶量太大的话，会冲淡胃液，影响胃的消化功能。

药茶不能太浓 浓茶会使人兴奋失眠，这对高血压病、频发心绞痛的冠心病、神经衰弱病人等，均会造成不利影响。此外，茶叶泡煮太久会析出过多**鞣酸❶**，鞣酸不但会影响食欲，而且会使老年人便秘加重。因此，饮用药茶，应坚持“清淡为好，适量为佳”的原则。

睡前不宜饮茶 浓茶中含有大量咖啡因、茶碱等，能兴奋心脏，使心跳加快，甚至失眠。茶叶中的**咖啡碱❷**，能兴奋中枢神经，加快心率，加重心脏负担。所以，睡前不宜饮用药茶，以免影响睡眠质量。

治疗颈椎病的药茶推荐

•木瓜甘草茶

取木瓜15克，南五加12克，炙甘草6克。上药加水500毫升，煎煮15分钟后便可饮服，药汁饮尽后，再以沸水冲泡。代茶饮用，每日1剂，可以起到舒筋活络，和胃化湿的作用，尤其适宜因潮湿引起的骨节疼痛、四肢痉挛、颈部不适等。

•决明子茶

取决明子2～3克，加入少许红茶，加水煎煮，滤渣取汁代茶饮用。具有祛风散寒利湿的功效，尤其适应于神经根型颈椎病。

•构骨叶茶

取等量的构骨叶与茶叶，研为粗末，用滤泡袋分装，每袋5克。每日2次，每次1袋，以开水冲泡10分钟，温服即可。可以起到祛风活血、舒筋止痛的作用，尤其适宜风湿痹痛、跌打损伤引起的颈椎病或者颈部不适。

Words & Terms
名词解释

❶ **鞣酸**

由五倍子中得到的一种鞣质，为黄色或淡棕色轻质无晶性粉末或鳞片，有特异微臭，味极涩。溶于水及乙醇，易溶于甘油，几乎不溶于乙醚、氯仿或苯。为收敛剂，能沉淀蛋白质，与生物碱、甙及重金属等均能形成不溶性复合物。

❷ **咖啡碱**

即咖啡因，是一种黄嘌呤生物碱化合物，是一种中枢神经兴奋剂，能够暂时的驱走睡意并恢复精力。

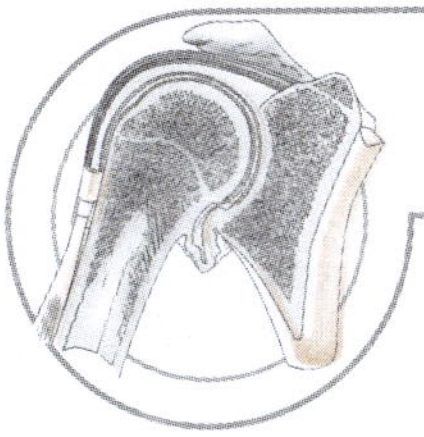

药粥疗法 煲粥喝出轻松的颈肩

本节名词

❶单味 ❷复方

药粥疗法是常用的治疗疾病的一种食疗方法。将中药和谷米一同煮为粥食用，用来防治疾病。具体做法是在传统中医理论的指导下，选择适当的中药和米谷搭配，再加入适量的调味配料，同煮而成。

Words & terms

名词解释

❶ **单味**

单就是一，单味就是一味，因此单味，就是只有一个药的方子，只有一个药的方子也叫单方。

❷ **复方**

方剂学名词。古之谓“七方”，有大、小、缓、急、奇、偶、复，其中“复方”为二方、三方及数方相合之方。其意与现在的复方概念有所差别，现在的复方，是指两种或两种以上的药物，按照中医的四诊八纲、辨证论治的原则，针对病情有机地组合而成的方剂，是与单味药相对而言。

药粥疗法既能滋补强身，又能防治疾病。远在春秋战国时期的医药学书籍中，就有用药粥治疗疾病的记载。药粥可分为**单味**[1]药粥和**复方**[2]药粥、植物类药粥和养生保健的药粥，功用各异。

食粥注意

1. 选粥时，要根据患者的病情，辨证选择。比如体质虚弱的患者，要根据气虚、血虚、阴虚、阳虚的不同类型，分别采用补气、补血、补阴、补阳的药粥，不可盲目地“虚则补之”。

2. 要注意药粥的季节性。由于中药有寒、热、温、凉之别，所以在使用时，要注意夏季食凉性粥，冬季食温性粥。除此之外，南、北方的饮食习惯不一样，在煮制药粥加用配料时，也要考虑到“南甜北咸、东辣西酸”的差异。

治疗颈椎病的药粥推荐

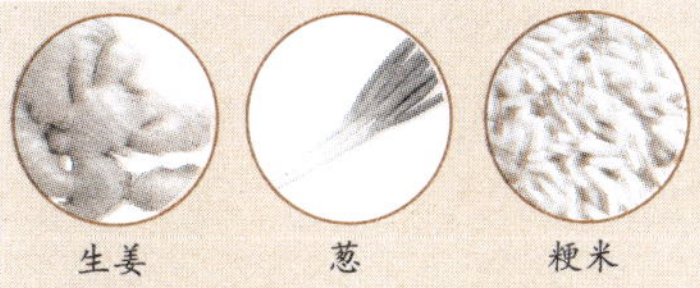

取50克粳米、5片生姜，数根连须葱，适量米醋。把生姜捣烂与米同煮，粥将熟后加入连须葱、醋，食后覆被取汗。对各种类型的颈椎病都适用。

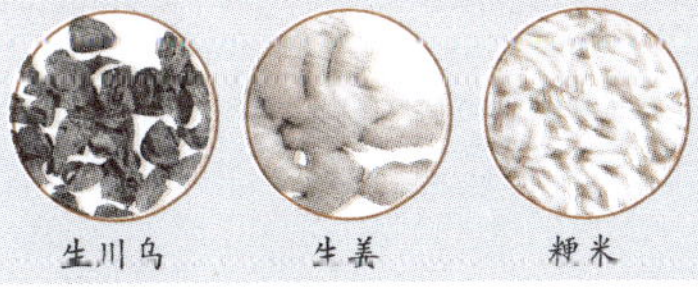

取12克生川乌，50克香米，慢火熬熟，放入姜汁1茶匙，蜂蜜3大匙，搅拌均匀，空腹服下。具有散寒通痹的功效。

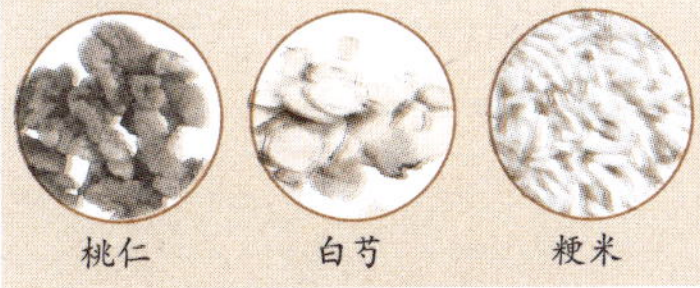

取20克杭白芍，15克桃仁，60克粳米。白芍水煎煮，捣烂，加水煎汁去渣，同粳米一起煮熟。治疗气滞血瘀型颈椎病。

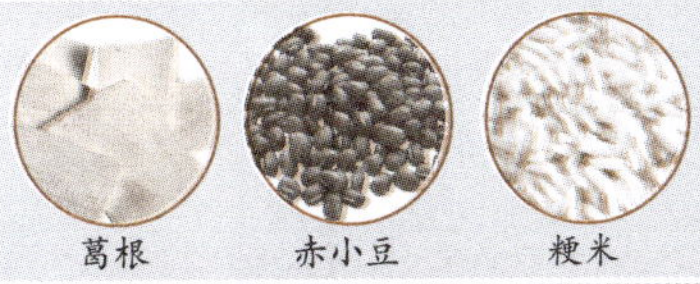

取15克葛根，20克赤小豆，30克粳米。煎煮葛根水，并去渣取汁，把赤小豆、粳米共同煮粥服食。尤其适用于颈项部僵硬者。

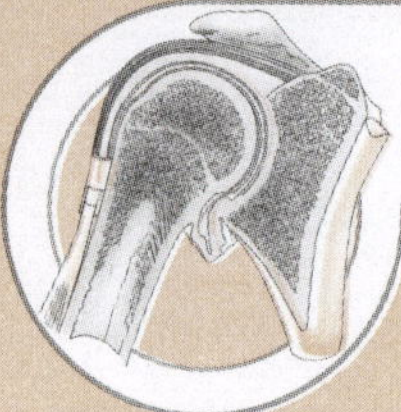

中药疗法 活血化瘀，外病内治

本节名词
❶葛根 ❷黄芪

中药是我国传统医学中医的重要组成部分。中药对于外伤、内科、妇科、儿科等多种疾病具有可谓神奇的疗效，尤其是在活血化瘀、祛风止痛等方面，中药有着不可替代的位置。对于颈椎病的治疗，中药也有它独特的功效。

名词解释

❶ 葛根

为豆科植物野葛，是中国南方一些省区的一种常食蔬菜，其味甘凉可口，常作煲汤用。主要成分是淀粉，此外含有约12％的黄酮类化合物。

❷ 黄芪

又名黄耆，为植物和中药材的统称。中药材黄芪为豆科草本植物蒙古黄芪、膜荚黄芪的根，具有补气固表、利水退肿、托毒排脓、生肌等功效。

·搜风通络汤

配方：**葛根**❶20～30克，全蝎10克，蜈蚣1条，乌梢蛇、赤艾、川芎、自然铜、空山龙、木瓜各15克，鹿含草30克，黑木耳10克，甘草6克。

用法：水煎，每日1剂，早晚两次，温热服用。10天1个疗程，2～3个疗程见效。

功效：改善项椎部位的血液循环，缓解肌肉紧张痉挛，治疗椎动脉型颈椎病。

·黄芪桂枝汤

配方：**黄芪**❷、葛根各30克，桂枝、白芷各12克，白芍15克，大枣5枚，生姜3片，甘草6克。

用法：水煎，滤药渣取汁，每日1剂，分次服用。

功效：益气温经，和经通痹，用于治疗神经根型颈椎病。

·葛根芍药汤

配方：芍药45克，葛根60克，木瓜15克，菟丝子90克，甘草6克，僵蚕12克，红花、桃仁、桂枝各10克。

用法：水煎，去渣取汁，分早晚2次，温热服用。

功效：治疗颈椎病引起的头晕、肢体麻木等症状。

· 颈愈汤

配方：炙黄芪24克，桂枝、白芍、当归、姜黄、制川乌、制草乌、鹿角胶、乌梅、仙茅各12克，乌梢蛇9克，葛根、仙灵脾各15克。

用法：水煎300毫升，每日1剂， 分早晚2次温服，15天为1个疗程。

功效：活血通络，祛风散寒除湿，对神经根型颈椎病有效。

· 宣痹通络汤

配方：羌活、仙灵脾各15克，姜黄、白芥子、当归、毛冬青各10克，黄芪、葛根各15～30克。

用法：水煎，每日1剂，分早晚2次温服，14天1个疗程，连续治疗3个疗程。

功效：活血祛瘀，祛痰散结，解肌止痛，用于治疗神经根型、椎动脉型和混合型颈椎病。

• 乌藤四物汤

配方：制川乌10克（先煎60分钟）、鸡血藤50克、杭白芍50克、生地30克、当归30克、川芎20克。

用法：每日一剂，水煎2次，按早、中、晚3次分服；再将第3次的药渣煎液烫洗颈部，每日1次。

功效：化瘀通络，祛风镇眩，主治各种类型的颈椎病。

• 活络通痹汤

配方：独活12克、熟地15克、丹参30克、黄芪30克、细辛6克、牛膝10克、地龙10克、乌药10克、土鳖虫6克、川续断15克、制川乌15克、桑寄生30克、炙甘草10克。

用法：水煎1剂，分2次服用；严重发作时，每日水煎2剂，分4次温服。

功效：化痰浊，使血脉通畅，对椎动脉型颈椎病疗效良好。

• 当归枸杞汤

配方：当归、丹参、制半夏、鹿角胶、黄芪、淫羊藿各15克，枸杞子30克，山茱萸、地鳖虫、白芍、菊花、生姜各10克。

用法：每天1剂，水煎，温服。

功效：能补肾益精、活血通络，对椎动脉型颈椎病引起的头颈部疼痛，眩晕耳鸣等症状有很好的疗效。

• 活血除眩汤

配方：葛根、丹参各30克，当归15克，红花、天麻各10克。

用法：每天1剂，水煎，分早晚2次温服。

功效：治疗椎动脉型颈椎病，能活血化瘀，改善由颈椎的退行性改变、骨质增生等引起的脑供血不足。

• 骨威方

配方：鹿角片、威灵仙、鸡血藤、生地黄各30克，骨碎补、补骨脂、姜黄、红花各10克，细辛6克，当归20克。

用法：每日1剂，水煎500毫升，分早晚2次，餐后温服。

功效：能散寒化湿、活血通络，消除颈椎病的颈项强直、手指麻木、剧烈疼痛等症状。

第4章

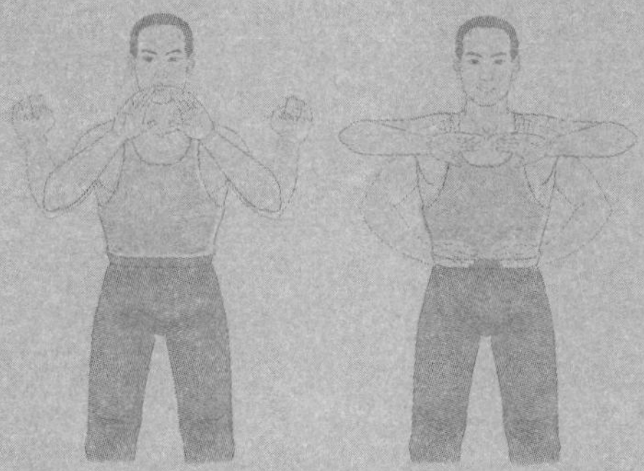

特定人群的颈肩病自疗法

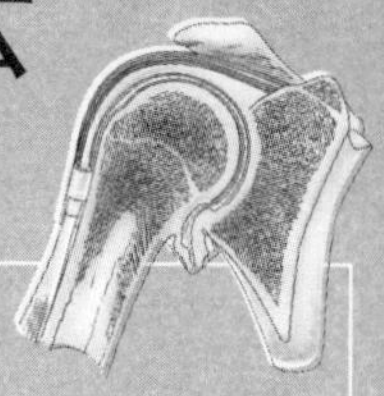

厨师、教师、会计、司机、办公室白领及从事重体力劳动的人常常有这样的感觉：颈肩酸疼，肩部像被固定了一样，活动不便。疼痛随着肩部的疲劳程度时轻时重，夜晚的时候甚至会被疼醒，还会因疼痛而引起肌肉痉挛，这就是颈肩疾病。本章就针对这些人群，提出一些家庭自疗法，帮助人们缓解疼痛。

本章看点

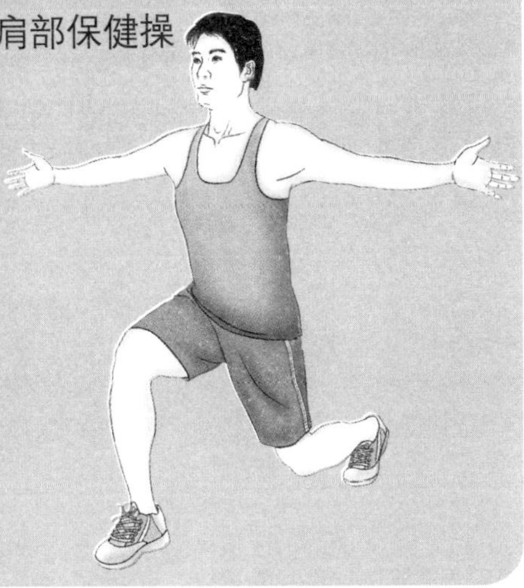

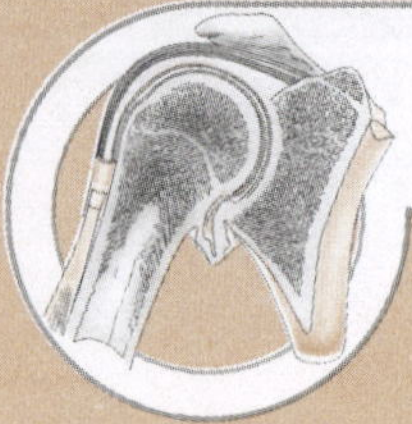

赶走“五十肩”的困扰

本节名词
❶强直

厨师、教师、会计、司机及从事手工劳动的人常常有这样的感觉：肩部像被固定了一样，活动不便。在肩膀的前面靠外侧的部分出现疼痛，疼痛随着肩部的疲劳程度时轻时重，夜晚的时候甚至会被疼醒，还会因疼痛而引起肌肉痉挛，这就是肩关节周围炎。

Words & terms
名词解释

❶ **强直**

症名，多指身体某部肌肉之强直，亦作“僵直”、“强植”。指颈项、肢体僵硬活动不能自如，是痉挛病、破伤风、痫症等病症的主要症状。

肩周炎是各种肩部疾病中最常见的一种。以前因为是50岁左右的人最容易得这种病，而又称为“五十肩”。但现在，随着伏案工作、使用电脑工作的人越来越多，肩周炎已经成了白领一族的常见病，多为左侧肩膀发病严重，而且女性患者远远多于男性。

发病原因

1. 慢性损伤。主要的诱发原因是肩部长期过度活动、日常姿势不良，而产生的慢性致伤力。

2. 关节固定后遗症。上肢外伤后经过长时间的肩部固定，致使肩周组织发生萎缩。

3. 损伤后功能障碍。肩部急性挫伤、牵拉伤之后，没有进行及时有效的治疗，影响关节功能恢复。

4. 其他疾病的牵累。心脏、肺部、胆道等疾病引起肩部的长期牵涉痛，继而转变为真正的肩周炎。

症状表现

按照症状发生的先后顺序，分为开始期、冻结期、解冻期。

1. 开始期——表现主要是肩关节不适，有束缚感，疼痛常局限于肩关节的前外侧，也可放射至三角肌的终点，随着病情的发展，肩关节逐渐出现僵硬。

2. 冻结期——持续时间可长可短，从数周到数年不等，疼痛可轻可重，其特点主要是疼痛多在夜间加重，影响睡眠；活动时引起剧烈的疼痛和肌肉痉挛，肩关节活动受限，像被凝固冻结一样。

3. 解冻期——疼痛逐渐减轻，肩关节逐渐松弛，盂肱关节也逐渐恢复活动，一些病人肩关节的功能只能部分恢复，部分病人呈**强直**❶状态。

肩周炎的按摩方法

活动法

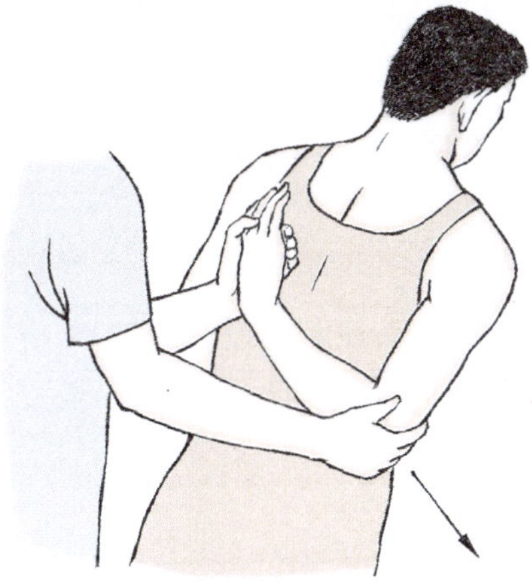

按摩者左手扶住患者肘部，右手握患者手，作牵拉、抖动和旋转活动，最后帮助患肢作外展、内收、前屈、后伸等动作。

摩擦肩周

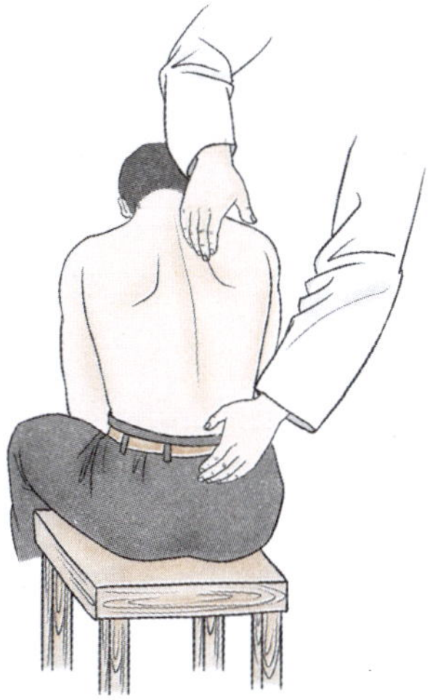

患者坐姿，按摩者站在其患侧，单手自患侧颈部沿肩峰至肩胛区反复摩擦10分钟；再自患肩上部向下依次向肘部、腕部摩擦，至皮肤微红。

绕环法

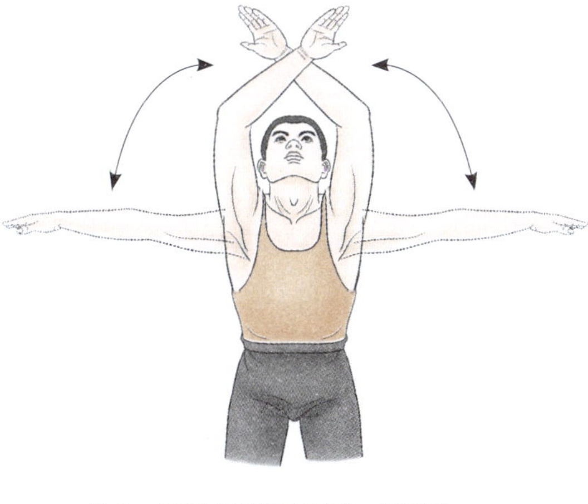

站立，两脚分开与肩同宽，蓄势收腹、拔背，头摆正端平，肘关节伸直，做两肩环转运动，每分钟6～8下。每日1～3次。每次约10下左右。

拿法（结合内旋上臂）

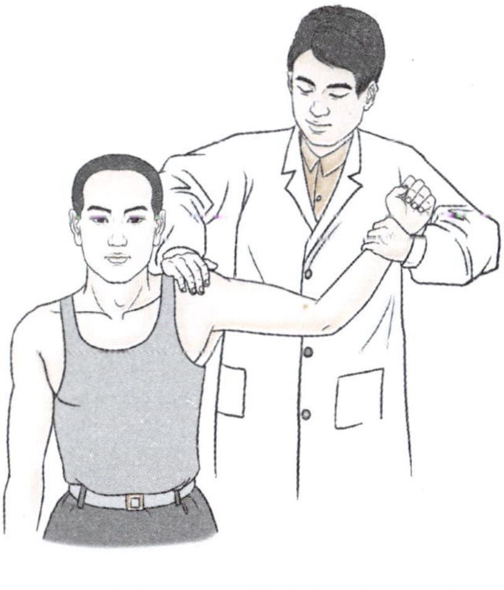

按摩者的一只手用拿法治疗患肩，另一手握住患侧的上臂，使其外展成90°，在此位置上做臂内旋。两手协调，柔和缓慢，持续活动数分钟。

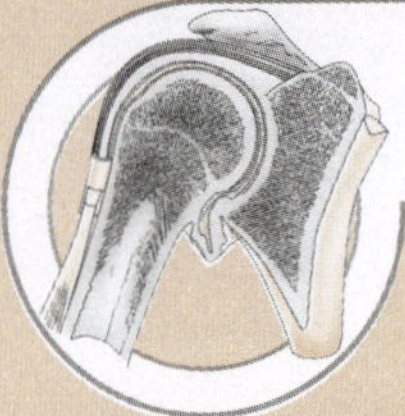

类风湿性关节炎 女性关节痛的元凶

本节名词
❶滑膜炎
❷白喉杆菌
❸梭状芽孢杆菌

有的人会无缘无故的出现低烧、全身乏力、食欲不振等症状，之后关节开始变得红肿、疼痛。有时疼痛会很严重，关节弯曲都困难，早晨起床的时候更是关节僵硬；有时疼痛会减轻，甚至没什么感觉，但很快又复发，这就是类风湿性关节炎。

Words & Terms
名词解释

❶ 滑膜炎

滑膜炎症反复发作，导致关节内软骨和骨端骨组织的破坏，进而影响关节功能。同时伴有的血管炎症病变会累及全身各个器官。

❷ 白喉杆菌

是引起小儿白喉的病原菌，属于棒状杆菌属。

❸ 梭状芽孢杆菌

本菌属细菌，在自然界分布广泛，常存在于土壤、人和动物肠道以及腐败物中。多为腐物寄生菌，少数为致病菌，能分泌外毒素和侵袭性酶类，引起人和动物致病。

类风湿性关节炎是一种慢性全身性自身免疫性疾病，以关节**滑膜炎**❶为主要特征。青壮年是此病的高发人群，约80%的患者在20～45岁之间发病。

发病原因

1. 细菌、病毒感染。如**白喉杆菌**❷、**梭状芽孢杆菌**❸、支原体和风疹病毒等都会引起关节的炎性反应。

2. 生活环境因素。长期受潮湿、寒冷的刺激会损伤关节的滑膜、软骨、韧带，形成纤维疤痕组织，进而加快关节损伤。

3. 自身生理原因。类风湿性关节炎具有遗传性，同时受到内分泌的影响。比如女性虽然发病率较高，但在怀孕期间，症状却能得到有效缓解。

症状表现

1. 缓慢发病：有60%～70%的病人是缓慢发病的，最初的症状是低烧、疲乏无力、食欲减退，短则几周，长则数月，会有对称性的关节肿痛，活动受限，尤其是早晨起床时关节僵硬严重。继而关节周围的肌肉出现萎缩和无力。

2. 急性发病：8%～15%的病人症状与缓慢发病相似，但病情进展要快得多，多个关节几乎是同时出现红肿热痛的炎症和明显的活动障碍。早期时常不对称，之后双侧关节都相继发病。

3. 中间型发病：15%～20%的病人发病和严重程度都在急性发病和缓慢发病之间，在发病后的几天到几周内，出现关节炎症和活动受限，但全身症状比缓慢发病更明显。

4. 复发型发病：发病初期呈急性的间歇性关节炎，只有1～2个关节出现局部肿胀及疼痛，有时伴有红斑。持续数小时至数日后会自动消退，但很快又复发，两次发病之间的间歇期没有任何症状。

类风湿性关节炎的按摩方法

摇动法

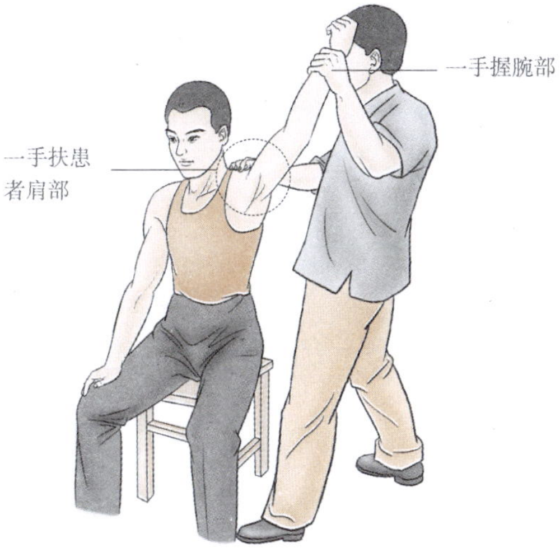

患者取坐姿，按摩者单手扶患者肩部，另一只手握住患侧手臂，带动肩部、肘部、腕关节摇动，绕环3～5遍。

搓捻法

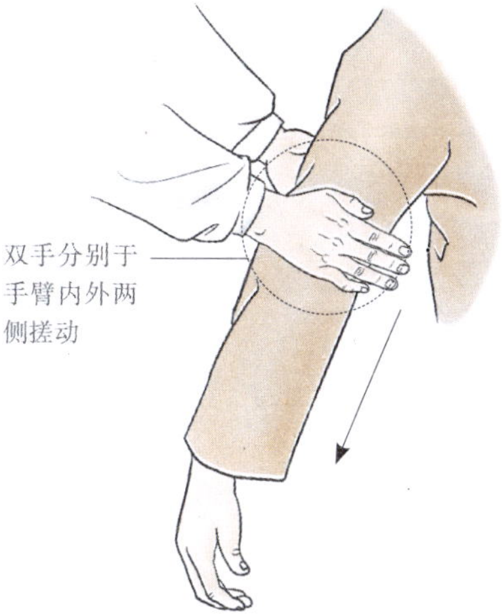

按摩者站在患肩一侧，双手分别置于患臂内外两侧，用手掌搓动患侧手臂，从上到下重复5～7遍，再捻患侧五指各3遍。

捏拿法

按摩者采用单手捏拿法，沿患肢肩部向下至手腕处捏拿，重复治疗数十遍。力度以病人能够耐受的疼痛为度。

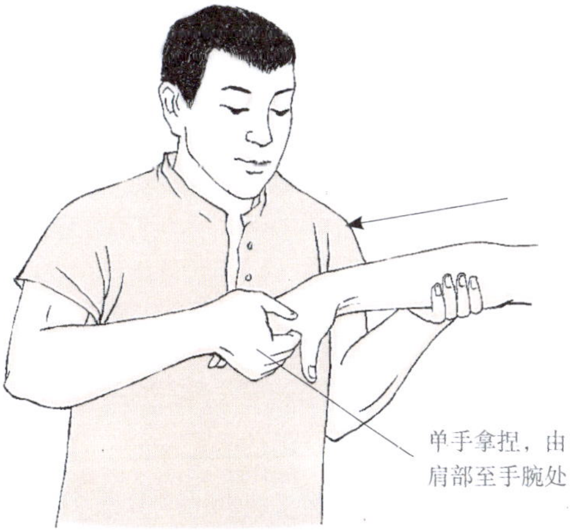

器具疗法

火罐法

所选穴位： 大椎、膈俞、脾俞、血海、气海、肩髃、曲池、外关。

操作方法： 让患者取坐姿或卧位，棉条点燃后在火罐内稍作短暂停留，取出后将罐迅速拔在穴位上，留罐10分钟。每日1次。

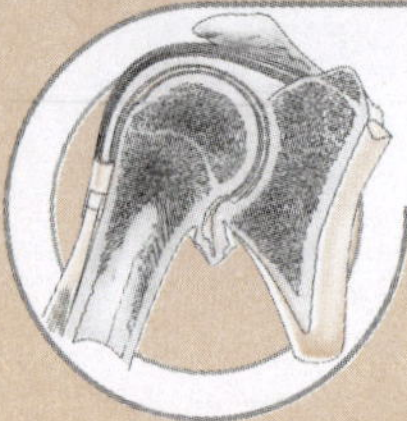

肱二头肌肌腱炎 中年妇女的困扰

本节名词

❶肱二头肌肌腱

中年女性常常会发生肩部肿胀，用手按压靠胸前的一侧，会感到持续的疼痛，还有的人会有肩后侧疼痛。尤其是在做梳头、提裤、穿脱衣袖等动作时，会突然产生剧烈疼痛和肌肉痉挛，这就是肱二头肌肌腱炎。

肌腱炎是肌腱本身或者其周围组织的炎症，其中最常见的就是腱鞘炎。腱鞘多位于手和足部的关节附近及肌肉长腱的周围，即套在肌腱外面的双层套管样密闭的滑膜管，两层之间有一空腔即滑液腔，内有腱鞘滑液，其内层与肌腱紧密相贴，外层衬于腱纤维鞘里面，具有固定、保护和润滑肌腱的作用，使肌腱免受摩擦或压迫。

发病原因

肱二头肌肌腱[❶]活动频繁，容易受到损伤。腱鞘炎是指长期的摩擦、慢性劳损或寒冷等刺激，使肌腱与腱鞘发生无菌性炎性反应，引起鞘壁肥厚和管腔狭窄，结果使结节间沟变得粗糙，底部发生骨质增生，腱鞘磨损加剧，发生无菌性炎症，使腱鞘水肿、粘连。从而因肌腱在腱鞘内活动受限而引起疼痛或功能障碍等症状。

症状表现

本病多见于40岁以上的中年人，女性居多。症状主要有以下表现：

1．急性期，疼痛和肩部肌肉痉挛可使肩关节活动受限，后期会发展成肩关节僵硬及肌肉萎缩。

2．患侧肩部肿胀，肩前方有持续性的压痛，疼痛向手臂远端发散。部分患者的疼病会出现在肩的背侧和后外侧。

3．在做梳头、提裤、穿脱衣袖等动作时，会突然产生剧烈疼痛；肩部内旋或者后弯时，疼痛也较为显著。

鉴别诊断

肩周炎：肩周炎起病较慢，而且以夜间疼痛为特点，压痛范围广，外展、外旋、后伸功能活动障碍明显。

肌腱滑脱：患者手臂弯曲90°，并做内外旋转，在肱二头肌肌腱最上端可触摸到肌腱在腱沟内滑动，并伴有弹响声和疼痛感。

名词解释

❶ **肱二头肌肌腱**

起于肩胛骨的盂上粗隆，向下延伸越过肱骨头，进入结节间沟，滑膜鞘部分在肱骨横韧带的作用下固定在结节间沟内。

肱二头肌肌腱炎的按摩方法

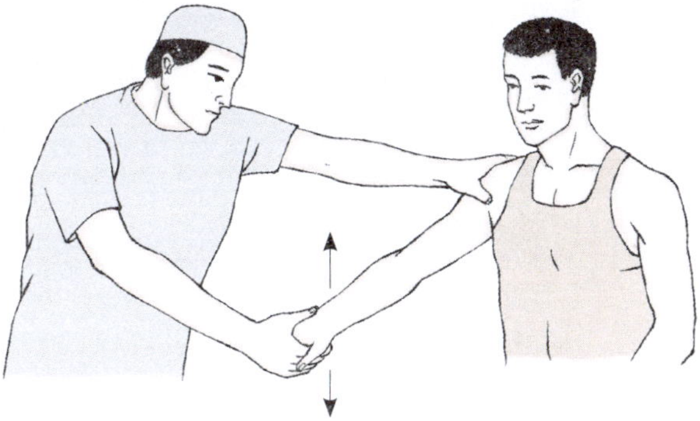

抖患肩

患者取坐姿，按摩者站在患侧肩前方，以两手分别轻轻地握住患病手臂和腕部，较大幅度的抖动，每分钟约抖动 160 次。

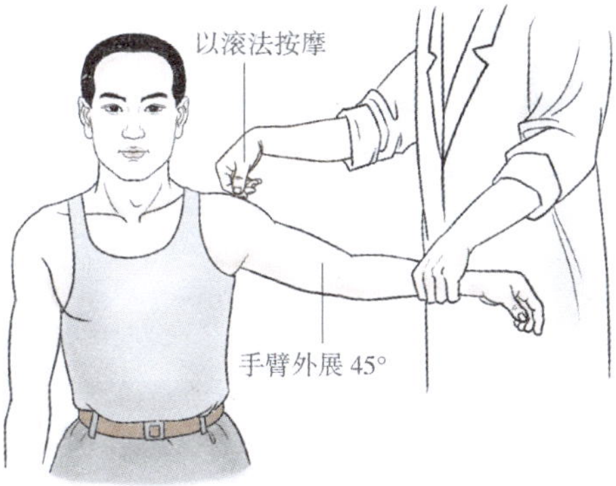

滚患肩

患者取坐姿，按摩者单手托住患侧前臂，使患者的上臂与躯干约成 45° 角；另一手用滚法按摩患侧肩的外侧面和后面，按摩 10 分钟。

搓患肩

患者取坐姿，患侧上肢自然下垂，按摩者用两手分别置于患侧肩的前面及后面，用搓法治疗患肩，压力适中，每分钟约 110 下。

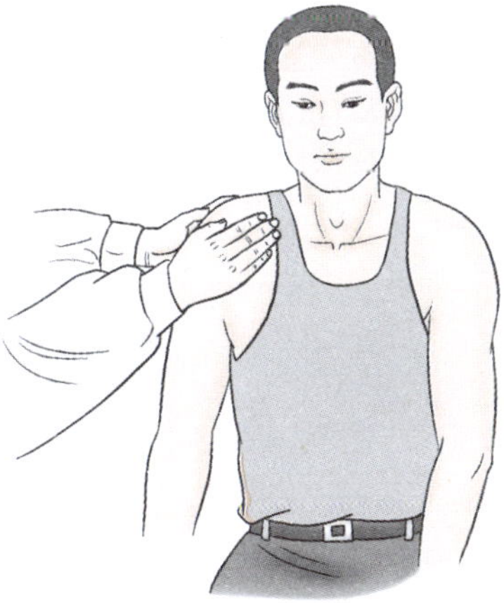

中药治疗

外敷推荐

消炎止痛膏：黄芩6克、黄柏6克、五倍子6克、白蜡3克、大黄6克、银花炭6克、煅石膏12克、三七1克、麻油200克。

内服推荐

化瘀汤：当归9～15克、熟地6～9克、白芍（酒炒）6克、川芎3克、肉桂6克、桃仁3克（去皮）、红花（酒炒）2～4克。水煎，加酒服。

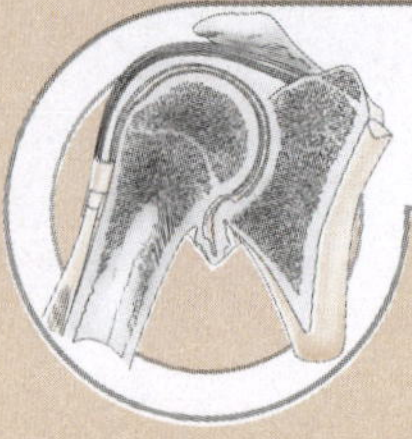

让司机缓解颈肩的僵硬

本节名词
❶斜方肌

有的人在经历急刹车之后，肩背部会酸痛，在脖子靠近肩膀的地方还能摸到硬成一团的肌肉块。脖子向后仰的时候，就不那么疼了，可是如果歪头或向前探头，又会变得特别疼，按一按或者捶一捶，能感觉舒服很多，这就是斜方肌损伤。

名词解释

❶ 斜方肌

是在颈部和背部相连接的部位，左右各一，是两个大三角形的肌肉。

斜方肌[1]收缩时，肩胛骨向内接近脊柱；上部肌纤维收缩能向上提肩胛，下部肌纤维收缩会使肩胛下降。当其他肌肉固定住肩胛骨时，单侧斜方肌收缩能完成头后仰并稍旋向对侧的动作，若两侧同时收缩，则能使头向后仰。耸肩向上的动作会利用斜方肌上部的力量，手臂下压会利用斜方肌中下部的力量，比如健身中的重锤下拉。因此，做这些动作或锻炼的时候，都有可能使斜方肌受伤。

发病原因

1. 挥鞭式损伤。突然的外力抛甩，比如急刹车时，乘客的头颈会突然前后摆动，或者暴力撞击和摔伤等也可将斜方肌颈段拉伤，而出现疼痛和组织纤维病变。

2. 长期歪着头颈扛重物。长时间超出肌肉承受力的提重物或伏案工作，会使肌肉纤维反复撕伤，导致纤维增生、粘连，甚至钙化。

3. 风寒湿邪的侵入。易急性发作，此时可见颈肩部疼痛，颈部活动受限，易被误诊为“落枕”。

症状表现

1. 颈斜方肌的慢性损伤多缓慢发病，以单侧损伤多见。
2. 患者会感到一侧颈、肩、背部酸痛，有负重感，还会伴有头痛。
3. 近颈部处肌肉紧张、僵硬，能摸到挛缩的团块，挤压时有疼痛。
4. 患侧做后仰活动会感到舒服，颈部活动会感到斜方肌受牵拉。
5. 肩胛上、下缘肌肉呈条索状，有压痛和酸胀感，可放射至患肩和患侧头枕部。
6. 按压、捶打患处能缓解疼痛。

斜方肌损伤的按摩方法

掌揉法按摩

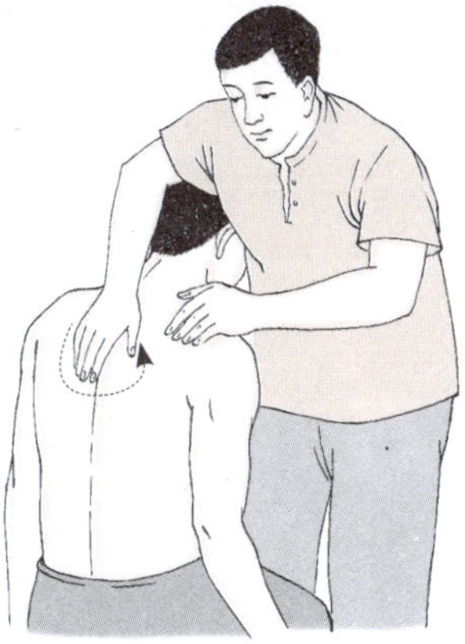

患者取坐姿，按摩者站在其身前，单手扶住健侧肩膀，用另一侧手掌在受伤斜方肌上画圈揉擦，治疗 2 ~ 3 分钟，再上下搓擦数次。

滚法按摩

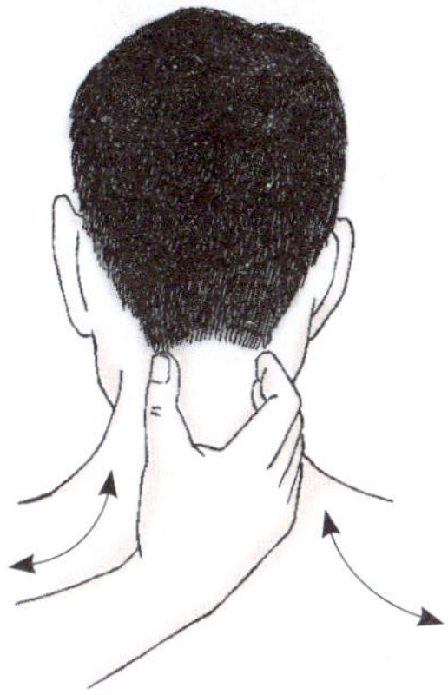

患者取坐姿，头部自然摆正，颈部放松，按摩者站在患者身后，以单手采用滚法沿斜方肌的肌肉方向上下按摩，来回治疗 7 ~ 9 遍。

拿捏斜方肌

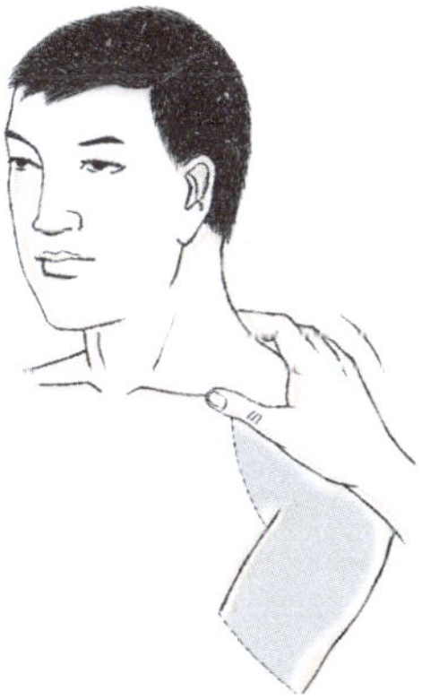

患者取坐姿，按摩者站在其身后，用拇指、食指、中指拿捏斜方肌，并向上提起数次。力量不宜过大，以患者能耐受的痛感为度。

搬动颈部

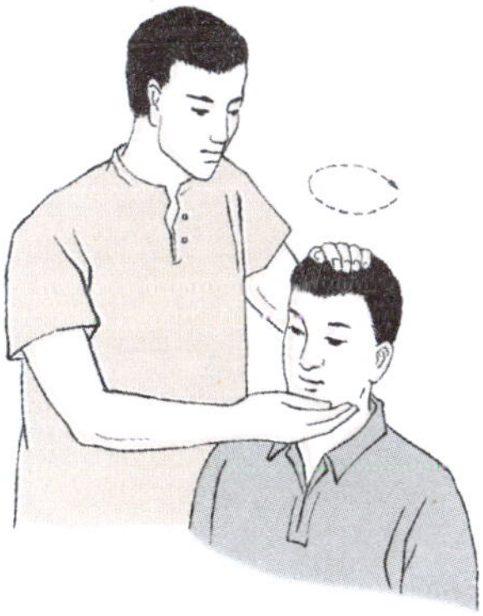

患者取坐姿，按摩者双手分别扶在其头部和颈部，双手用力均匀，搬动颈项 5 ~ 7 次，并逐渐向健侧用力，加大幅度。

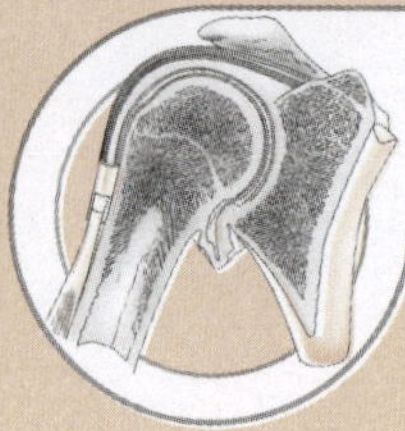

恢复运动员肩膀的力量

本节名词
❶菱形肌

肩胛骨周围有丰富的肌肉构成肌肉群，除了前面提到的某个肌肉的损伤外，有些不良习惯和运动方法还会使多块肩周肌肉同时受到损伤。急性的损伤一般发生在投掷、引体等动作中，多发在运动员身上，慢性损伤则可以由生活中的反复动作和强迫性体位等造成，这就是肩周肌肉劳损。

Words & Terms
名词解释

❶ **菱形肌**

在斜方肌深层，起点于第6、7颈椎和第1～4胸椎棘突，止点于肩胛骨内侧缘。功能：近固定时，使肩胛骨上提、后缩和下回旋；远固定时，两侧收缩，使脊柱胸段伸。

肩周肌肉与胸壁形成一个特殊的机构，它在功能上与关节相似，而解剖构造却与关节有很大区别。肩周肌肉劳损大多不是单一肌肉损伤，而是多块肌肉的同时损伤，大多见于冈上肌和冈下肌、大小**菱形肌**❶、大小圆肌和肩胛下肌损伤等。

冈上肌：组成肌腱袖，控制上臂外展、外旋。

冈下肌：完成上臂的外旋。

小圆肌：控制上臂的外旋。

肩胛下肌：悬吊肱骨头使上臂内旋。

肱二头肌：控制上臂前屈、手肘内屈。

背阔肌：参与内收、内旋和后伸肱骨，并可上提躯干，如完成引体向上。

这些肌肉控制或参与一定的活动，当某些动作用力过猛时，就可能引起相应肌肉的损伤。

发病原因

1. 急性外伤。多见于用力提拉、抬举重物、投掷、俯卧撑、引体向上等活动中，由于用力过猛造成的肌肉拉伤，甚至肌肉撕裂和肌腱断裂等。

2. 慢性劳损。劳动时强迫体位、姿势不正、重复性动作，会使肌肉持久反复地承受外力，由轻微损伤积累成慢性劳损。

症状表现

1. 肩胛骨周围肌肉出现广泛性的疼痛，或者局部久痛不适。

2. 做转动头部、抬举上肢、探臂前伸、向后曲肘等活动时，疼痛加剧。

3. 疼痛向上可牵扯同侧颈部，向前后可牵涉背部和腋前。

4. 压痛点出现在肩胛骨周围，主要是肌肉边缘肌腱处。

肩周肌肉劳损的按摩方法

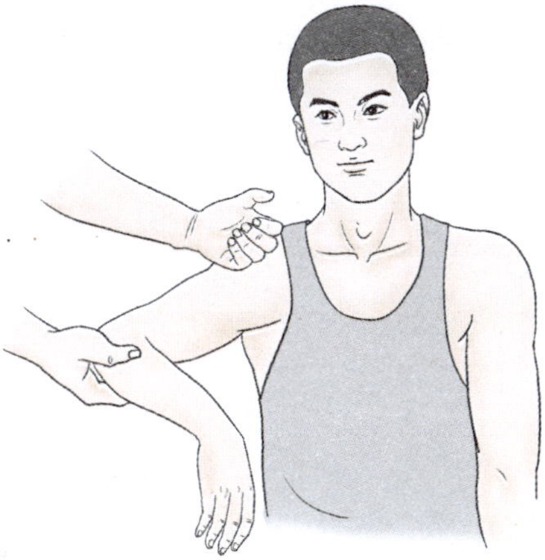

滚揉放松

患者取俯卧位或坐姿均可。按摩者先用滚法结合按揉法放松颈部和肩胛骨周围肌肉，治疗5分钟左右。

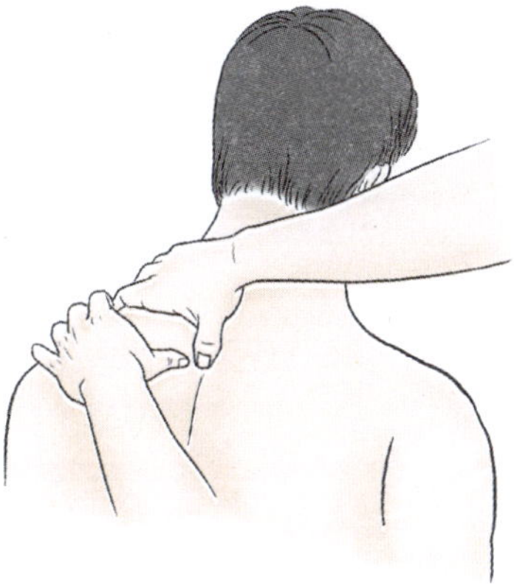

分筋理筋

患者取坐姿，按摩者站在其患侧背后，用拇指和食指、中指、无名指调拨肩周肌肉，重点在条索样改变肌肉，手法不宜过重。

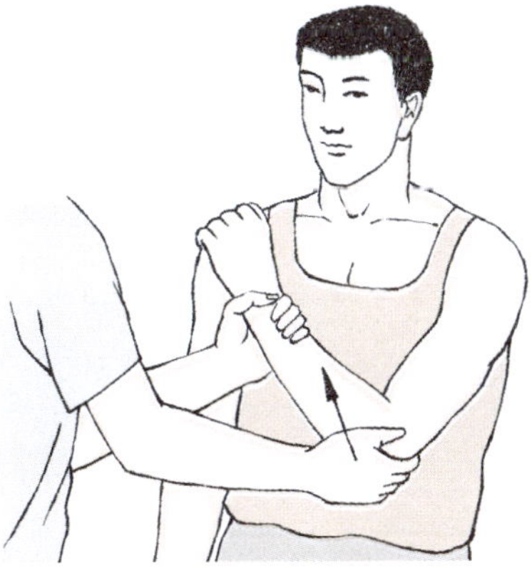

屈肘牵拉

患者取坐姿，按摩者从前面将患侧手臂推至屈肘位，把手搭在健侧肩上，按摩者双手分别握住患侧上肢的腕部和肘部，向健侧牵拉数次，力量由轻到重。

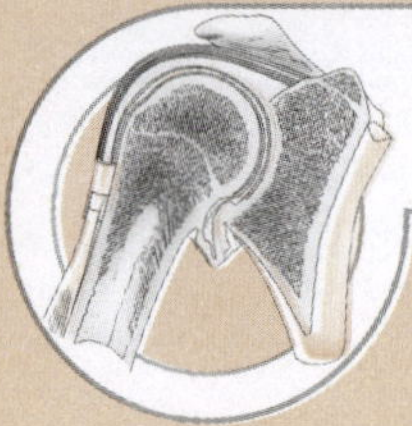

修复体力劳动者的韧带和肌肉

本节名词
❶系肩锁韧带损伤
❷系喙锁韧带损伤

由于肩部受到外力直接打击、撞击，或间接外力作用，而引起肩部肌肉韧带的损伤，属于急性外伤类，劳动强度较大的体力劳动者更易发病。症状上与肩周炎类似，有肩部疼痛、关节活动功能受限制的特点，这就是肩部扭挫伤。

Words & terms
名词解释

❶ 系肩锁韧带损伤
局部可有压痛、肿胀，肩峰与锁骨不在同一平面，在表面就可摸到肩锁关节高低不平，肩关节活动功能障碍。

❷ 系喙锁韧带损伤
可见锁骨外端隆起，锁骨上下活动范围增加。需先固定治疗，固定拆除后再进行有关的推拿按摩康复治疗。

肩关节挫伤的患者一般都有明显外伤史，进而出现局部疼痛、肿胀，肩部活动功能障碍。根据损伤的组织部位不同，肩关节活动功能受到的影响也不尽相同。

症状表现

1. 冈上肌肌腱损伤：症状为肩关节的外展活动困难，压痛点出现在肱骨大结节上方和肩峰下，关节前方出现肿胀。患病时间长了，冈上窝部发生凹陷。

2. 肱二头肌长腱损伤：症状为整个肩关节的活动功能受限。

3. 肱二头肌长腱滑脱：患者多呈上臂内旋、曲肘的强迫体位。当外展外旋时，因长头腱移向结节间沟前或肱骨小结节内侧，而局部有明显压痛，上臂由前屈位变为外展、外旋位时，可听到弹响声。

4. 肌腱袖损伤：肌腱袖损伤的疼痛比较明显，当外展超过90°时会使疼痛加剧。检查时可见患侧肩有轻微肿胀，压痛出现在肌腱袖撕裂处。

5. 冈上肌、冈下肌损伤：可引发废用性萎缩，可摸及破裂的间隙，外展在60°～120°的范围时疼痛加剧。

6. 系肩锁韧带损伤❶、系喙锁韧带损伤❷：可见锁骨外端隆起，锁骨上下活动范围增加。需先固定治疗，固定拆除后再进行有关的推拿按摩康复治疗。

器具疗法

火罐法：取天宗、曲垣、肩贞、肩前、曲池穴。点燃后的棉条用镊子夹住在玻璃罐内停留1～2秒后，将火罐迅速拔于穴位上，留罐15分钟，两天一次，10次一疗程。

刮痧法：取天宗、曲垣、秉风、肩前、肩贞、肩俞、云门、臂臑、天府、尺泽、曲池、肩髃穴。按照曲垣—秉风—肩髃—肩贞、臂臑—曲池、肩前—云门、天府—尺泽、天宗向四周轮刮的的方向操作。至皮肤出现皮下渗血为度，每周一次，5次一疗程。

肩关节挫伤的运动治疗

左右开弓

站立，两掌横放在眼睛的高度，小臂与身体平行，掌心向外，肘向斜前方，两手同时向左右分开，挺胸，再还原重复。

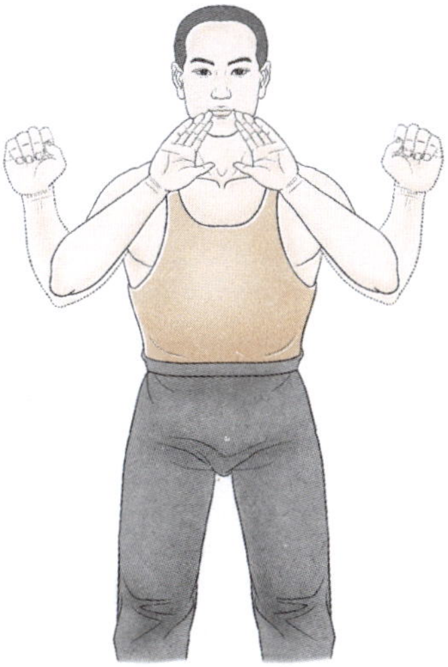

提按手掌

站立，屈肘，肩部用力使手臂上提，两掌与小臂相平，抬至胸前与肩平，掌心向下，用力下按，直到两臂伸直。

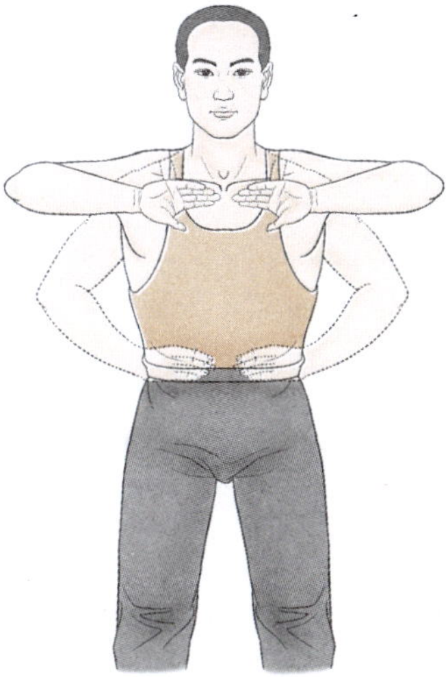

耸肩环绕

站立，两脚分开，与肩同宽。两臂侧平举，做屈肘，手指轻松接触肩部，按逆时针和顺时针各环绕5圈。

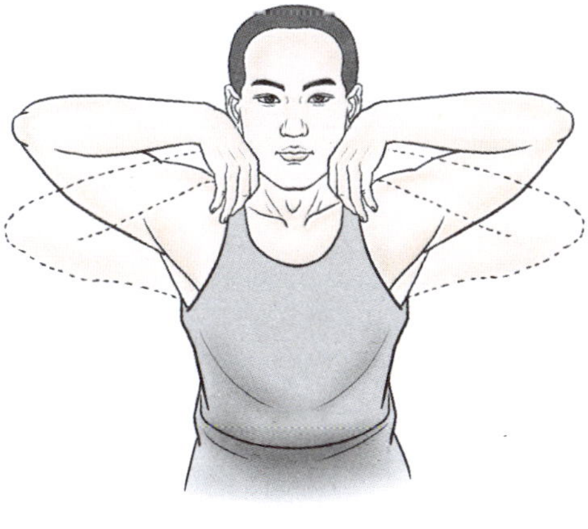

按摩胸腹

站立，屈肘，掌心向内放在胸部，自左向右轻摩胸部、腹部和小腹部，再自右向左做同样动作，反复数次。

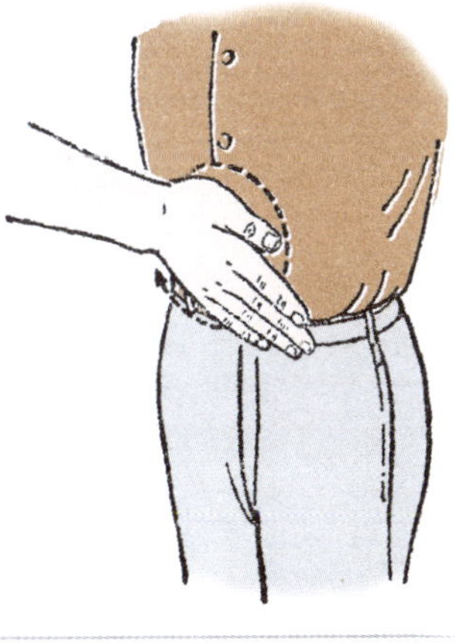

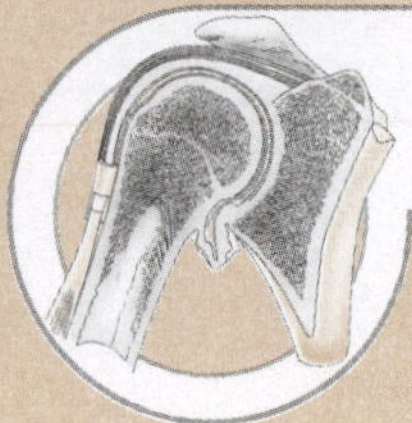

关节复位很简单

本节名词

❶球窝关节

肩关节是运动广泛的**球窝关节**[1]，肱骨头大，肩胛盂小而浅，关节囊和韧带松弛薄弱，关节囊下方无韧带支持，与其他关节相比，容易发生脱位。肩关节脱位多由间接暴力或杠杆作用引起，常见于年龄在20—50岁的男性。

Words & terms

名词解释

❶ **球窝关节**

关节头为球面，关节窝为球形凹，可以通过球心设无数个轴，因此能做任何方向的运动。一般的球窝关节的关节头大而关节窝浅，其运动幅度较大；如果关节窝深，包绕关节头的1/2以上时，则其运动度受限，叫做杵臼关节。

根据脱位的程度不同，肩关节脱位可分为半脱位和全脱位：半脱位时，外部畸形不明显，肩锁关节高低不平；全脱位时，外部畸形，肩峰低陷，锁骨外端隆起。患者常有明显的外伤史，主要表现为局部疼痛、肿胀，肩关节功能障碍。

发病原因

1. 肩关节前脱位。一般来讲，当侧向跌倒时，手掌着地，躯干倾斜，肱骨干高度外展、外旋位，由手掌传达到肱骨间的外力可冲破关节囊的前壁，向前滑出，造成肩关节前脱位，这种脱位比较常见。

2. 肩关节后脱位。当肩关节前方受到冲击时，可使肱骨头向后冲破关节囊造成肩关节后脱位，肱骨头强力过度内旋也可造成肩关节后脱位，但后脱位相对较少见。

症状表现

1. 正常时肩峰、喙突、大结节三者形成近似等腰三角形，而大结节内移，则此三角形改变。

2. 伤侧上肢屈肘，肘部贴近胸壁时，手掌不能摸到肩峰，若以手掌触摸肩峰时，则肘部不能贴近胸壁。

3. 垂肩时，伤侧肩部低于健侧。

4. 以直尺置于上臂外侧，正常时，只能贴近大结节，而脱位者则可贴近肩峰。

5. 旋转肱骨干时能触摸到肱骨头等，另外由于无肱骨头，关节腔变空，肩峰突起，可形成典型的方肩畸形。

6. 肩关节后脱位时的临床表现没有前脱位明显，比较重要的有喙突明显突出，肩前部塌陷扁平，腋窝X光片可协助诊断。

关节复位方法

肩关节脱位的类型

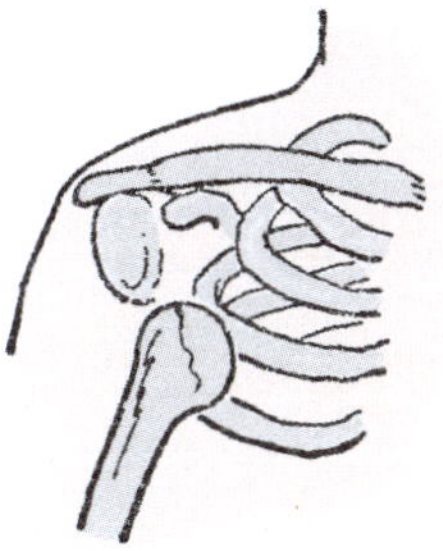

前脱位

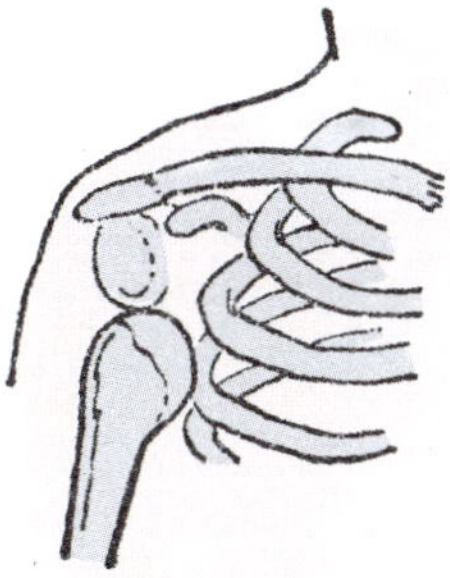

下脱位

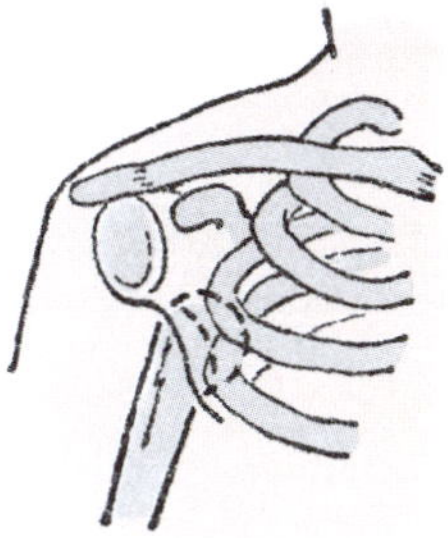

后脱位

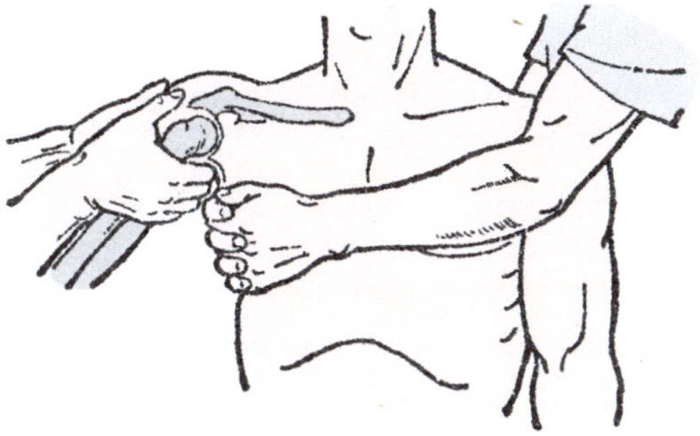

肩关节脱位坐位复位法

患者正坐，助手甲由健侧抱其腋下，助手乙握患肢手腕部，将患肢外展 30° ～ 40° ，并在与助手甲作对抗牵引下缓缓外旋患肢，约 5 分钟后，医生用双手握患侧肩部，并端捧肱骨头复位。合并骨折时用本法较好。

肩关节脱位卧位复位法

患者平卧，医生立于其受伤一侧，以自己同侧的足跟顶在患肩腋下，将伤肢作相反方向的对抗牵引，同时使上臂缓缓外旋，数分钟后以足跟顶肱骨头并加以内收即能复位。

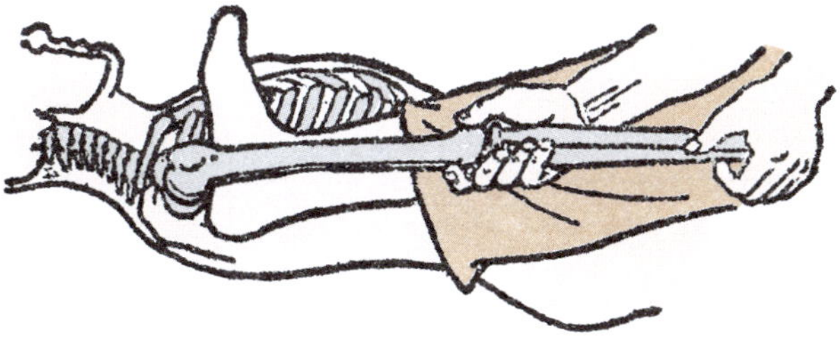

办公室白领实用肩部保健操

肩部保健操——站立操

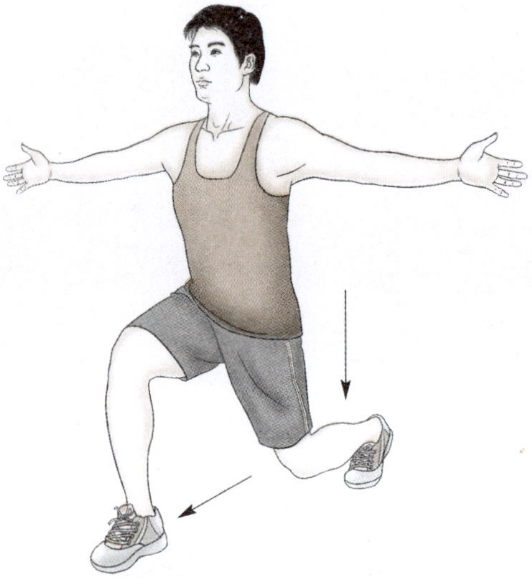

• 展肩运动

双臂在身体两侧张开平举，右腿向前伸展，保持与肩同宽，膝盖弯曲90° 下蹲。

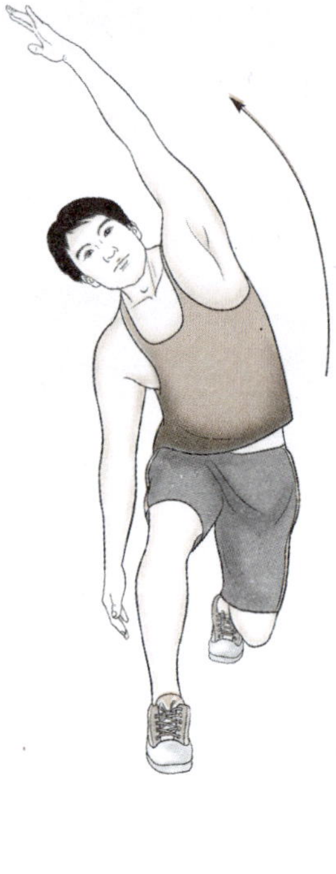

• 侧伸运动

呼气的同时，身体尽可能向右侧转动，左臂在头上方向右最大程度的伸展，肘部尽可能平伸不弯曲。

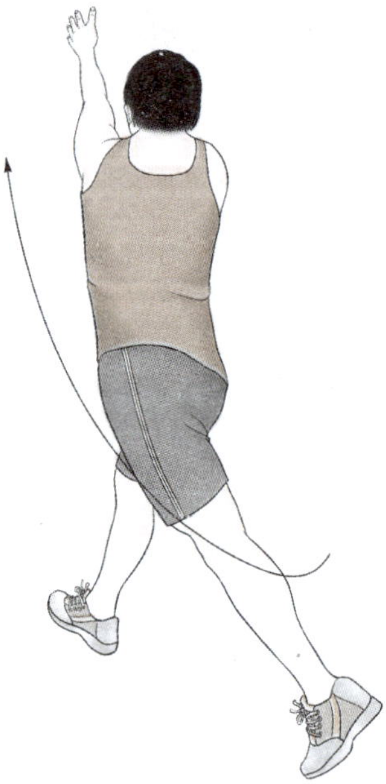

• 甩手运动

双脚前开分开站立，手臂伸直，由身体的后外侧向身前内侧摆臂到最高处，再放松落回体侧，两侧手臂交替进行。

肩部保健操——仰卧操

动作 1：身体平躺，放松肌肉。双臂向身体两侧伸开，双脚并拢。

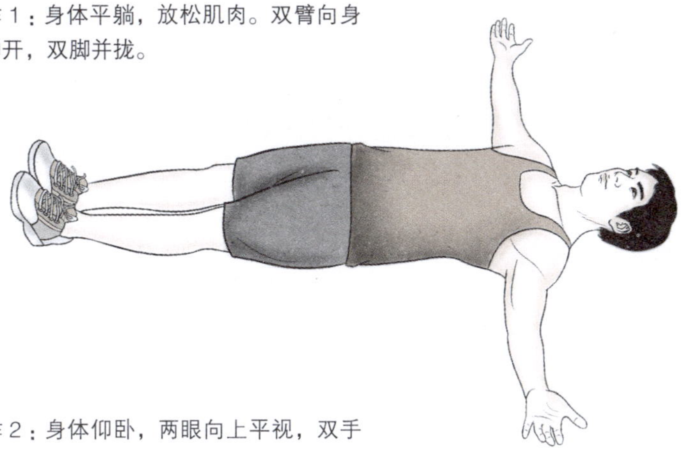

动作 2：身体仰卧，两眼向上平视，双手置于脑后并夹紧，呼气的同时，抬高头部，腿部紧贴地面。保持 3 ~ 5 秒后，恢复放松。

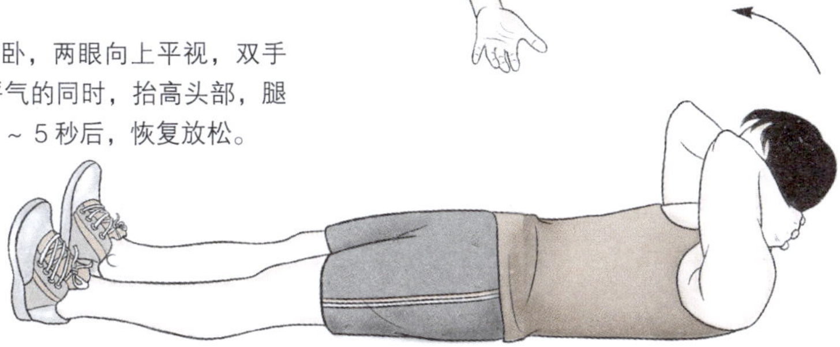

动作 3：从动作 1 的姿势开始，双手手臂伸直，从两侧向身体上方中心合拢，保持 5 ~ 10 秒，放松，再重复进行几次。

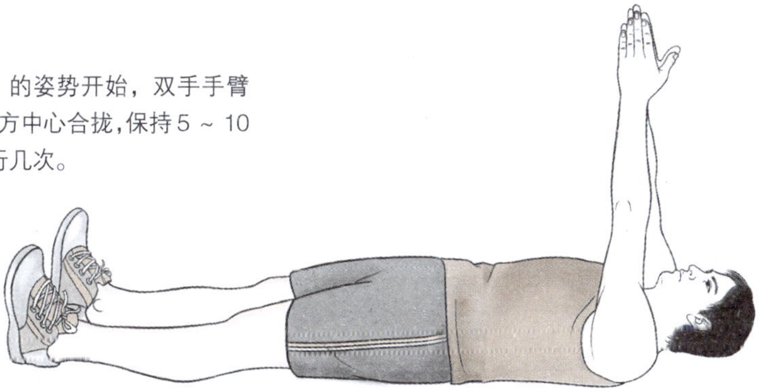

动作 4：双臂伸直与身体垂直，右手不动，左手向头顶举起，到达向上的最大活动限度后，恢复到初始姿势，右手重复。

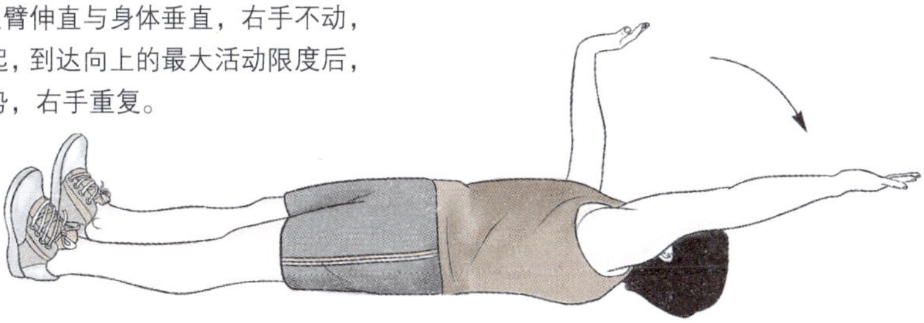

第1章

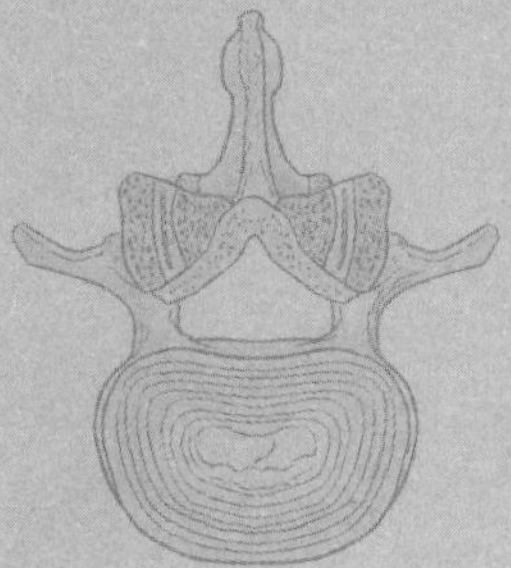

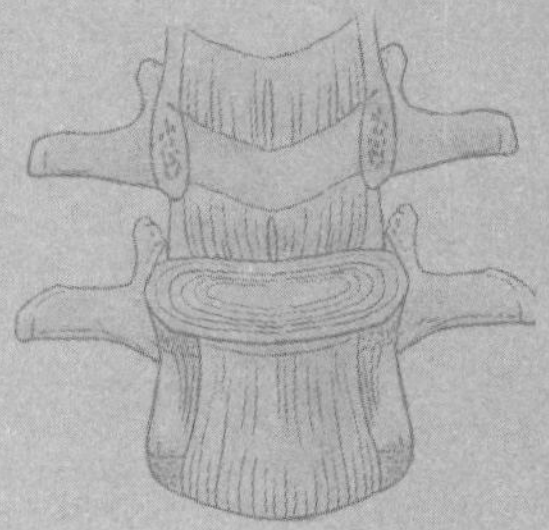

正确认识腰病

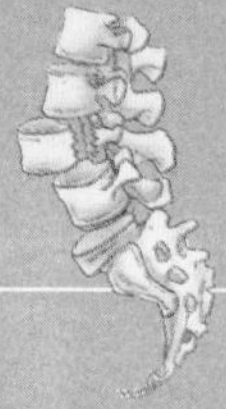

随着生活节奏的加快，工作强度越来越大，繁忙紧凑的生活使人们患上了不同程度的腰痛病，据不完全统计，每十个人里面就有八个人患腰痛病，但是很多人觉得腰痛不是大病，不注意防治，以至于病痛越来越严重。那么，怎么知道自己是不是也有腰痛症状以便及早治疗呢？就让我们从认识自己的腰部开始吧。

本章看点

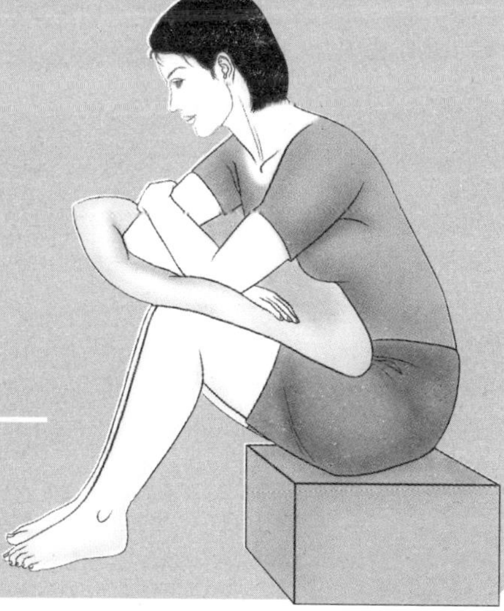

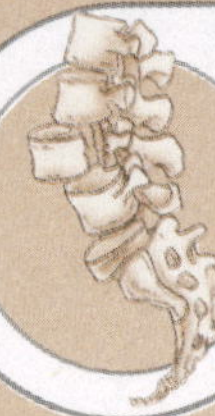

腰部的结构特点

本节名词
❶骶骨 ❷髂骨
❸棘突

我们大家都知道，腰部是支持身体和运动系统的重要组成部分，我们日常生活和工作中的种种要求都有赖于腰部的灵活运动来完成，但腰部中任何一个组织器官的器质性改变，或附近脏器的疾病都是引起腰痛的原因。

Words & terms
名词解释

❶ 骶骨

呈倒三角形，底向上，尖向下，前面凹陷，上缘中分向前隆突称岬，中部有4条横线，横线两端有4对骶前孔。

❷ 髂骨

是髋骨的组成部分之一，构成髋骨的后上部，分髂骨体和髂骨翼两部分。前部宽大的为髂骨翼，后部窄小为髂骨体。髂骨体肥厚，构成髋臼的上部2/5，髂骨翼在髂骨体的上方，为宽阔的骨板，中部较薄。

❸ 棘突

脊椎髓弓中央的刺状或棱鳞形的背部隆起部。

腰部一般意义上来说是指人体的背部，也就是医学上所谓的脊柱下方至骨盆上方能伸展的部位。所以，我们先来了解一下腰部的构造吧。

腰部的骨骼

腰椎骨、**骶骨**❶和两侧的**髂骨**❷共同构成了人体腰部的骨骼，这之中最重要的是腰椎，它上接胸椎，下连骶椎，共同构成人体躯干的中轴线，成为人体的支柱。同时，腰椎还肩负着支持髂部和下肢的重任，对身体有缓震、运动、平衡的作用。

腰椎间的连接

椎间盘和后关节是人体脊柱运动的基础，之中的任何部分受损，都可以导致疼痛症状的出现。所谓椎间盘，就是腰椎每两个椎体之间夹有的那层与椎体紧密结合的纤维软骨垫，它连接着椎体和前、后纵韧带，在脊柱中起着缓冲垫的作用。除了椎间盘之外，还有两个后关节突关节联系着相邻的两个腰椎。此外，脊柱的每个椎骨之间都有很多韧带相联系。

腰部的软组织

腰可以说是人体活动的枢纽，但它周围没有其他骨骼的保护，只有腰椎本身及其周围附属的软组织，所以这个部位的关节比全身任何关节所承受的压力和负荷都要大，同时关节的各项活动都需要肌肉的参与，因此，稳定、保护腰椎的角色就在极大程度上归于腰部的软组织了。

腰部生理构造图

从腰部不同部位构造图中我们可以更直观的认识和了解我们的腰。

腰椎的构造

人体椎骨的形态结构基本相似，都是由 1 个椎体、2 个椎弓根、2 个椎弓板、2 个横突、2 对关节突和 1 个**棘突**[3] 组成，腰椎骨也不例外。

上面观

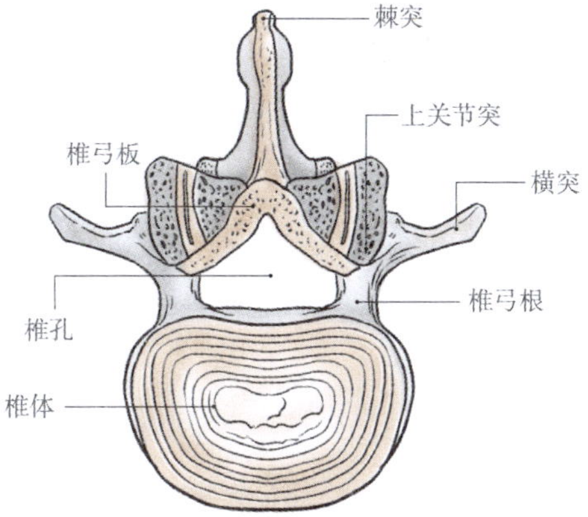

下面观

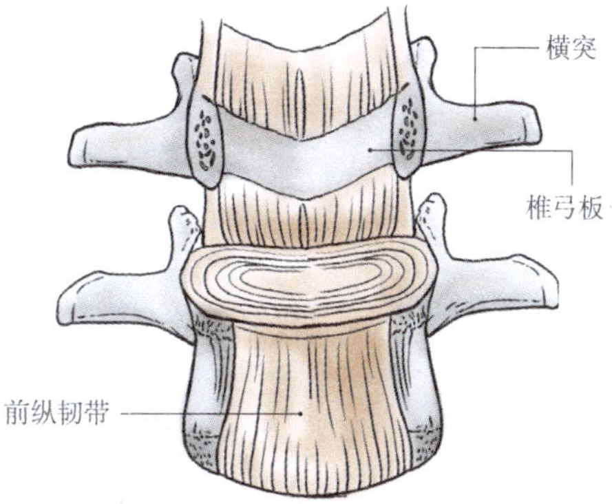

腰椎韧带分布

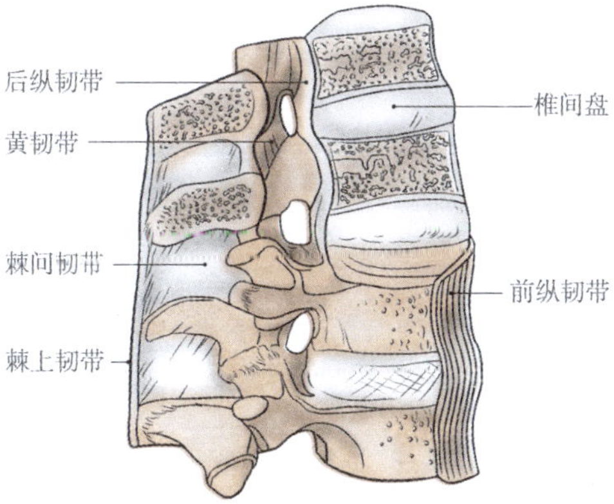

前纵韧带形成坚固的膜状韧带，后纵韧带构成椎管的前壁，黄韧带处在相邻椎板之间，棘上韧带连接相邻棘突的深部，主要是保持躯干的直立。

腰椎及腰部软组织

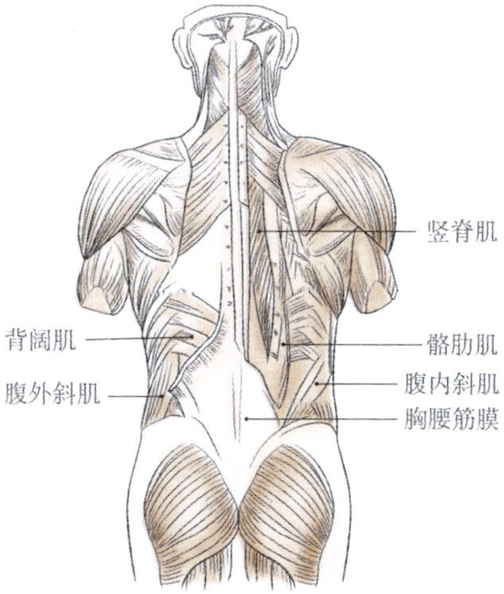

在腰部里，参与和支配脊柱运动的肌肉、肌腱腱鞘、连接椎体的韧带、腰背筋膜、滑膜及关节囊等统称为腰部软组织。

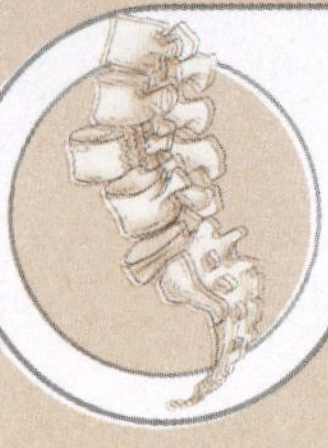

腰痛病的自我检测

本节名词
❶腰椎间盘突出
❷阳性

腰痛病在我们的生活中变得如此普遍，可我们在忙碌的工作中又没有时间去医院检查，所以在这里，我们介绍几种方便的方法，您自己就可以检测一下是否有腰痛病的症状。

方法一：手掌观测法

手掌中的腰椎区主要反映腰肌、腰骶椎的病症，从中我们可以看出是否患有**腰椎间盘突出**[1]、腰痛、腰扭伤等病状。

方法二：身体检视法

1．身体平躺，眼睛直视上方，手脚伸直，请他人将你的脚跟并拢，看是否有长短脚。

2．身体平躺，眼睛直视上方，手脚伸直，看胸部是否有倾斜或大小边。

3．趴在床上，头与身体保持同一高度，手脚伸直，看屁股是否有大小边，一般情况下，屁股是和胸部同边的。

上述情况中，如果您发现任何一种不妥，如果您曾经没有跌倒或撞击腰部，那么很可能是髋骨错位，也就是骨盆歪斜所造成，要及时治疗。

方法三：摸清疼痛规律

95%的腰椎间盘突出症患者都会出现从腰到腿过电似的疼痛。随着打喷嚏、咳嗽、用力排便等动作的进行，疼痛会加剧；走路、弯腰、屈膝等也会让疼痛更剧烈，但屈膝或屈髋躺卧休息时疼痛感减轻，这很大程度上是腰椎间盘突出症引起的。

方法四：直腿抬高测试

测试者躺在床上，双手自然垂放在身体两侧，然后腿伸直向上抬，膝盖不能弯曲。另一个人记录测试者的抬高角度，即下肢与床面的角度，正常人直腿抬高的范围在80°～90°。如果抬高不到60°，同时腿后侧出现放射性疼痛，则记为**阳性**[2]。阳性率达到95%以上，就很可能患了腰椎间盘突出症。

名词解释

❶ **腰椎间盘突出**

腰椎间盘退行性改变或外伤所致纤维环破裂，髓核从破裂处脱出，压迫腰椎神经，而出现腰腿放射性疼痛。

❷ **阳性**

一般来说，阳性代表有病或者有病毒，阴性代表正常。阴性和阳性在医学上使用得较多，已成为一种术语，是泛指存在与否，或用来表示某种检查的结果。

腰痛病的自我检测法

从下面的这些图中，我们可以更直观的学习到检测自己是否患有腰痛病的方法，以便更好地运用于实际。

手掌观测法一

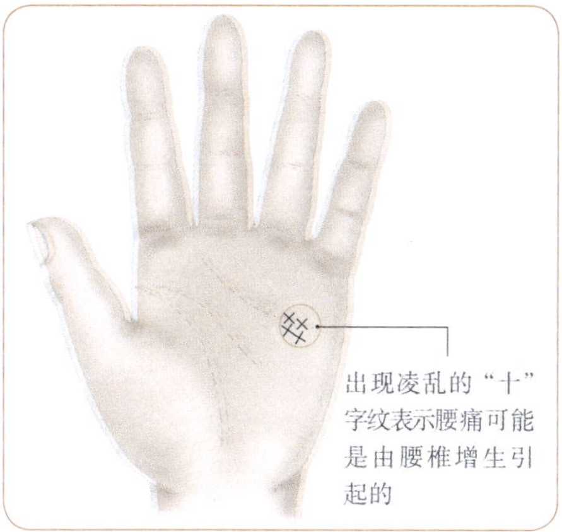

腰椎区位于无名指与小指指缝下面，如果此区出现凌乱的“十”字纹，就表明可能会有腰椎增生引起的腰痛。

手掌观测法二

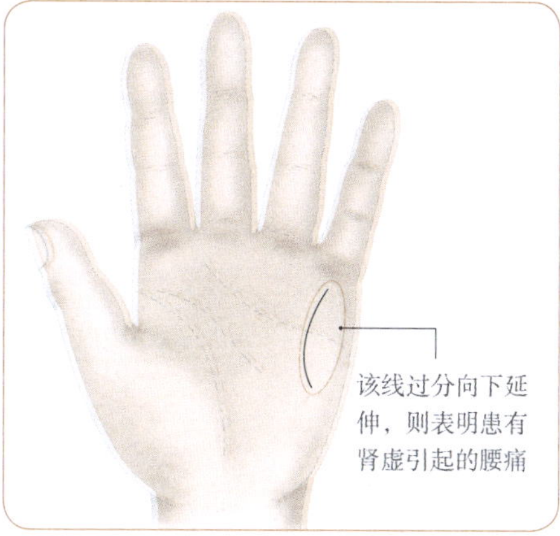

如果图中圈注的线过分延长，下垂到腰椎区则提示可能患有肾虚引起的腰痛。

手掌观测法三

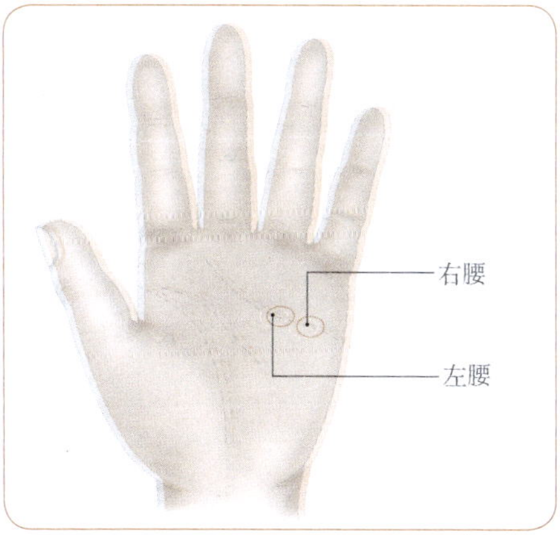

如果图中所示手中腰位出现白色且凸出的情况，则表明患有腰痛病；如果出现白色呈凹陷状，则是有腰伤或腰椎变形。

直接抬高测试

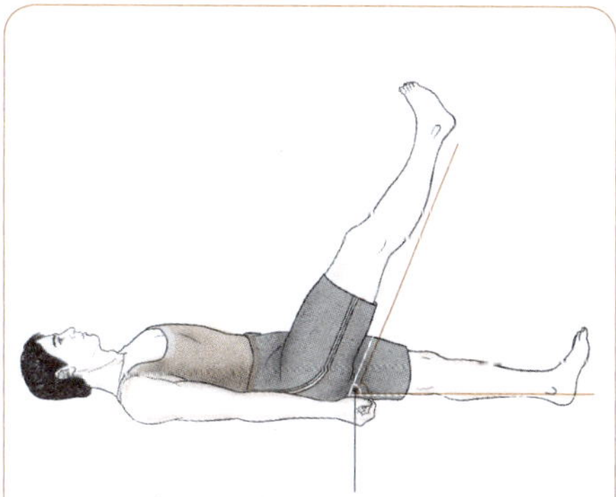

腿部抬高不到 60° 时，腿后侧出现放射性疼痛，就显示腰椎间盘已经突出了。

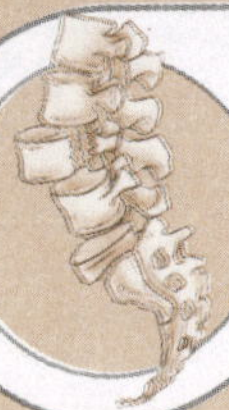

腰痛病的形成原因

本节名词
❶脊椎分离

在传统意义上，腰痛代表了一种老化现象，但现在，腰痛病成了现代人的一种常见病，种种的原因都造成了腰痛病患者的急剧增长，下面就让我们详细了解一下形成腰痛病的原因。

Words & terms
名词解释

❶ 脊椎分离

是指脊柱后端的连接骨断开的状态。脊柱分离不是瞬间的外部冲击引起的，而是长期的外部冲击累积造成的结果，导致脊椎分离的原因是先天性骨化异常加上后天疲劳性伸展活动。

人体脊骨的弯曲形状

脊骨的过度活动是形成腰痛的原因之一。当我们弯腰时，是第4和第5腰椎在弯曲，当上半身弯曲90°时，我们的第4和第5腰椎就要弯曲45°，腰椎活动范围的大小就决定了支撑肌肉负担的大小，一旦负担累积，弯曲幅度长期大于45°，就会造成疲劳过度，很容易引起腰痛。

脊椎的分离

脊椎分离[1]的情况主要发生在从事剧烈运动的人身上，出现这种现象的原因主要是椎骨关节的一部分引起骨折或分离，在此状况下，人体会感到腰部笨重酸疼，严重的话还会觉得脚部麻木疼痛。

腰椎的变形

变形性腰椎疼痛以早上起床时腰疼，腰部僵硬不灵活为主要表现，这主要是由椎间板的老化引起的。椎间板在老化后会失去原有的弹性，再因为脊骨的压力而逐渐被压扁，但是椎间板一旦受到刺激，椎体四周的骨质增生，会出现小刺（骨刺）的突出。这种突出使支撑脊骨的肌肉变弱时，就会引发慢性的腰痛。

脊椎管狭窄

脊椎管是人体腰椎中间血管与神经通过的地方，位于脊骨背侧，骨髓也从脊椎管通过，一旦脊椎管出现异常、变窄，就会压迫马尾神经、神经血管，表现在症状上，就会出现腰痛麻木、脚痛等。这种腰痛病症在脊椎管本来就狭小的人身上比较常见，另外因年龄的增长，脊椎管随之发生变化的人也是脊椎管狭窄的主要病发人群。

腰痛病症的原因

腰部骨骼的各种变化都是造成腰痛的原因，从下面的图中我们可以看到骨骼到底发生了怎样的变化以致于出现了腰痛感。

人体脊骨的弯曲形状

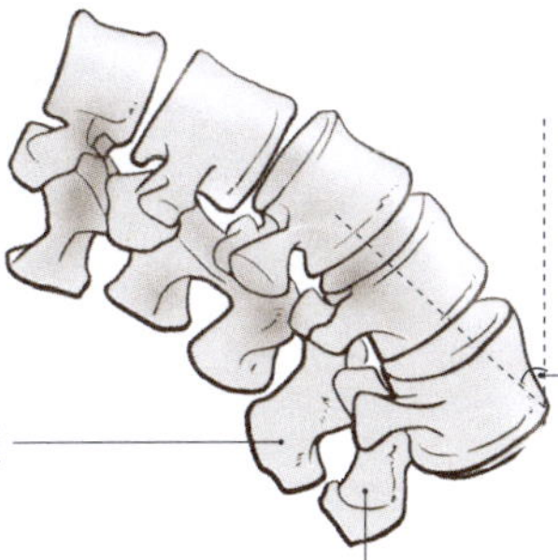

当上半身弯曲 90° 时，第 4 和第 5 腰椎就要弯曲 45° ，腰椎活动范围的大小就决定了支撑肌肉负担的大小，一旦负担累积，疲劳过度，就很容易引起腰痛。

脊椎的分离

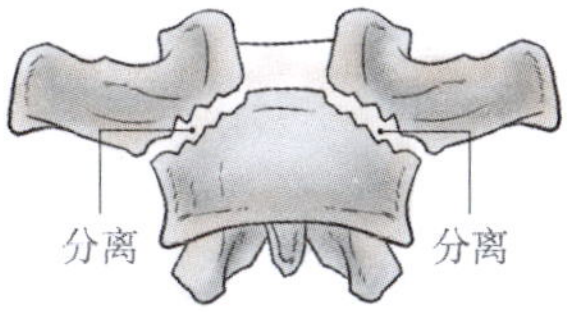

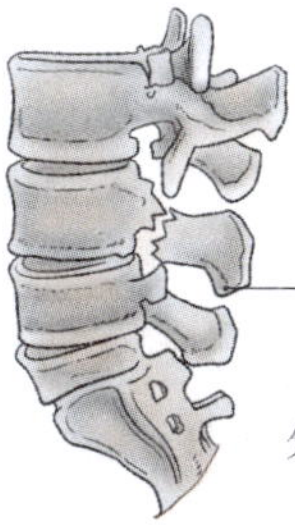

这是一种因为椎骨关节的一部分出现骨折或分离的状况，使人感到腰部笨重酸疼，严重的话还会觉得脚部麻木疼痛。

腰椎的变形

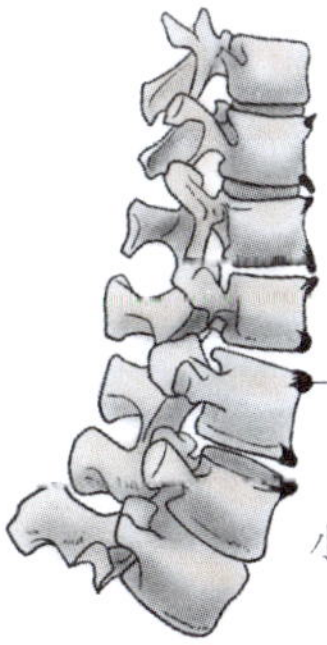

椎间板老化失去原有弹性，再因为脊骨的压力逐渐被压扁，受到刺激后，椎体四周的骨质增生，会出现小刺的突出。这种突出使支撑脊骨的肌肉变弱时，就会引发慢性的腰痛。

脊椎管狭窄

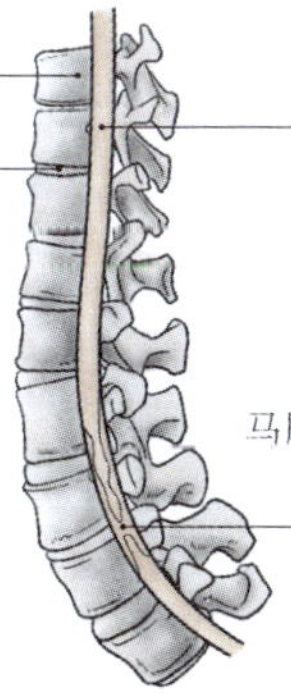

骨髓从脊骨背后的脊椎管通过，一旦脊椎管出现异常、变窄，就会压迫马尾神经，出现腰痛麻木、脚痛等。

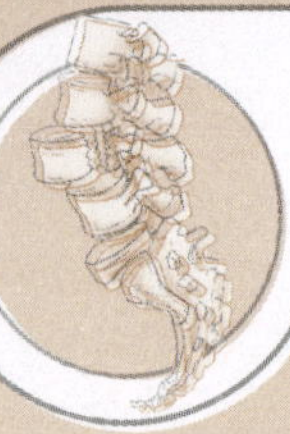

突发性腰痛的形成

本节名词
❶韧带

突发性腰痛在疼痛前期并没有任何征兆，突然间就疼痛起来，这很容易在搬东西、身体弯曲、突然站起的情境下出现，仔细来研究的话，这类腰痛的形成可以归结为以下几个原因。

Words & Terms
名词解释

❶ **韧带**

属于致密结缔组织。是白色带状的结缔组织，质坚韧，有弹性，能把骨骼连接在一起，并能固定某些脏器如肝、脾、肾等的位置。

因某一动作突然引发

这种情况是最常见的，比如人们在搬重物或抱孩子的时候，因为事先在心里对要负担的重量低估了，所以在猛然间负重时，本来预计使出的力气没有能够搬起重物，腰部突然承受过大的负担，这样就会扭伤腰部，或者导致肌肉附近所包裹的筋膜发炎，进而产生疼痛。

某一时刻没有理由的突然疼痛

很多时候，我们也会有这样的情况，觉得今天自己没有做什么特别的事，可腰就是莫名其妙的疼痛起来。这个时候你可能要回想一下，自己这几天有没有做什么特别的事了，因为可能是你前一两天做了剧烈的运动或是进行了超负荷的工作，而又没有进行适当的压力放松，所以致使肌肉或肌肉附近的筋膜发炎，引发疼痛感。

生活方式或个人体型的变化

个人体型的突然改变也会改变我们的身体状况，例如，体重在突然增重或者突然减轻时，当然这个轻重的变化是针对一两个月前的自己而言的。短期内体重急剧增加的话，已经习惯原本体重的肌肉、关节、韧带❶等部位在这个时候就必须要承担更重的负荷，更加劳累，因此就会更容易产生腰痛。

对于突发疼痛有很多方法来进行缓解，比如说侧卧抱膝、弯腰坐姿、屈膝平躺、轻柔按摩、冰袋冷敷、就地取材等等，在这里介绍给大家几种即简单又方便操作的方法，以供大家在生活中不管是在家中，还是出门在外，都能随时随地使用，但疼痛严重时，请及时就医。

缓解突发疼痛的方法

对于突发疼痛有很多方法来进行缓解，在这里介绍给大家几种即简单又方便操作的方法，以供大家在生活中使用，但疼痛严重时，请及时就医。

侧卧抱膝

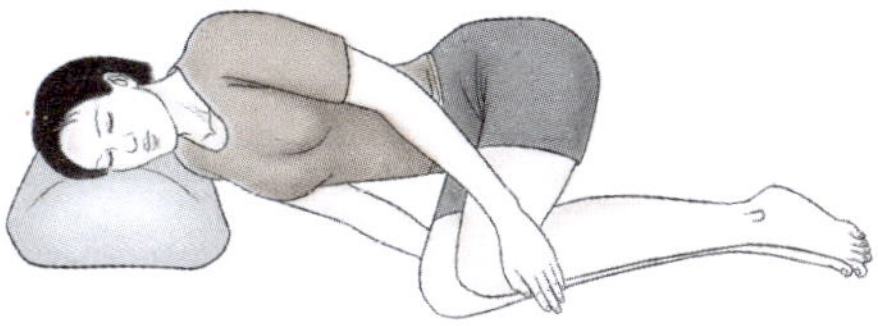

侧卧姿势躺在床上，同时双手抱住膝盖向腰部靠拢，就像猫背部蜷起的姿势一样，可以抑制疼痛。

弯腰坐姿

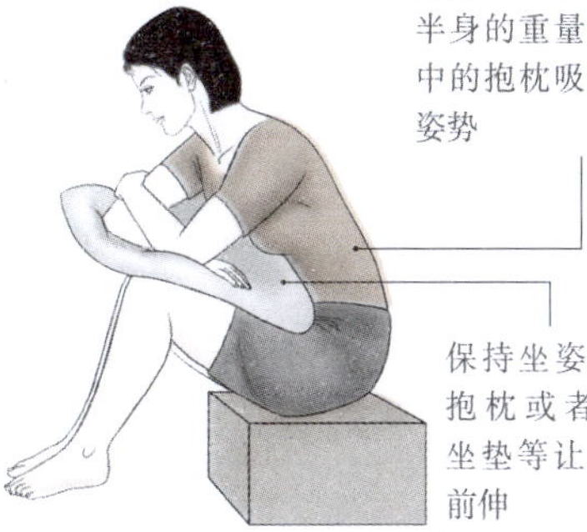

屈膝平躺

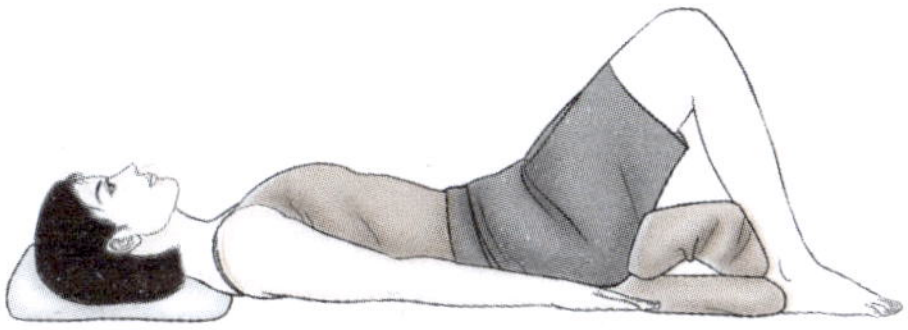

平躺在硬度适合的地方，使腰部不会向下低陷，屈起膝盖，并在膝盖下方垫一个枕头。

轻柔按摩

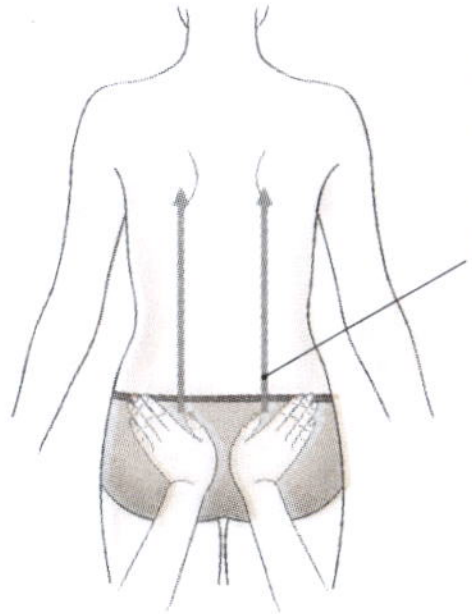

冰袋冷敷

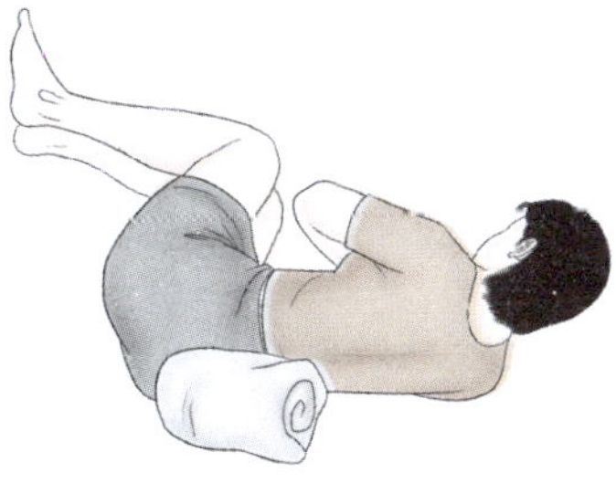

侧躺姿势，双膝弯曲，然后用毛巾把冰袋或装了冰块的塑料袋包裹住，放在腰后疼痛处，注意不能让冰块直接接触皮肤，且不宜长时间使用。

就地取材

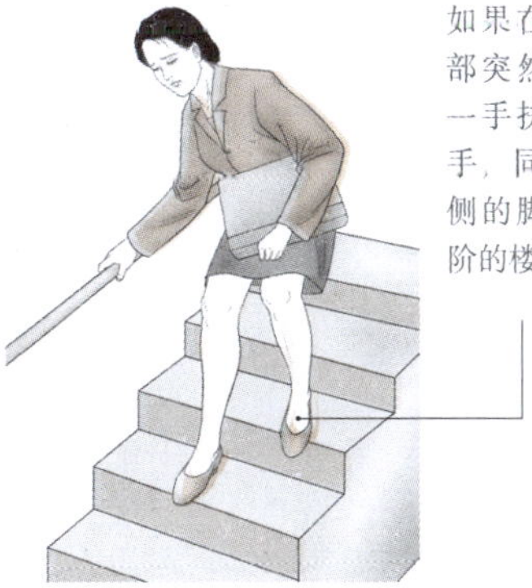
如果在楼梯间腰部突然疼痛，就一手扶着楼梯扶手，同时将疼痛侧的脚放在高一阶的楼梯上

缓解腰痛必知的12大特效穴

1 肾俞穴

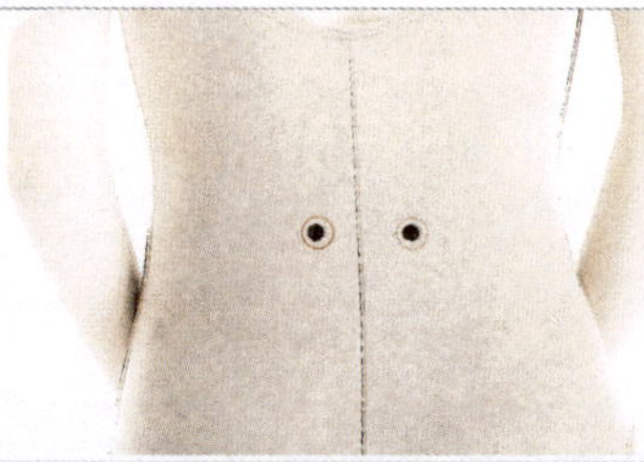

取穴：位于人体的腰部，当第二腰椎棘突下，左右二指宽处即是。
主治：针对闪腰造成的急剧疼痛。

2 承山穴

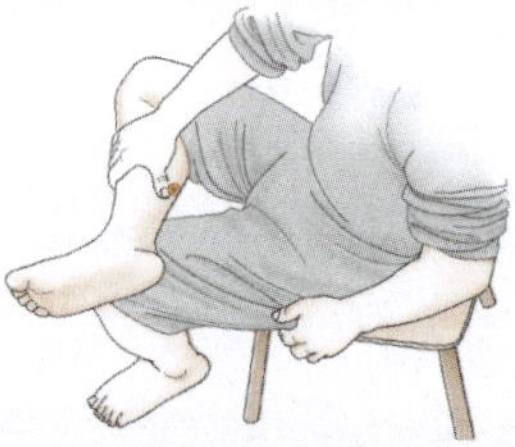

取穴：在小腿后正中，当伸直小腿或足跟上提时，腓肠肌肌腹下出现的尖角凹陷处即是。
主治：针对腰背疼痛、坐骨神经痛等。

3 解溪穴

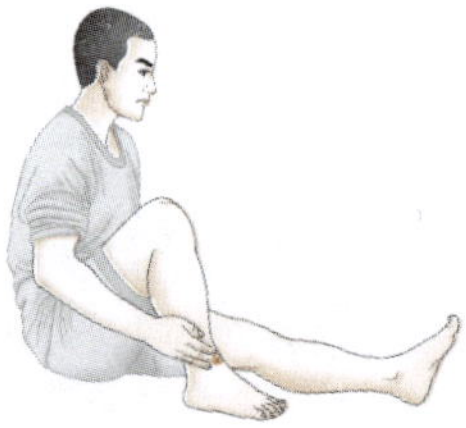

取穴：位于小腿与足背交界处的横纹中央凹陷处。
主治：针对腰肌劳损造成的慢性疼痛。

4 命门穴

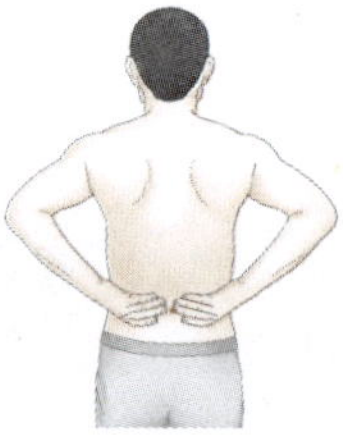

取穴：在第二腰椎棘突下，两侧肋弓下缘、连线中点，即肚脐正后方处。
主治：针对腰扭伤、坐骨神经痛等。

5 殷门穴

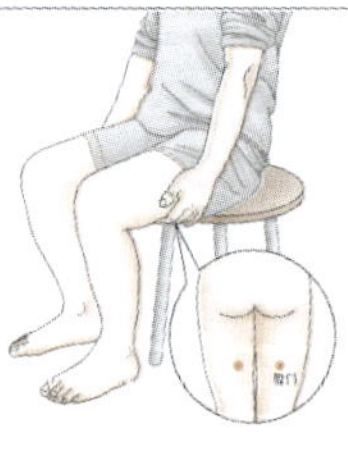

取穴：大腿后面当承扶穴与委中穴的连线上，承扶穴下6寸处即是。
主治：针对腰背疼痛、腰椎间盘突出症。

6 三阴交穴

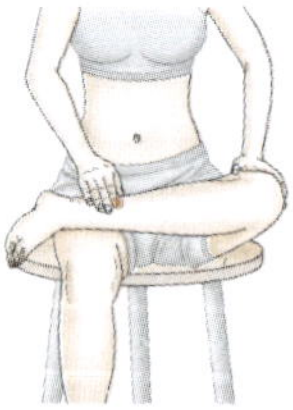

取穴：在人体小腿内侧，足内踝上缘三指宽，踝尖正上方胫骨边缘凹陷中。
主治：针对女性腰痛、生理期腰痛等。

7 足三里穴

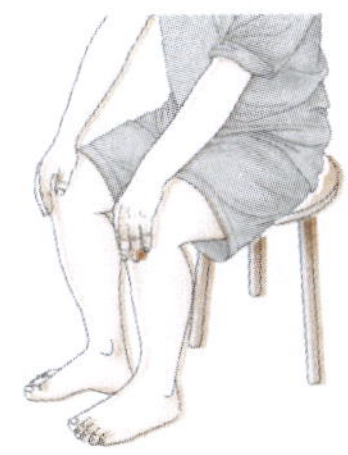

取穴：位于外膝眼下3寸，距胫骨前嵴1横指，当胫骨前肌上。

主治：针对腰膝酸痛、钝痛、沉重无力。

8 风市穴

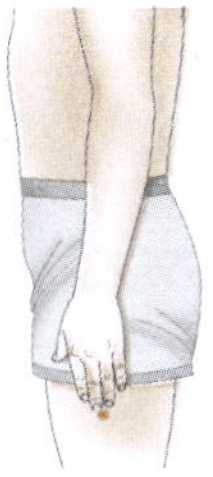

取穴：在人体大腿外侧的中线上，直立垂手时，中指尖所在的部位。

主治：针对腰重起坐难、腰痛酸软、风湿腰痛等症。

9 腰痛点穴

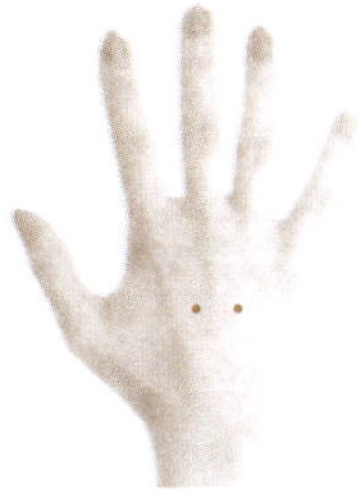

取穴：位于手背无名指与中指、中指与食指的指骨之间的两个部位。

主治：针对急性腰扭伤、腰肌劳损等。

10 阳陵泉穴

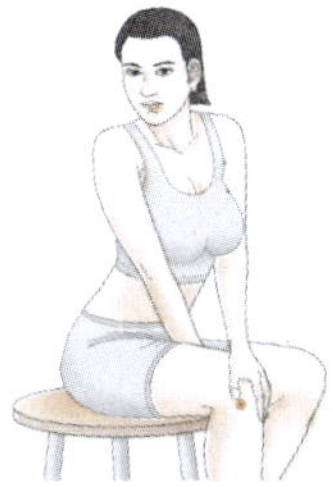

取穴：位于人体的膝盖斜下方，小腿外侧之腓骨小头稍前凹陷中。

主治：针对腰部疲劳、腰腿酸痛。

11 委中穴

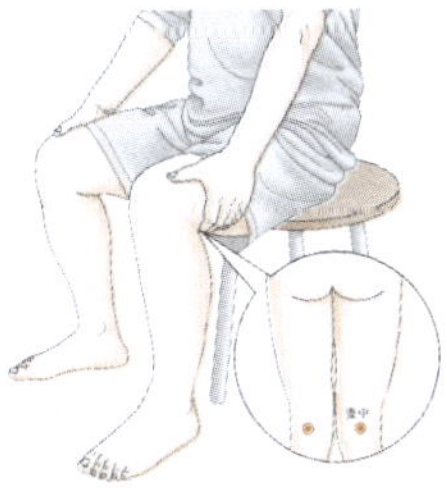

取穴：在膝盖里侧中央，横纹中点，当股二头肌腱与半腱肌肌腱的中间即是。

主治：针对腰腿无力、腰痛、腰痛不能转侧等。

12 环跳穴

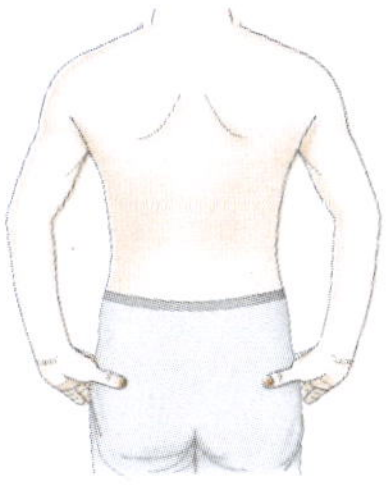

取穴：自然站立，同侧手叉腿臀上，四指在前，大拇指指腹所在位置的穴位即是。

主治：针对腰肌疼痛、坐骨神经痛、腰部肌炎等。

第2章

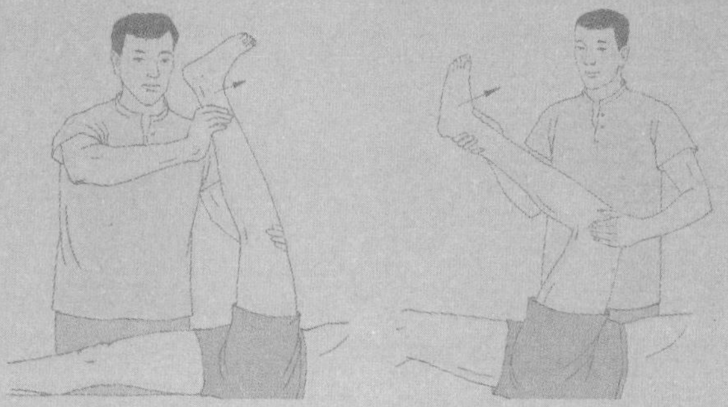

简单小推拿，预防腰部疾病

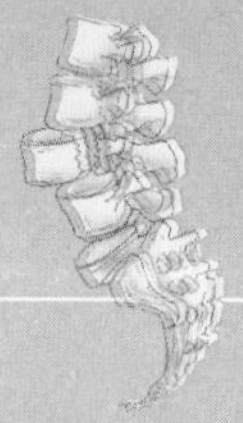

推拿按摩疗法，是结合相关穴位，通过舒筋活络，改善血液循环，达到治疗疼痛的目的。此方法能让肌肉和关节变得柔软又有弹性，能清除积压在肌肉里的乳酸，缓解疲劳，让亢奋的神经缓和下来，安定紧张的精神状态，让身体不容易感到疲劳。

本章看点

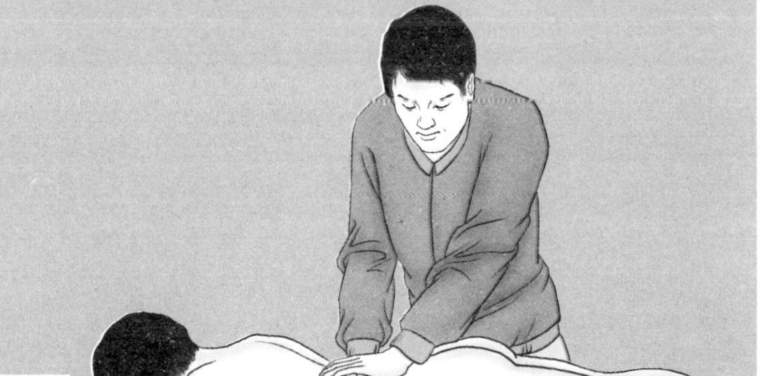

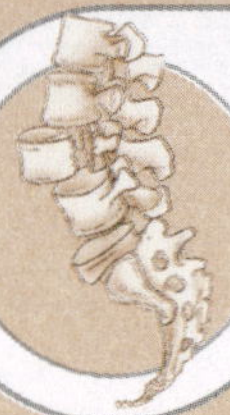

腰椎推拿 预防第3腰椎横突综合征

本节名词

❶阿是穴 ❷大肠俞穴
❸腰眼穴 ❹八髎穴

第3腰椎横突综合征就是我们通常所说的腰腿疼痛，主要是因为经络中气血受阻，流通不顺造成的，推拿对调节肌肉、疏通经络都有很好的疗效，所以对此病的治疗，主要就是针对第3腰椎横突及其附近的肌肉进行推拿。

取穴

阿是穴❶、**大肠俞穴❷**、**腰眼穴❸**、**八髎穴❹**、委中穴。

操作方法

· 滚擦腰部

使用高尔夫球沿着第3腰椎两旁的肌肉来按摩背部。患者趴在床上，推拿者站在患者身体一侧，将高尔夫球置于掌心下，沿着患者腰椎一侧的肌肉由下到上的缓慢进行滚动，上下往返摩擦2～3分钟，另一侧以相同方法滚动。

· 敲按横突处

患者取站立位，上半身挺直，肩部后张，双臂屈肘后伸，双手握拳，以双拳指腹着力，对准第3腰椎横突处轻轻敲打。开始时力道要轻柔，然后慢慢加重，敲打过程中会伴随着酸胀感，所以要以自己能承受的力道进行敲打。

· 两指捏法

两指捏法具有舒筋通络、行气活血等作用，利用该方法对第3腰椎横突附近的肌肉进行放松，改善肌腱的挛缩。操作时，患者站立或俯卧，推拿者用拇指指腹和中指中节桡侧面相对用力，将肌肉提起，做一捏一放的动作。

· 滑擦腰背

患者取俯卧位，推拿者站在患者身体一侧，一手扶住患者腰部的健侧，另一手四指并拢向掌心弯曲，以小拇指关节桡侧面为着力点，然后上半身前倾，借助全身的力量使手来回滑动。

治疗目的

疏通神经血管，促进血液循环，舒筋止痛。

Words & terms

名词解释

❶ 阿是穴

穴位分类名，又名不定穴、天应穴。指以压痛点或其他病理反应点作为针灸治疗的穴位，这类穴位一般都随病而定，没有固定的位置和名称，取穴方法就是以痛为腧，即人们常说的“有痛便是穴”。

❷ 大肠俞穴

该穴位于腰部，当第4腰椎棘突下，旁开1.5寸。

❸ 腰眼穴

第4腰椎棘突下，旁开约3.5寸凹陷中。

❹ 八髎穴

又称上髎、次髎、中髎和下髎，左右共八个穴位，分别在第一、二、三、四骶后孔中，合称“八髎穴”。

腰椎推拿法

腰椎推拿的目的是疏通经络、祛风散寒、活血止痛、放松肌肉、解除痉挛、润滑关节，以此达到防治的目的。

滚擦腰部

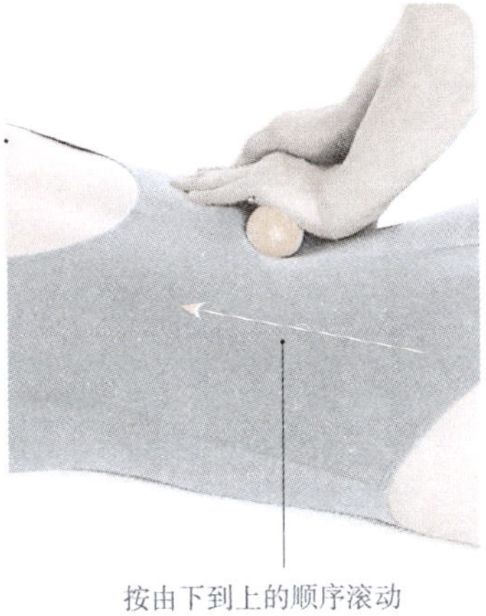

患者俯卧，全身放松，推拿者站在患者身体一侧，将高尔夫球置于掌心下，沿着患者腰椎一侧的肌肉缓慢滚动。

敲按横突处

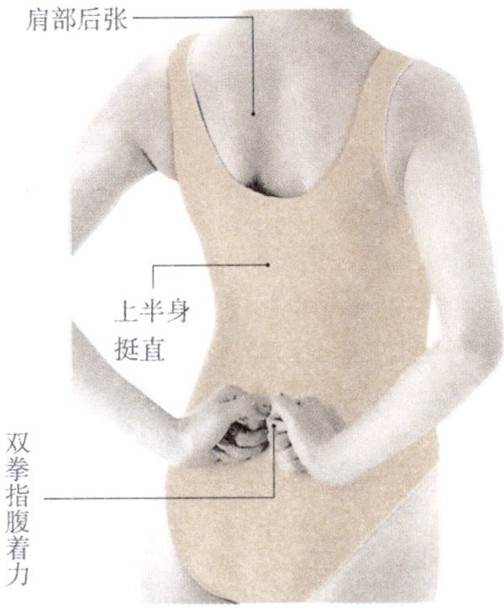

患者站立，双臂屈肘后伸，双手握成拳，对准第 3 腰椎横突处轻轻敲打。

两指捏法

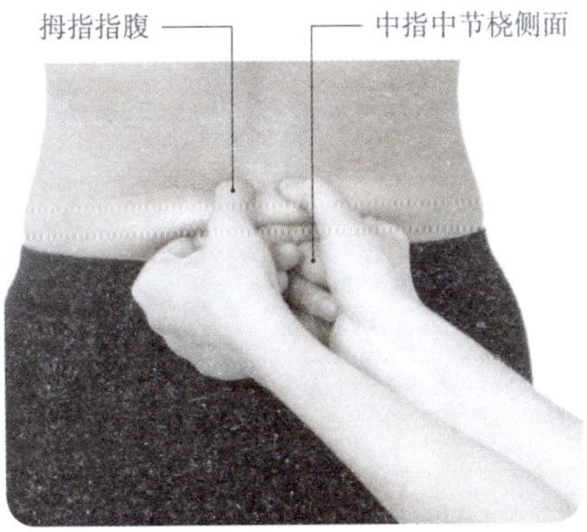

患者站立或俯卧，推拿者用拇指指腹和中指中节桡侧面相对用力，将肌肉提起，做一捏一放的动作。

滑擦腰背

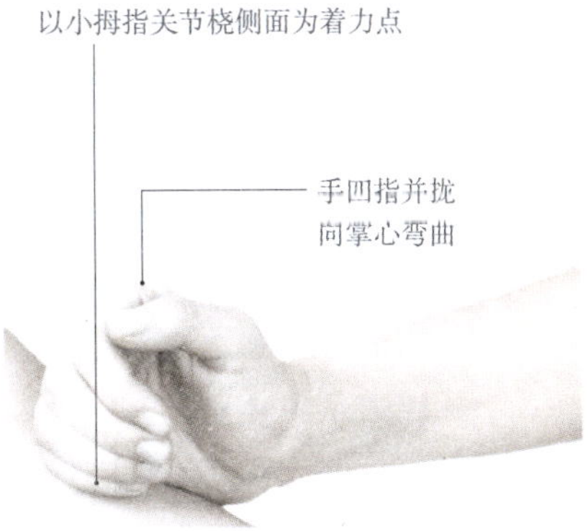

患者俯卧，推拿者站在患者一侧，一手扶住患者腰部的健侧，另一手掌垂直于疼痛部位，上半身前倾，借助全身的力量使手来回滑动。

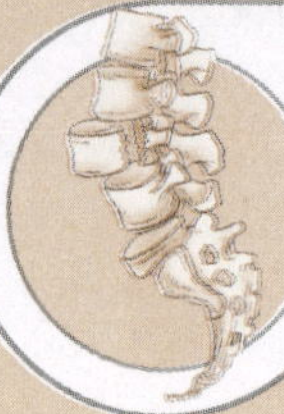

椎间推拿 预防腰椎间盘突出症

本节名词
❶殷门穴 ❷腰阳关穴 ❸秩边穴

临床医学证明，推拿疗法是防治腰椎间盘突出症的第一方法，也是传统防治方法之一，但在推拿时要注意根据患者病情发展的不同阶段，使用不同的推拿手法。

取穴

大肠俞穴、殷门穴❶、腰阳关穴❷、秩边穴❸。

操作方法

· 腰间推法

此方法用于腰椎间盘突出症的急性发作期，力道不能太重。患者俯卧，推拿者站在患者身体一侧，一手扶住患者的肩膀起固定作用，另一只手手臂伸直，用手掌根作用于疼痛部位，向上推力，轻轻推按疼痛的腰椎周围。

· 肘压法

肘压法适用于腰3、腰4节段的椎间盘突出患者。患者俯卧，推拿者位于患者一侧，一手臂屈肘，将肘尖放在患者腰3节段以上的位置，手臂上部垂直于患者的腰部，推拿者上身微倾，以适当的力量用肘尖按压疼痛部位。

· 腰椎推拿

患者取俯卧位，全身放松，用枕头分别垫在其胸部和骨盆下，推拿者双手叠加，用手掌心按压患者的腰椎部位，此时患者处于憋气状态，然后患者换气放松，反复进行5～10次。该方法用于腰椎间盘突出症患者的治疗期。

· 指揉法

本方法轻柔缓和，刺激量小，适用于腰椎间盘突出症患者的缓解期，具有活血化瘀、舒筋活络、缓解痉挛等作用。患者站立，用拇指或食指、中指的指端或螺纹面垂直向疼痛部位进行按压，力道控制在可以承受的范围内。

治疗目的

促进气血循环，拉宽椎间隙，减轻椎间压力。

Words & terms
名词解释

❶ 殷门穴

足太阳膀胱经穴。在大腿后面，当承扶与委中的连线上，承扶下6寸。

❷ 腰阳关穴

第4腰椎棘突下凹陷中。

❸ 秩边穴

在臀部，平第4骶后孔，骶正中嵴旁开3寸。

椎间推拿法

椎间推拿的手法具有一定的针对性，它要根据患者要按摩部位和肌肉紧张的范围及程度选择不同的手法，使用时要多加选择。

腰间推法

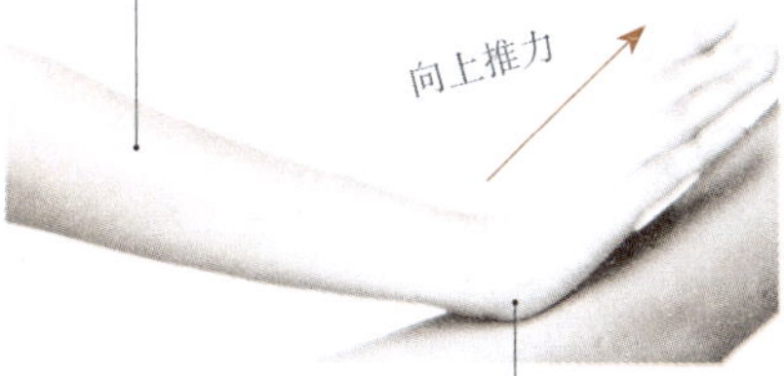

患者俯卧，推拿者站在患者一侧，一手扶住患者的肩膀，另一只手手臂伸直，手掌作用于要按摩部位，轻轻推按腰椎。

肘压法

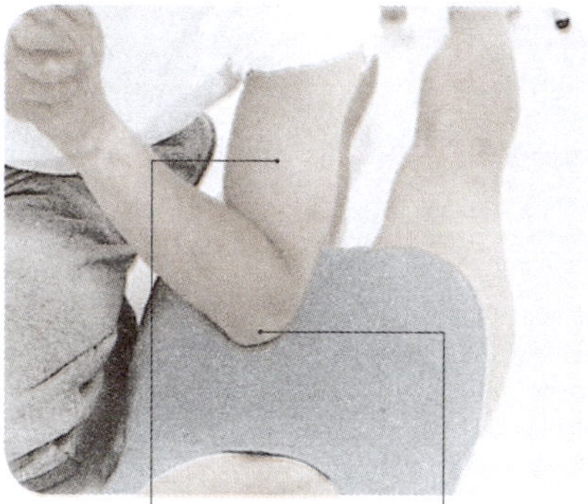

患者俯卧，推拿者位于患者一侧，一手臂屈肘，推拿者上身微倾，以适当的力量用肘尖按压腰部。

腰椎推拿

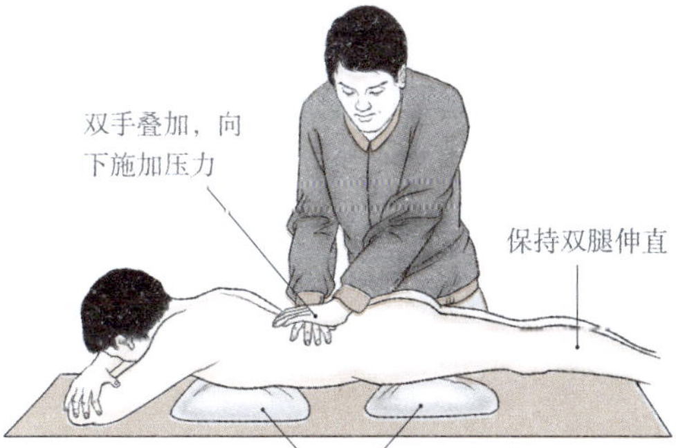

患者俯卧，推拿者用手掌心按压患者的腰椎部位，此时患者处于憋气状态。

指揉法

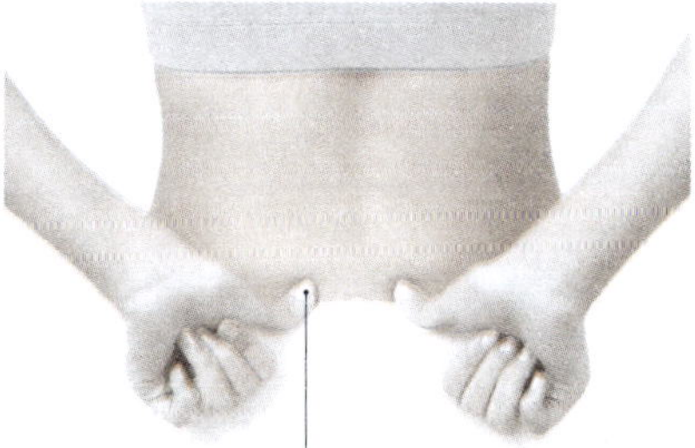

患者站立，用拇指或食指、中指的指端或螺纹面垂直向腰部进行按压即可。

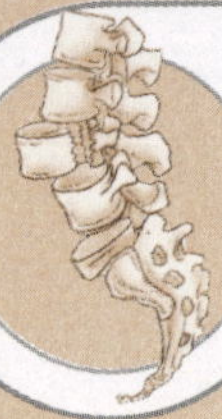

脊椎推拿 预防腰椎骨质增生症

本节名词

❶肾俞穴 ❷命门穴 ❸关元俞穴

腰椎骨质增生症在中年人和老年人中比较常见，这是因为人体脊柱随着年龄的增长进行自我调节，在腰部受到扭伤、身体受冷等情况下就会导致腰椎骨质增生，推拿疗法使用的同时配以中药，会使治疗效果更佳。

取穴

肾俞穴❶、**命门穴❷**、**关元俞穴❸**、阳陵泉穴。

操作方法

· 手掌按压法

患者俯卧趴在床上，推拿者站立在患者身体一侧，双臂伸直，双手掌握住患者腰际两侧，大拇指在上，双掌根着力于疼痛区域，然后上半身前倾，施加全身的力量于掌根进行按压，力道根据患者的承受能力来调整。

· 点按阳陵泉穴

阳陵泉穴位于人体膝盖斜下方，小腿外侧之腓骨小头稍前凹陷中，按压该穴，对腰腿疼痛有很好的改善作用。患者采用坐姿，右手包裹住小腿上部、膝盖下方，大拇指对准穴位，其余四指托住小腿肚，用拇指指腹垂直揉按。

· 三指拿捏法

使用该方法时，患者取俯卧位，推拿者双手用拇指指面顶住患者腰背部的皮肤，然后用食指和中指在前按压，三指同时用力提拿肌肤，双手交替向前移动。

· 腰椎推拿法

患者俯卧，双腿伸直，使腰椎伸展。推拿者站在患者身体一侧，一手放在患者疼痛侧的大腿根部，将腿部抬起，另一只手按在腰椎处，在抬起大腿的同时，按压腰椎，反复施力，左右腿交替进行，不可用力过度。

治疗目的

通络经脉，舒筋活血，调整脊椎。

Words terms

名词解释

❶ 肾俞穴

足太阳膀胱经穴。常采用俯卧姿势，肾俞穴位于人体的腰部，在第二腰椎棘突下，左右二指宽处。

❷ 命门穴

取穴时采用俯卧的姿势，命门穴位于人体的腰部，在后正中线上，第二腰椎棘突下凹陷处。指压时，有强烈的压痛感。

❸ 关元俞穴

是足太阳膀胱经的第 26 个穴位。位于身体骶部，在第五腰椎棘突下，左右旁开 2 指宽处。

脊椎推拿法

增生的骨质刺激腰椎周围的软组织，会出现压迫神经、水肿等现象，脊椎推拿主要就是缓解由此造成的疼痛症状。

手掌按压法

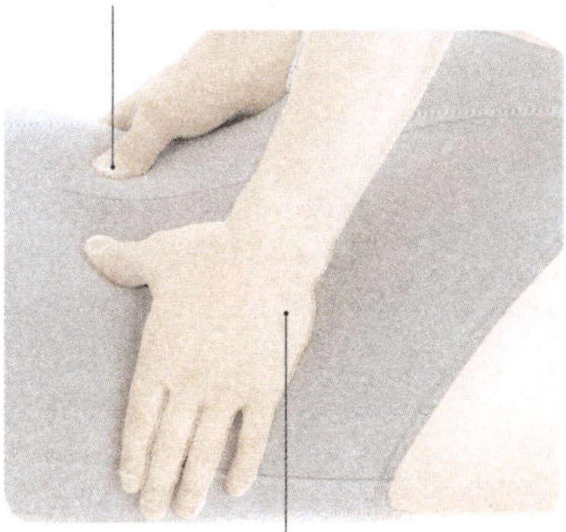

患者俯卧，推拿者站在患者一侧，双臂伸直，双手掌握住患者腰际两侧，上半身前倾，施加全身的力量于掌根进行按压。

点按阳陵泉穴

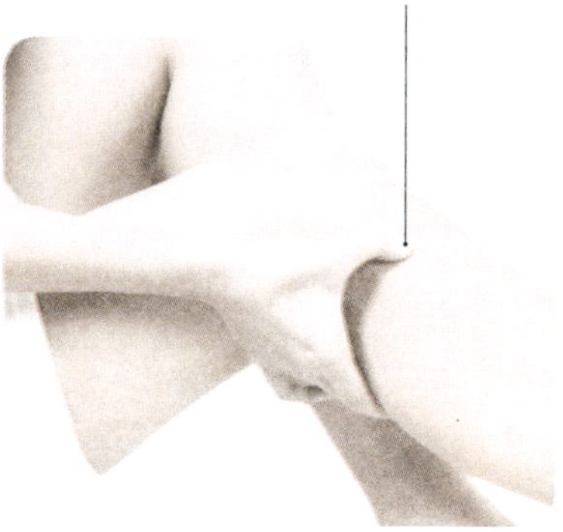

患者采用坐姿，右手包裹住小腿上部、膝盖下方，用拇指指腹垂直揉按，按压顺序是先左腿后右腿。

三指拿捏法

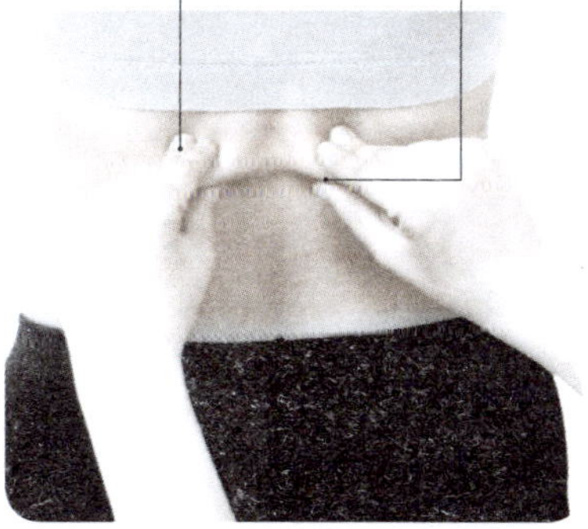

患者取俯卧位，推拿者双手用拇指指面顶住患者腰背部的皮肤，然后用食指和中指在前按压，三指同时用力提拿肌肤。

腰椎推拿法

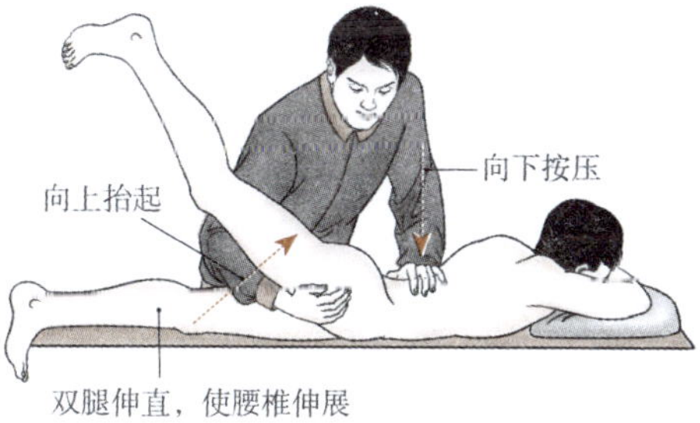

患者俯卧，推拿者站在患者身体一侧，一手放在患者疼痛侧的大腿根部，另一只手按在疼痛的腰椎处，抬起大腿的同时按压腰椎。

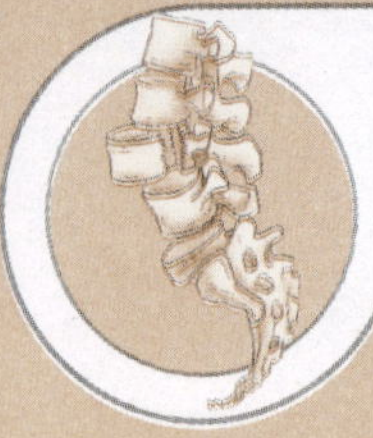

腰脊推拿 预防腰椎椎管狭窄症

本节名词

❶五枢穴 ❷承山穴 ❸次髎穴

腰脊推拿疗法主要是用来舒筋活血、祛瘀止痛，只适用于轻度椎管狭窄，而且在使用的时候要注意手法要温和，不能力道过大，否则会加重原本轻度的损伤，造成更严重的疼痛。

取穴

五枢穴❶、殷门穴、足三里穴、委中穴、**承山穴❷**、**次髎穴❸**、昆仑穴。

操作方法

• 掌按揉法

此方法主要用于与腰痛有关的穴位，这里以五枢穴为例。患者可取站立或仰卧位，左手手掌心按住穴位处，右手叠于左手手背上，然后以顺时针方向轻轻按揉。如果不方便掌按时，也可以使用拇指按压的方法。

• 笔点足三里穴

足三里穴对缓解腰部疼痛有很好疗效，可以借助笔来刺激穴位，采用坐姿，手握住笔的前端，这样会比较好施力，力道也较集中。用笔的前端对着穴位点，进行刺激点压，可以稍稍用力，但不要伤到皮肤。

• 对抗牵引法

使用该方法时需要在两个人的帮助下进行，其中一人慢慢将患者背在背上，以腰骶部抵住患者的第4、第5腰椎处，然后另一人将患者的两下肢向下牵引，前者慢慢弯腰，使患者脊椎过伸，2～3分钟后恢复原位。

• 指揉委中穴

患者采取站立姿势，双膝伸直，上半身向前方下弯，左手手臂伸直，用左手食指指端按在委中穴上，沿顺时针方向用力按揉。注意指揉侧的腿保持伸直，不要弯曲，按揉5～10分钟。

治疗目的

通络经脉，舒筋活血，松解黏连。

Words & terms

名词解释

❶ 五枢穴

中医针灸穴位之一，隶属足少阳胆经。在侧腹部，当髂前上棘的前方，横平脐下3寸处。

❷ 承山穴

取穴时应采用俯卧的姿势，承山穴位于人体的小腿后面正中，委中与昆仑穴之间，当伸直小腿或足跟上提时，腓肠肌肌腹下出现的尖角凹陷处即是。

❸ 次髎穴

在髂后上棘下与后正中线之间，适对第2骶后孔中。

腰脊推拿法

腰椎椎管狭窄症的出现跟骨质增生、腰部扭伤、骨节移位等原因有关，利用推拿的方法可以修复移位滑脱的骨节，舒经活络，有效缓解疼痛。

掌按揉法

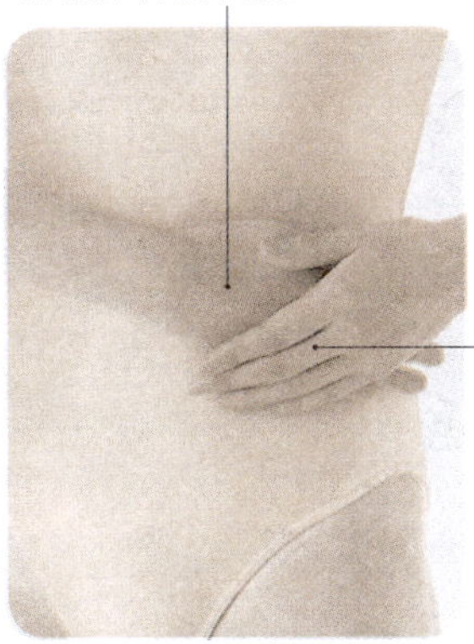

患者可站立，左手手掌心按住穴位处，右手叠于左手手背上，然后以顺时针方向轻轻按揉。

笔点足三里穴

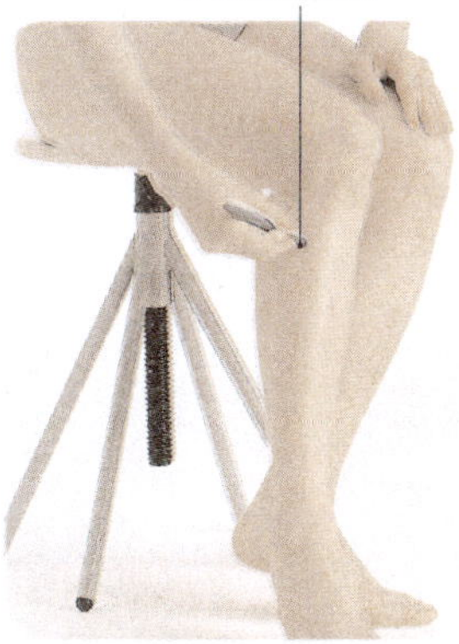

采用坐姿，手握住笔的前端，对着穴位点，进行刺激点压。

对抗牵引法

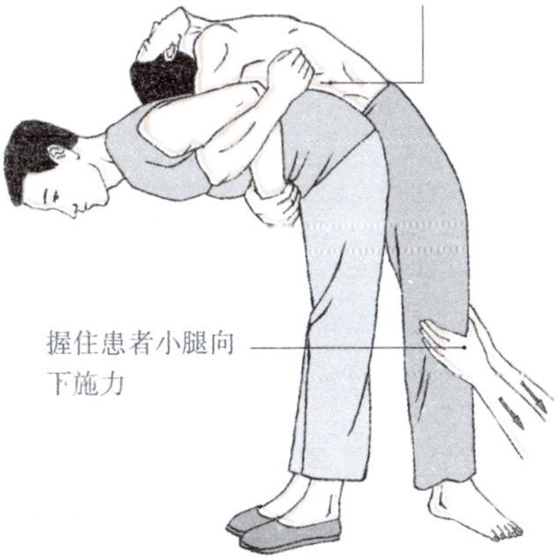

该方法要在两个人的帮助下进行，其中一人将患者背起，以腰骶部抵住患者的腰部，然后弯腰，另一人将患者下肢向下牵引，使患者脊椎过伸。

指揉委中穴

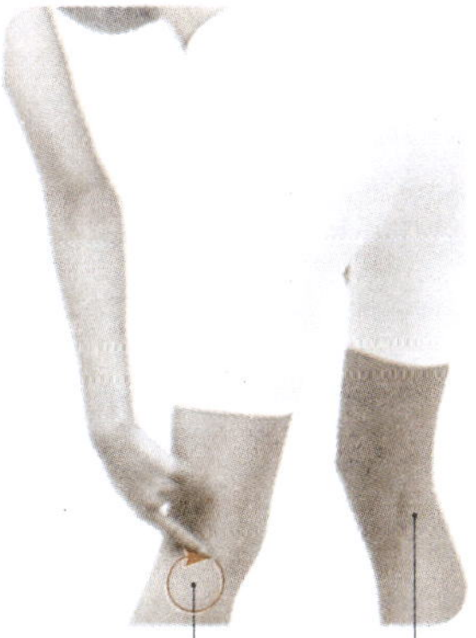

患者站立，上半身向前方下弯，左手手臂伸直，左手食指指端按在委中穴上，沿顺时针方向用力按揉。

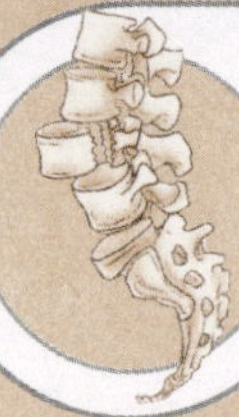

关节推拿 预防腰椎骨关节病

本节名词
❶环跳穴 ❷次髎穴

老年人容易患上腰椎骨关节病，这主要是因为骨关节会随着年龄的增长发生变化，所能承受的压力降低，再加上骨质增生、韧带松弛等原因，都会促使腰椎骨关节病的形成。

取穴

环跳穴❶、次髎穴❷。

操作方法

· 掌摩腰臀法

骶髂关节的损伤大多会同时带有腰臀部软组织的损伤，所以对其软组织的治疗也是治疗此病的方法之一。患者俯卧，双臂枕于头下，推拿者置于患者身体一侧，将一手手掌放在患者腰臀部，做有节律的环形摩动。

· 指压环跳穴

患者俯卧或站立，双臂后伸，用双手拇指指端或螺纹面垂直按住环跳穴，施力按压，力道控制在自己可以承受的范围内。本方法刺激点集中，力量拿捏方便，具有消积导滞、活血化瘀、消肿止痛、舒筋活络、缓解痉挛等作用。

· 复位屈曲法

该方法用于腰椎不稳定、骨质增生、移位综合征患者。患者仰卧，推拿者站在患者身旁，用一只手握住患者单只脚踝，另一只手放在患者微屈的单膝关节上，使患者抬起的单腿向推拿者站立的方向旋转，重复10～20次。

· 屈曲加压法

上述动作无不良反应者继续此动作。患者仰卧，抬起健侧的腿屈曲髋关节和膝关节。推拿者用一只手扶住患者抬高腿的踝关节，另一只手扶住患者的膝关节并旋转，然后用力按压膝关节后立即放松，反复10～20次。

治疗目的

放松腰臀部肌肉，调整错位的骶髂关节。

名词解释

❶ 环跳穴

属足胆经经脉的穴道，在人体的股外侧部，侧卧屈股，当股骨大转子最凸点与骶管裂孔连线的外1/3与中1/3的交点处。

❷ 次髎穴

在髂后上棘下与后正中线之间，适对第2骶后孔中。现代常用于治疗腰骶神经痛、腰骶关节炎、子宫内膜炎、盆腔炎、性功能障碍、泌尿系感染等。配三阴交主治月经不调、痛经；配委中主治腰骶疼痛。

关节推拿法

本方法主要就是通过对腰椎骨关节的伸展、推拿，调整错位或受到损伤的关节及其周围的肌肉和韧带，治疗疼痛。

掌摩腰臀法

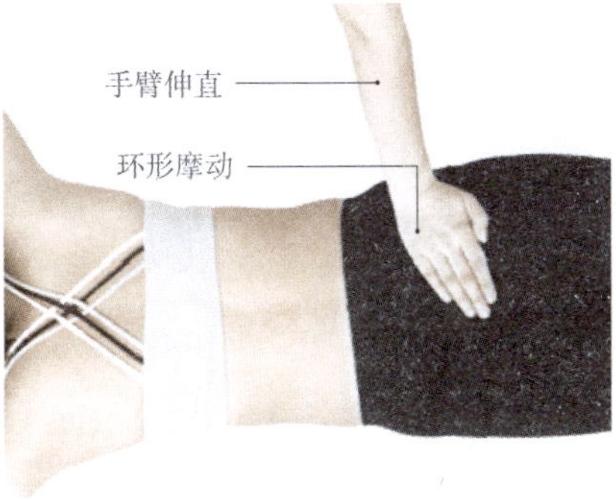

患者俯卧，推拿者置于患者身体一侧，将一手手掌放在患者腰臀部，做有节律的环形摩动。

指压环跳穴

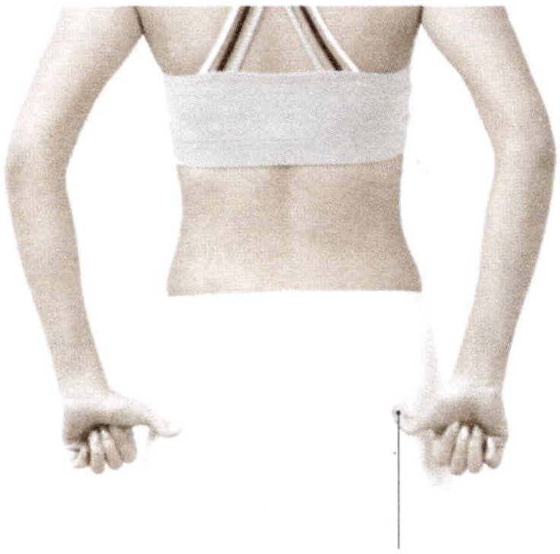

患者站立，双臂后伸，用双手拇指指端或螺纹面垂直按住环跳穴，施力按压。

复位屈曲法

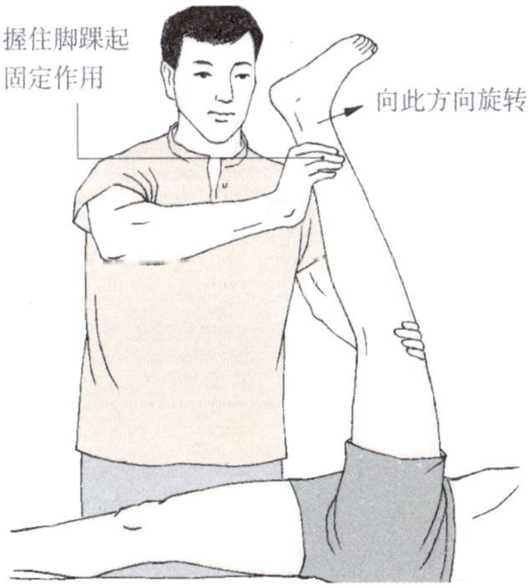

患者仰卧，推拿者用一只手握住患者单只脚踝，另一只手放在患者微屈的单膝关节上，使单腿向推拿者站立的方向旋转。

屈曲加压法

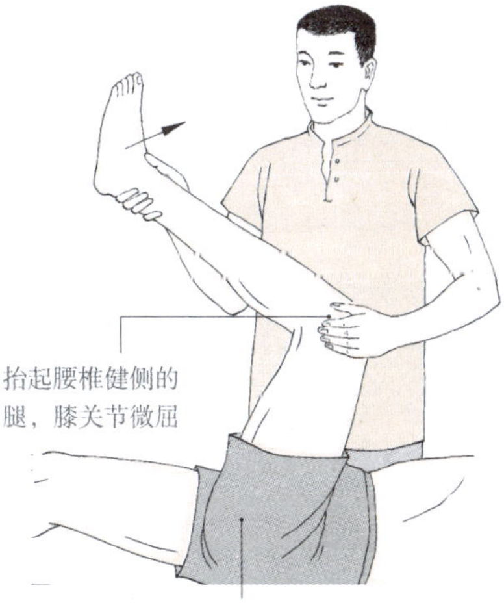

患者仰卧，推拿者用一只手扶住患者抬高腿的踝关节，另一只手扶住患者的膝关节并旋转，然后用力按压膝关节后立即放松。

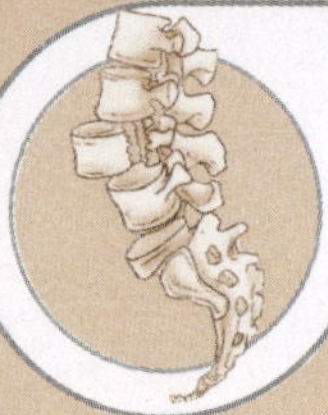

肌肉揉按 预防棘上韧带损伤

本节名词
❶棘上韧带

棘上韧带损伤在很大程度上是由于突然负重扭伤腰部，或长期弯腰使腰部负担加重造成的，当棘突从韧带上撕裂或脱离的时候就会出现腰部以及下肢的疼痛酸软，以揉按为主的按摩方法可以有效地缓解此病症。

取穴

命门穴、委中穴、腰阳关穴、腰眼穴。

操作方法

· 掌击法

通过对腰背部的轻轻敲击，刺激**棘上韧带**[1]，活血化瘀。患者可站立或取俯卧位，推拿者双手手指自然松开，双臂伸直，用掌根部进行击打，掌击顺序是由上到下，由肩部到背部，每个部位击打到皮肤发热为止。

· 揉按法

患者取俯卧位，推拿者双臂伸直，一手扶住患者的肩部起固定作用，一手手指并拢，用手掌在腰背部疼痛部位进行轻缓的揉按。

· 按压委中穴

委中穴位于膝盖里侧中央，横纹中点，当股二头肌肌腱与半腱肌肌腱的中间，按压此穴对腰痛不能转侧有良好疗效。指压时，将脚部垫高，上半身下弯，用双手扣住膝盖，以左右大拇指来刺激，持续指压到肌肉舒展开来为止。

· 韧带伸展法

患者俯卧，头转向一侧，双上肢放在身体前侧。推拿者跨在患者身体两旁，双手掌根部放在疼痛腰椎节段的两侧，双手对称的对腰椎部位柔和地施以压力，进行按压，随后立即松开，每次加压时较前次力度逐渐增加。

治疗目的

疏经活血，祛瘀止痛。

Words & terms
名词解释

❶ 棘上韧带

是架在各椎骨棘突尖上的索状纤维软骨组织，起自第7颈椎棘突，止于骶中嵴。棘上韧带与棘间韧带由脊神经后支的神经末梢分布，是极敏感的组织，一旦受到损伤，可通过脊神经后支传入中枢，引起腰痛或牵涉性下肢痛。

肌肉揉按法

揉按轻擦的方法对缓解肌肉僵硬、疏通经络有很好疗效，能有效增强腰背部肌肉和筋膜的韧度，缓解疼痛的同时也能预防韧带的损伤。

掌击法

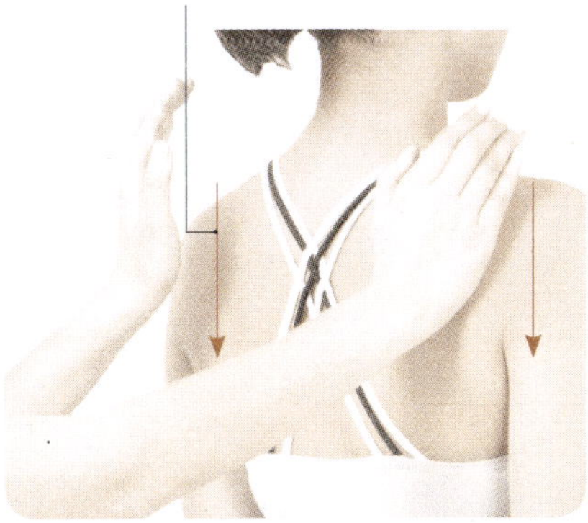

患者站立，推拿者双手手指自然松开，双臂伸直，用掌根部进行击打，击打到皮肤发热为止。

揉按法

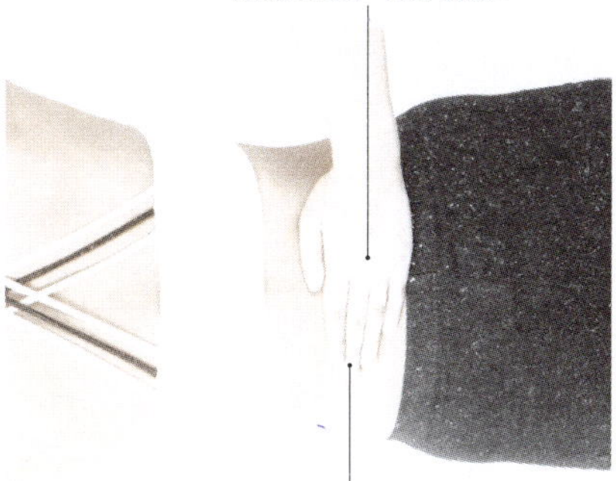

患者俯卧，推拿者双臂伸直，一手扶住患者的肩部，用另一手的手掌在腰背部疼痛部位进行轻缓的揉按。

按压委中穴

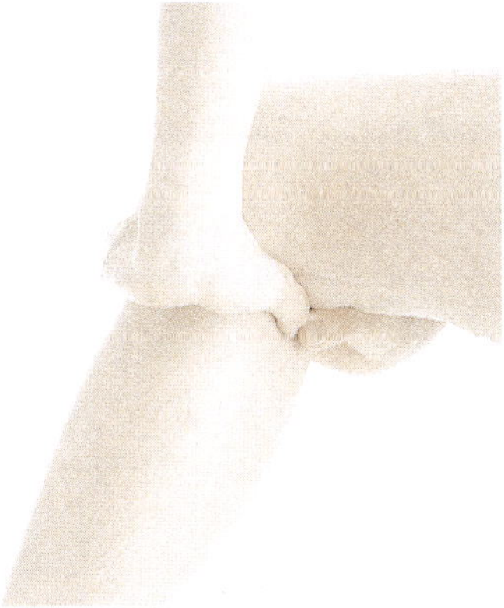

自己指压委中穴位时，用双手扣住膝盖，以左右大拇指来刺激，持续指压到肌肉舒展开来为止。

韧带伸展法

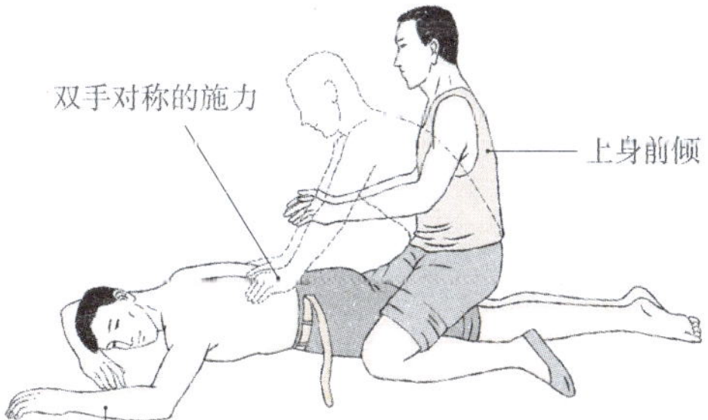

患者俯卧，推拿者跨在患者身体两旁，双手掌根部放在疼痛腰椎的两侧，柔和地施以压力，进行按压。

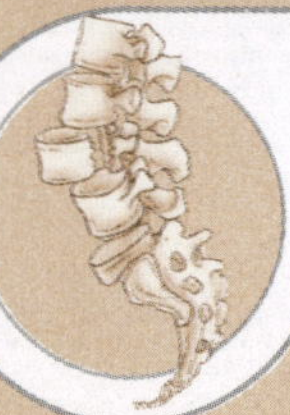

松弛韧带 预防棘间韧带损伤

本节名词
❶棘间韧带

棘间韧带损伤有急性和慢性之分，通常情况下，急性多是因为腰部突然承受重力或暴力所造成的，这种情况下并不适合使用推拿按摩疗法，所以这里介绍的手法主要适用于慢性棘间韧带损伤的患者。

Words & Terms
名词解释

❶ **棘间韧带**

位于相邻的棘突之间，是连接两个棘突之间的腱性组织，由三层纤维组成，其纤维之间交叉排列易产生磨损，中间层的背侧部分最强，呈三角形与棘上韧带融合。

取穴

阿是穴、委中穴、肾俞穴、腰阳关穴。

操作方法

· 棘间按摩法

患者俯卧，双上肢放在身体两侧。推拿者站在患者身旁，一只手手掌根部放在疼痛部位，另一只手掌压在该手掌之上，上身前倾，双臂伸直，双手掌缓慢向腰椎一侧施压。本法适用于医生，患者在家使用时要注意力道，遵循医嘱。

· 掌擦韧带法

患者取俯卧位，全身放松，推拿者立于患者身体一侧，双臂伸直，双掌放在腰背部疼痛区域，拇指按住一点起固定作用，掌心微抬起，然后四指左右滑动，轻擦疼痛部位，直至皮肤发热，以放松腰背部的**棘间韧带**[1]。

· 点揉肾俞穴

患者俯卧，推拿者横跨在患者身体上方，双臂伸直，用双手大拇指的指端放在肾俞穴上，推拿者上半身前倾，施加全身的力量于指端，用力点按该穴位，力道控制在有点疼但很舒服的状态，以松弛腰部紧绷的肌肉和韧带。

· 指揉腰阳关

患者取站立位，双脚并拢，双膝伸直，一手叉腰，一手后伸将大拇指指腹置于腰阳关穴上，拇指按顺时针方向不离开穴位的进行画圈似的揉动，同时腰背保持挺直。左右手可交替进行，反复指揉5分钟左右。

治疗目的

舒缓紧张的肌肉，改善腰背部的血液循环，修复韧带损伤。

韧带松弛法

对于棘间韧带损伤最好的防治方法就是对韧带进行松弛，这样不仅能增强韧带的韧性，也能缓解疼痛。

棘间按摩法

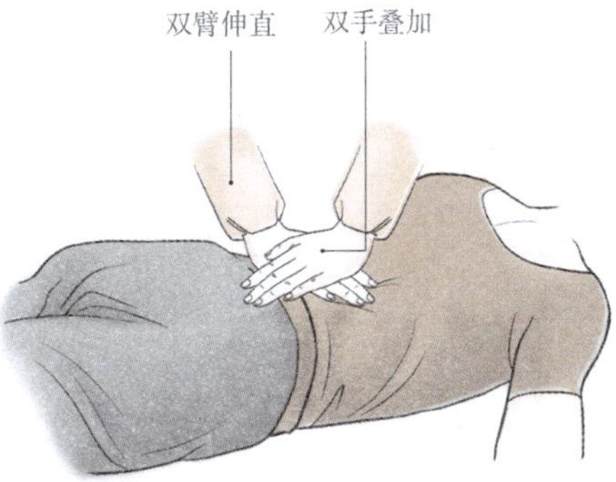

患者俯卧，推拿者站在患者身旁，两手掌叠放在疼痛部位的腰椎一侧，上身前倾，双手掌缓慢向腰椎一侧施压。

掌擦韧带法

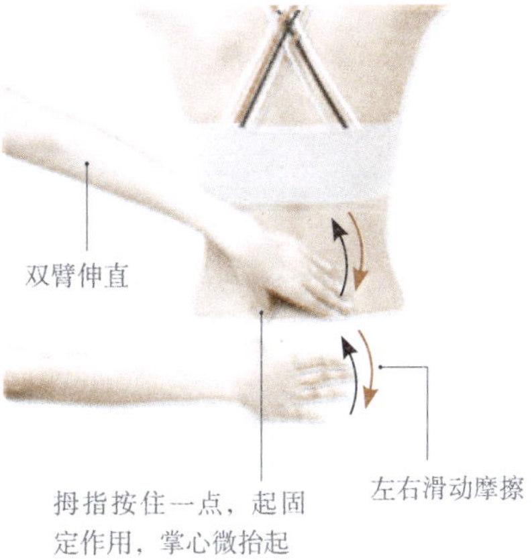

患者俯卧，推拿者立于患者身体一侧，双掌放在腰背部疼痛区域，四指左右滑动，轻擦疼痛部位。

点揉肾俞穴

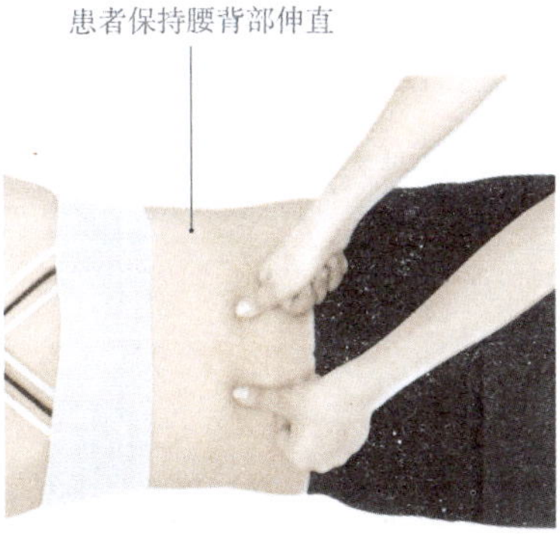

患者俯卧，推拿者用双手大拇指的指端置于肾俞穴，上半身前倾，施加全身的力量于指端，用力点按该穴位。

指揉腰阳关

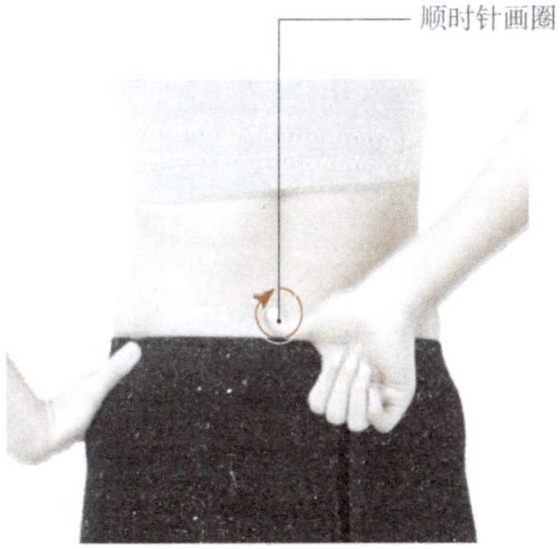

患者站立，一手叉腰，一手后伸将大拇指指腹置于腰阳关穴上，拇指按顺时针方向不离开穴位的进行画圈似的揉动。

第3章

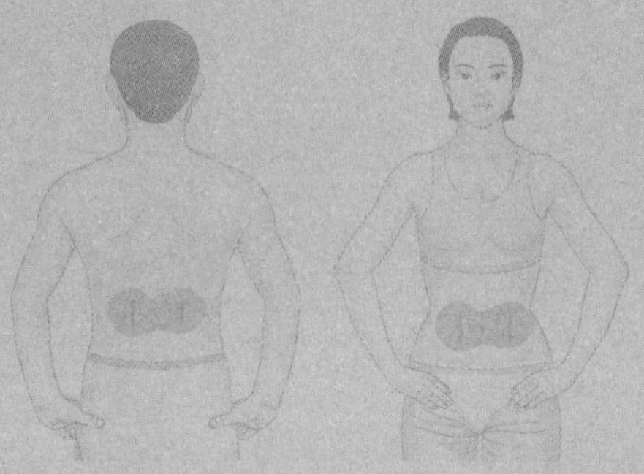

家庭小妙招，让您“站着说话不腰疼”

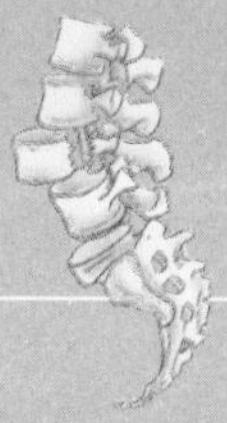

腰痛的烦恼困扰着我们周围的很多人，而忙碌紧张的生活不可能让每个人都能去医院就诊。因此，学会一些简单方便的治疗方法在这个快节奏的社会中是十分必要的。这一章里，我们就重点向大家推荐一些针对腰痛病的疗法，让您不用出门，自己就可以治疗腰痛。

本章看点

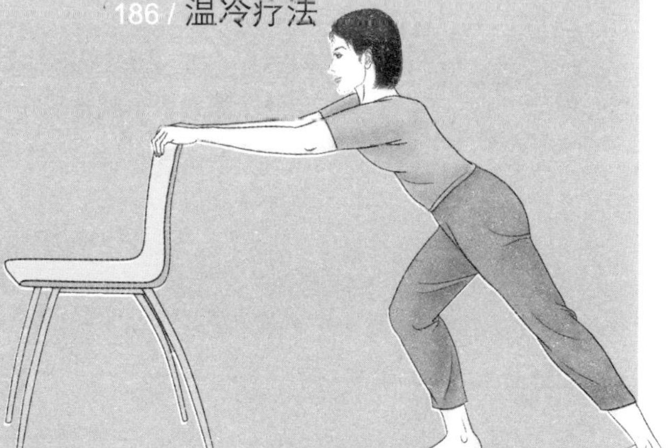

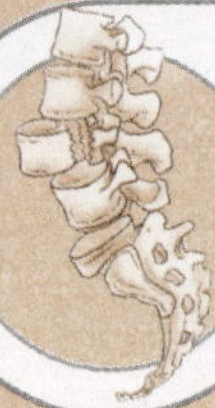

腰背按摩 缓解腰部沉重

本节名词
❶大鱼际

长期维持一个姿势所带来的压力常常会使我们的整个腰部沉重疼痛，这个时候对酸痛部位进行按摩，能有效的放松腰部周围僵硬的肌肉，缓解疲劳。

Words terms
名词解释

❶ **大鱼际**

人的手掌正面拇指根部，下至掌跟，伸开手掌时明显突起的部位，医学上称其为大鱼际。

取穴

肾俞穴、殷门穴、次髎穴。

操作方法

· 掌心按摩法

患者俯卧，按摩者站在患者身旁，用双手掌心在患者背部、腰间、臀部等肌肉面积较大的地方轻轻摩擦。按摩时双臂伸直，借助全身的力量对按摩部位施力，同时摩擦顺序是由臀部往腰的方向轻擦，时间在20分钟左右。

· 掌心擦揉法

揉法轻柔缓和，刺激量小，具有宽胸理气、活血化瘀、消肿止痛、舒筋活络等作用。使用该方法时，将一手手掌**大鱼际**[1]或掌心掌根放在腰背疼痛部位做轻柔缓和的揉动，另一只手扶住患者身体，起固定作用。

· 拳头按压法

该方法是以抬高腰部来控制力道，通过身体重量的按压将背部的疲劳一扫而空。患者仰卧，双膝并拢屈曲45°左右，双脚脚掌着地，然后将手轻握成拳头放在背部下方，自然抬起腰部，以身体的重量来进行按压。

· 拇指重叠按压法

患者俯卧，按摩者站在患者身体一侧，用一手大拇指按在穴位上，另一只手的大拇指重叠放在该拇指上，双指共同施力对疼痛穴位进行按压，透过手部，将全身的重量都施加在患部上，这样才能强有力的刺激疼痛点。

治疗目的

促进血液循环，放松僵硬的肌肉，消除肌肉里累积的乳酸。

腰背按摩法

按摩时使用不同的方法对疼痛点所产生的刺激力度也不一样，根据自身疼痛的程度可以任意选择其中一种方法。

掌心按摩法的顺序

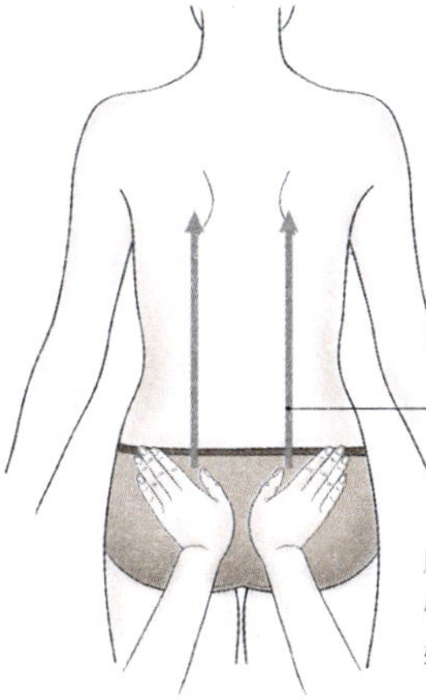

按摩者双臂伸直，双手掌心在患者背部、腰间、臀部轻轻摩擦。

掌心擦揉法

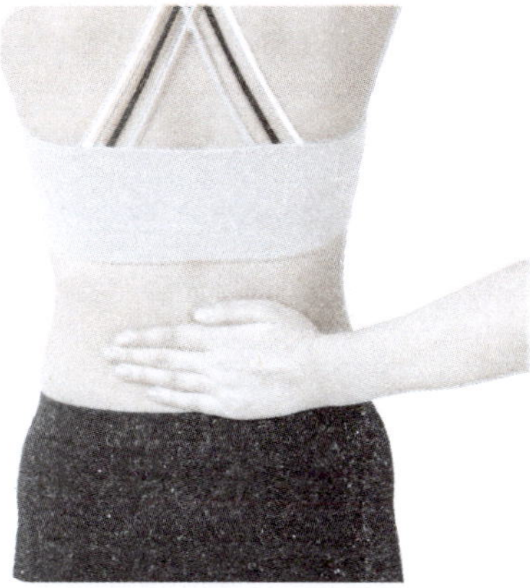

将手掌大鱼际或掌心掌根放在腰背疼痛部位做轻柔缓和的揉动。

拳头按压法

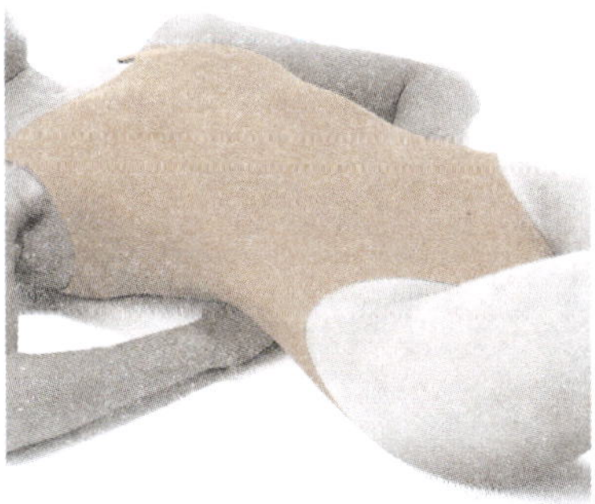

患者仰卧，双脚脚掌着地，将手轻握成拳头放在背部下方，自然抬起腰部，以身体的重量来进行按压。

拇指重叠按压法

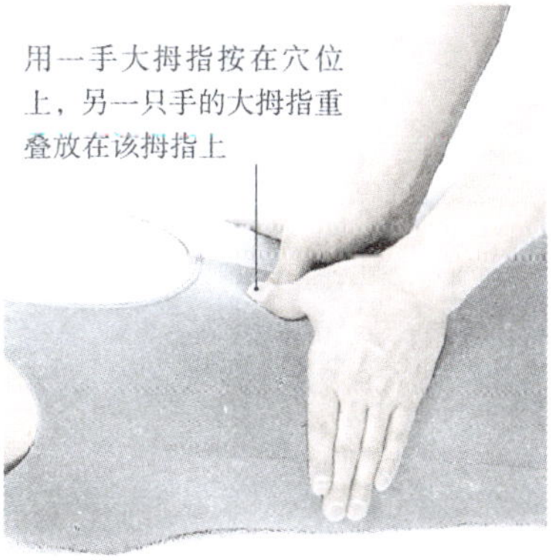

患者俯卧，按摩者站在患者身体一侧，双指共同施力对疼痛穴位进行按压。

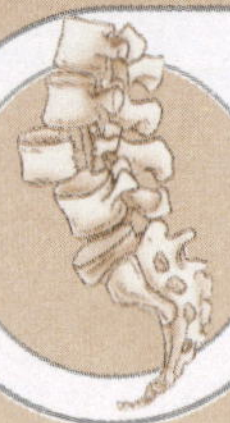

腰肌推拿 治疗急性腰扭伤

本节名词
❶筋膜 ❷小鱼际

在剧烈运动或是猛然负重时，很容易造成腰部肌肉或筋膜❶扭伤，通过推拿能消除腰背部的瘀滞，使该处的瘀血消散，加快扭伤部位软组织的恢复。

Words & terms
名词解释

❶ 筋膜

指肌肉的坚韧部分，附于骨节者为筋，包于肌腱外者为膜，是联络关节、肌肉，主司运动的组织，为肝所主，并赖肝血的滋养。

❷ 小鱼际

位于掌面与小指相连的右下方处，与腕关节相邻，拇指一侧称大鱼际。

取穴

腰阳关穴、大肠俞穴、肾俞穴、命门穴、委中穴、承山穴。

操作方法

- 揉按命门穴

揉按该穴位可以缓解肌肉痉挛。患者取站立位，双脚并拢，双膝伸直，一手叉腰，一手后伸将大拇指指端置于命门穴上，拇指按顺时针方向不离开穴位的进行画圈似的揉动，同时腰背保持挺直。左右手交替揉按5～10分钟。

- 小鱼际揉按法

推拿者用小鱼际❷或掌根着力，从患者的肩背部到腰骶部，从上至下的进行揉按，推揉顺序是先健康一侧，后疼痛一侧，边揉按边移动，反复做3～5次，以此达到舒筋通络，化瘀止痛的目的。

- 揉按结合法

患者仰卧，先将手心置于腹部轻轻按住，以顺时针的方向按画圈的方式滑动按摩3～5分钟。接着患者转为俯卧，按摩者双臂伸直，两手拇指与其余四指同时用力，借用身体的力量轻轻下压手掌，反复揉按2～4分钟。

- 肘按止痛法

以大肠俞穴为例，推拿时，患者使用俯卧位，推拿者将手肘放在髂骨处的大肠俞穴位上，然后以全身的力量对着穴位画圈似的推揉，然后再慢慢往臀部方向推拿，能有效刺激疼痛点，使深处肌肉也能达到松弛的效果。

治疗目的

舒筋活血，消除瘀肿，恢复扭伤软组织，止痛。

腰肌推拿法

下面四种推拿手法能有效地治疗腰扭伤所造成的肌肉、筋膜痉挛，化瘀活血，使受伤的软组织尽快修复。

揉按命门穴

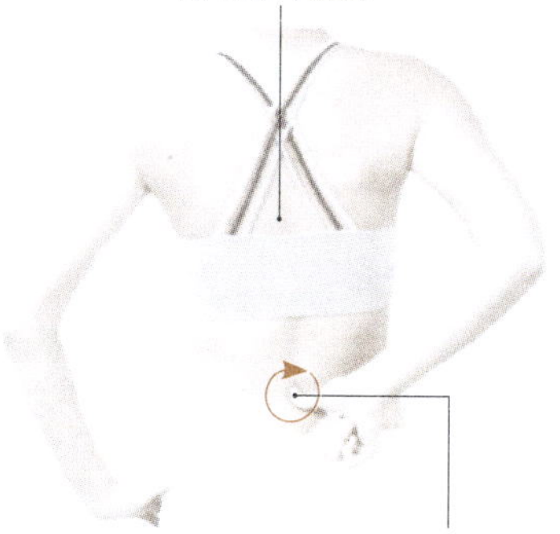

患者站立，一手叉腰，一手后伸将大拇指指端置于命门穴上，拇指按顺时针方向不离开穴位的进行画圈似的揉动。

小鱼际揉按法

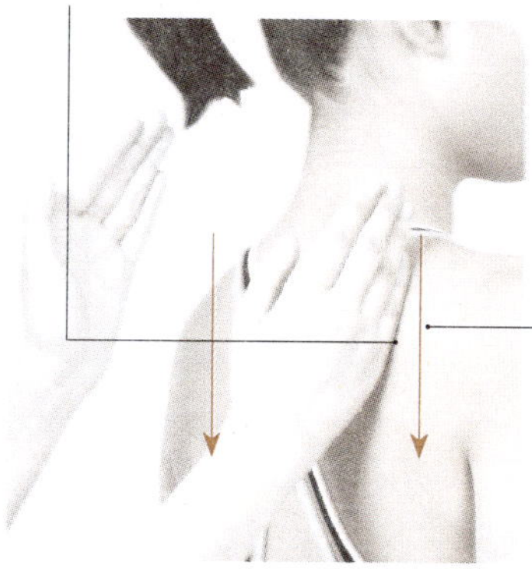

推拿者用小鱼际着力，从患者的肩背部到腰骶部进行揉按，边揉按边移动。

揉按结合法

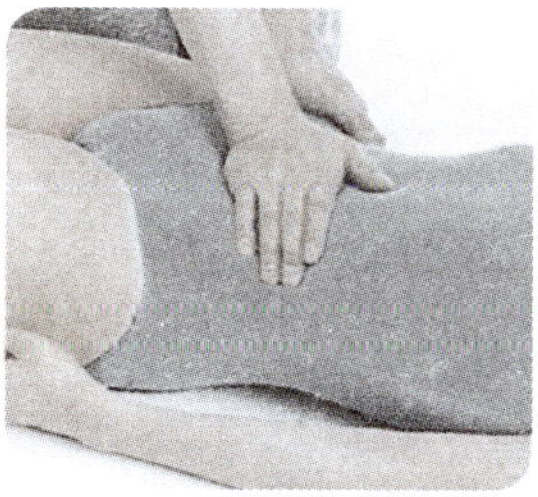

患者仰卧，按摩者双臂伸直手心置于腹部，按画圈的方式以顺时针的方向滑动按摩。

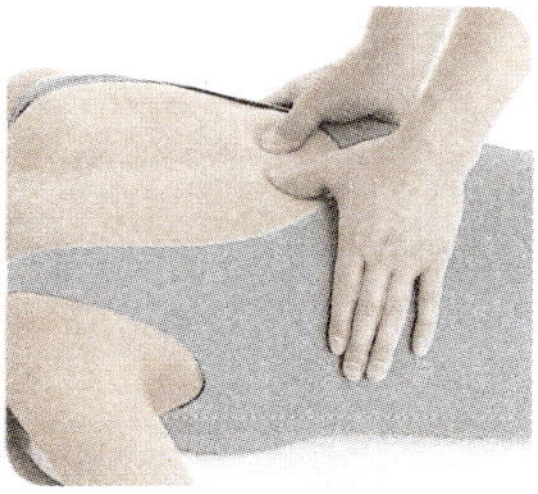

患者俯卧，按摩者的两手拇指与其余四指同时借用身体的力量轻轻下压手掌。

肘按止痛法

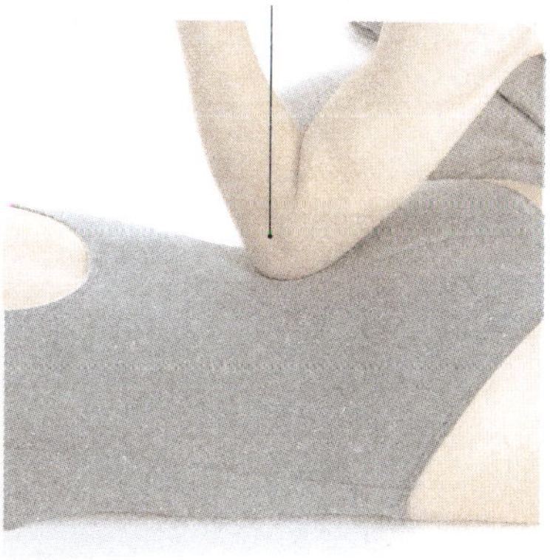

患者俯卧，推拿者将肘尖放在大肠俞穴上，然后以全身的力量对着穴位画圈似的推揉，然后再慢慢往臀部方向推拿。

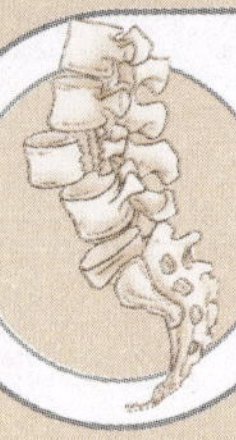

疏通经络[1] 治疗慢性腰肌劳损

本节名词
❶经络

慢性腰肌劳损通常是因为人们腰部承受的压力过大，日积月累，就超出了腰部所能负担的范围而使腰部出现的酸痛无力，按摩推拿方法对此的治疗主要就是舒筋通络，缓解腰部压力。

Words & Terms
名词解释

❶ 经络

中医上说，经络是运行气血、联系脏腑和体表及全身各部的通道，是人体功能的调控系统。经络学也是人体针灸和按摩的基础，是中医学的重要组成部分，是祖国医学基础理论的核心之一。

取穴

八髎穴、秩边穴、肾俞穴、大肠俞穴、五枢穴。

操作方法

· 掌拍法

患者俯卧趴在床上，推拿者站在患者身体一侧，双手伸直，以双手掌着力，一手拍下，另一手抬起，以这种一上一下的方式，交替进行拍打。拍打顺序是由上到下，由中间到两侧，力道掌握在皮肤被拍得微红即可。

· 掌抹法

患者俯卧趴在床上，双手交叠放在额头下方，推拿者站在患者身体一侧，用双手的掌心从上到下，从两侧向中间的进行抹擦，力道由浅变深，慢慢渗透。从肩部下抹到腰臀部为一次，反复进行，有利于腰背部肌群的放松。

· 摇腰法

摇腰法必须在各关节生理功能许可的范围内进行，不可用力过猛，否则就会造成腰扭伤，给腰部带来新的疼痛。使用该方法时，患者取坐位，推拿者用双腿夹住患者的一条腿，双手分别扶住其两肩，用力向左右旋转摇动。

· 指节叩击法

指节扣击法可以改善腰背部组织的不平衡状态，对缓解疼痛有很好效果。患者自己进行时，双手伸到腰后，握拳突出中指关节，然后用中指关节处深而有力的叩击疼痛点，以达到治疗劳损性腰痛的目的。

治疗目的

舒筋活血，温经通络，舒缓压力。

疏通经络法

对于慢性腰肌劳损的疼痛来说，最重要的解决方法就是疏通经络，消除腰部的超负荷压力，下面就是比较常用的方法。

掌拍法

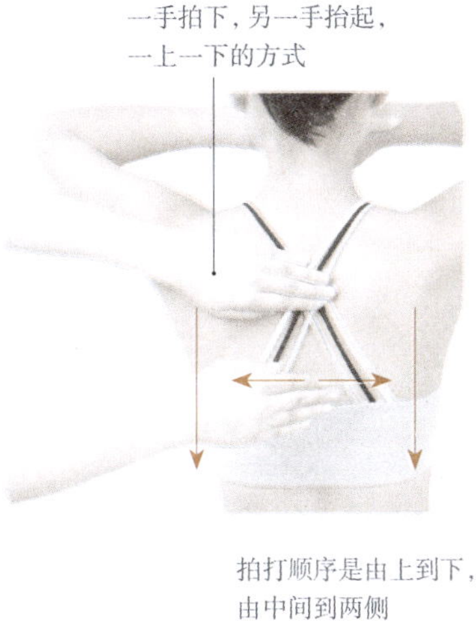

患者俯卧，推拿者站在患者身体一侧，双手伸直，以双手掌着力，交替进行拍打。

掌抹法

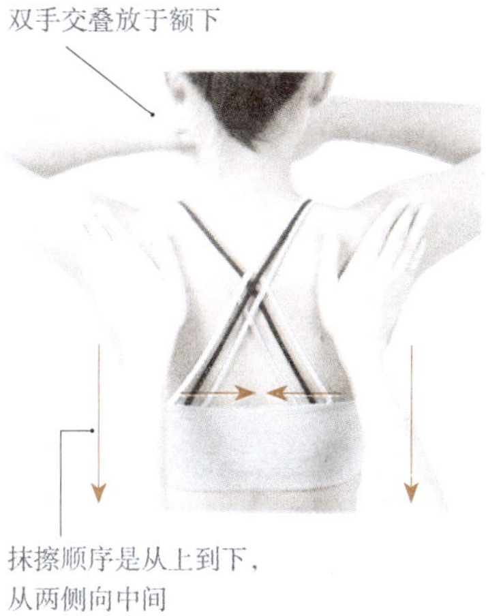

患者俯卧，推拿者站在患者身体一侧，用双手的掌心从上到下，从两侧向中间的进行摩擦。

摇腰法

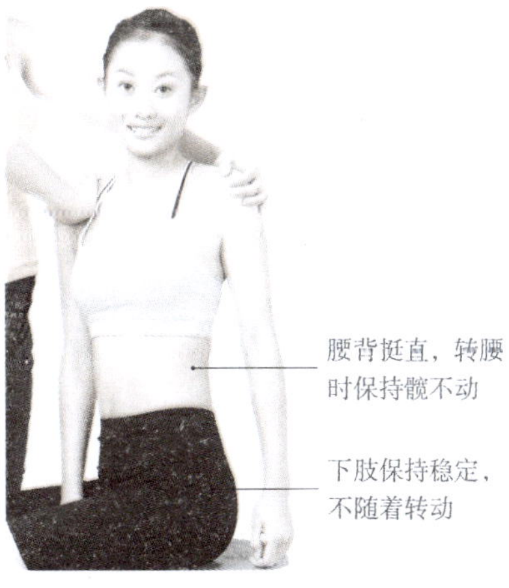

患者取坐位，推拿者用双腿夹住患者的一条腿，双手分别扶住其两肩，用力向左右旋转摇动。

指节叩击法

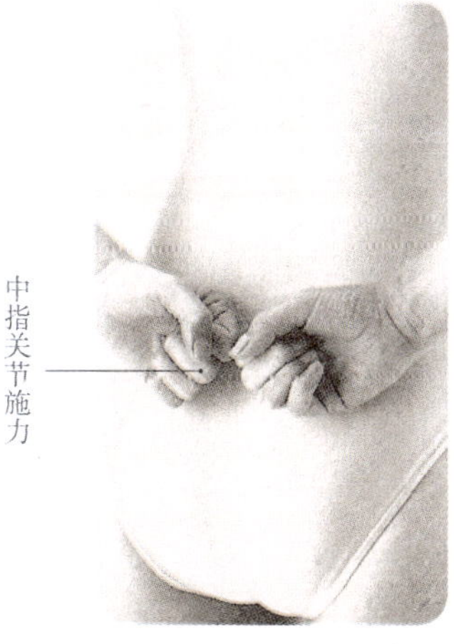

患者双手伸到腰后，握拳突出中指关节，用中指关节处深而有力的叩击疼痛点。

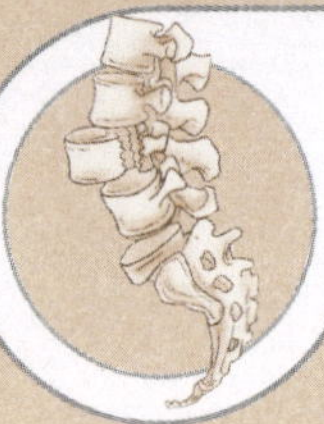

刺络罐法 治疗急性腰扭伤

本节名词
❶骶棘肌 ❷三棱针

急性腰扭伤是腰部肌肉、筋膜、韧带等软组织因外力作用突然受到过度牵拉而引起的急性撕裂伤，常发生于搬抬重物、腰部肌肉强力收缩时。急性腰扭伤可使腰骶部肌肉的附着点、骨膜、筋膜和韧带等组织撕裂。

诊断

患病前，患者曾搬抬重物，有的患者甚至能听到清脆的响声。轻者尚能工作，但休息后或次日疼痛加重，甚至不能起床；伤重者疼痛剧烈，当即不能活动。检查时见患者腰部僵硬，腰前凸消失，有脊柱侧弯及**骶棘肌**❶痉挛等症状。

选穴与治疗方法

刺络罐法一

所选穴位：命门穴、肾俞穴、阿是穴

治疗方法：让患者取俯卧位，取上述穴位和腰部疼痛点，在对穴位皮肤进行常规消毒后，先用**三棱针**❷对穴位进行点刺，随后即用闪火法将火罐吸拔在穴位上，留罐5～10分钟。每日1次或者两日1次。

刺络罐法二

所选穴位：肾俞穴

治疗方法：患者取坐位，对穴位皮肤进行消毒，先用双手从穴位周边向中央挤压，以使血液集中在针刺的部位。然后捏紧穴位皮肤，将三棱针迅速刺入穴位，出针后用闪火法将大号火罐吸拔在点刺穴位上，留罐20～30分钟，以出血5～10毫升为度。起罐后，用棉球擦净皮肤。

刺络罐法三

所选穴位：腰阳关穴、委中穴、阿是穴

治疗方法：让患者取俯卧位，在对上述穴位和疼痛点进行常规消毒后，先用三棱针在穴位上进行点刺，随后再用闪火法将罐具吸拔在穴位上，留罐15～20分钟。每日1次或者两日1次。

Words terms

名词解释

❶ 骶棘肌

沿脊柱两侧上行，为腰背筋膜所覆盖，肌束上行分组，自外向内为髂肋肌、最长肌和棘肌。

❷ 三棱针

针身呈三棱形，尖端三面有利刃的针具。用它刺破患者身体上的一定穴位或浅表血络，放出少量血液，以治疗疾病的方法称刺络法，亦称为“刺血络”。

刺络拔罐方法

在刺络罐法中主要是先使用三棱针刺激穴位，然后再使用闪火法吸拔点刺穴位进行治疗，下面是闪火法的方法。

闪火法

闪火法是借助火焰燃烧时产生的热力，排去罐内空气产生负压而吸着于皮肤上，此方法因罐内没有燃烧物，所以适用于各种体位。

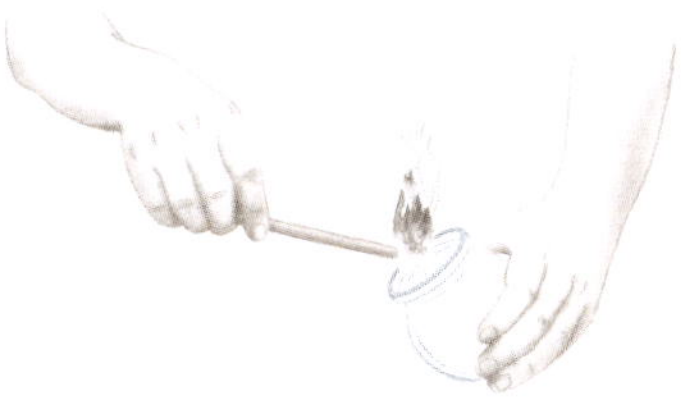

第一步

用镊子夹着燃烧的酒精棉球，伸进罐内旋转片刻，然后迅速抽出，并立即将罐扣在应拔的部位上。

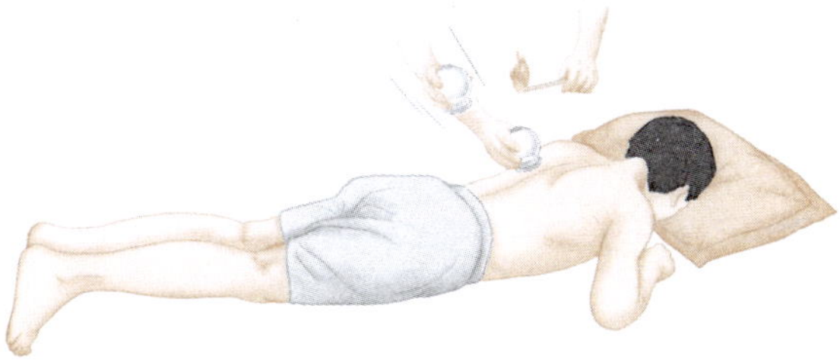

第二步

罐具吸拔在应拔部位后随即取下，反复操作直到皮肤潮红时为止。

拔罐取穴

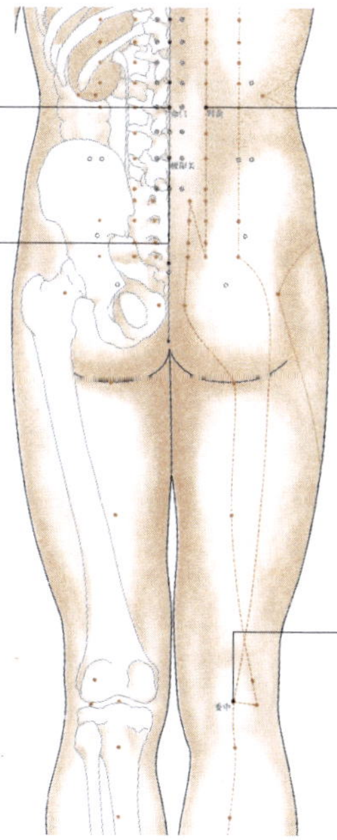

命门 位于人体腰部，第2腰椎棘突下，即肚脐正后方处即是

腰阳关 别名脊阳关，背阳关。位于人体腰部，当后正中线上，第4腰椎棘突下凹陷处

肾俞 位于人体腰部，当第2腰椎棘突下，旁开1.5寸处

委中 位于人体腿部，横纹中点，当股二头肌腱与半腱肌肌腱的中间即是

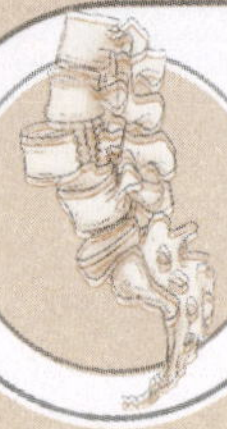

多种罐法 治疗慢性腰痛

本节名词
❶血罐法

慢性腰痛多是因为腰部承受的压力过大、疲劳感过重、长时间使用不良姿势或骨盘突出等原因所造成的，腰肌劳损、腰椎间盘突出、腰椎间盘滑脱等症状下的腰部疼痛都可以归为慢性腰痛的范围。

诊断

1．腰肌出现轻度痉挛，在剧烈活动中引起腰部酸疼。

2．腰部出现持续性的隐隐痛感，冷痛，酸软无力。

3．在腰部反复伸展或过度屈曲时，出现不适；经常出现腰部沉重无力感。

选穴与治疗方法

走罐法

所选穴位：肾俞穴、腰阳关、次髎穴、背部膀胱经腑穴

治疗方法：让患者取俯卧位，首先对穴位皮肤进行常规消毒，接着用闪火法对肾俞穴、腰阳关穴、次髎穴拔罐5～15分钟，然后取患者疼痛一侧的膀胱经腑穴，使用走罐法，每日1次。

血罐法❶

所选穴位：夹脊穴及其附近的腑穴

治疗方法：让患者取俯卧位，首先对疼痛一侧夹脊穴及其附近的腑穴进行消毒清洗，用梅花针轻轻刺入穴位，留针到穴位处微出血后，再将针拔出，然后立即将火罐吸拔在刺入的穴位上，并留罐15分钟，最后把罐拔去后，热敷疼痛处。

火罐法

所选穴位：阿是穴

治疗方法：患者取俯卧位，用枕头将腹部垫起，首先对穴位周围的皮肤进行消毒，然后用毫针刺入穴位中，针刺得气后，将针拔出，用闪火法拔罐15～20分钟，每周2次，6次为1个疗程。

Words Terms

名词解释

❶ **血罐法**

又称刺络拔罐法。指先用梅花针或三棱针刺入皮肤，然后将罐具吸拔在已刺破的皮肤上，使皮肤渗血或放出一定血量，用于急症或重症，适于有医疗知识的患者应用。

走罐拔罐方法

走罐法又称推罐法或行罐法，多用于胸背、腹部、大腿等肌肉丰满、面积较大的部位。

第一步

先在罐口或吸拔部位涂上一层润滑剂，这主要是便于罐具的滑动。

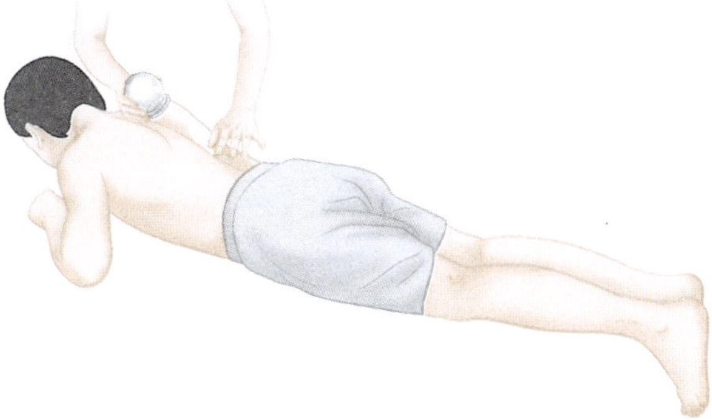

第二步

一手握住罐底稍倾斜，沿着肌肉骨骼生长路线或经络循行路线做上下左右的移动，也可以患部为中心做环形旋转移动。

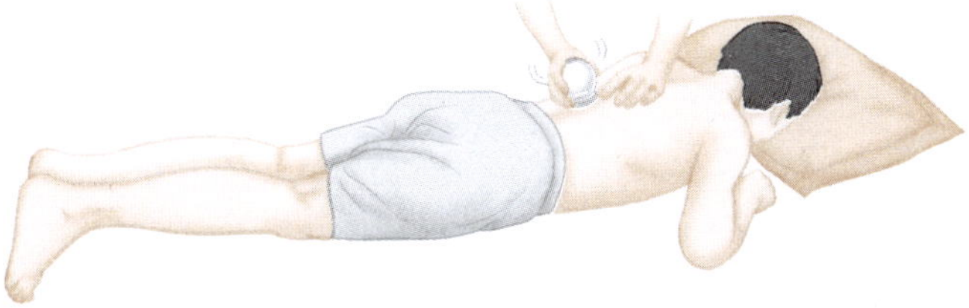

拔罐取穴

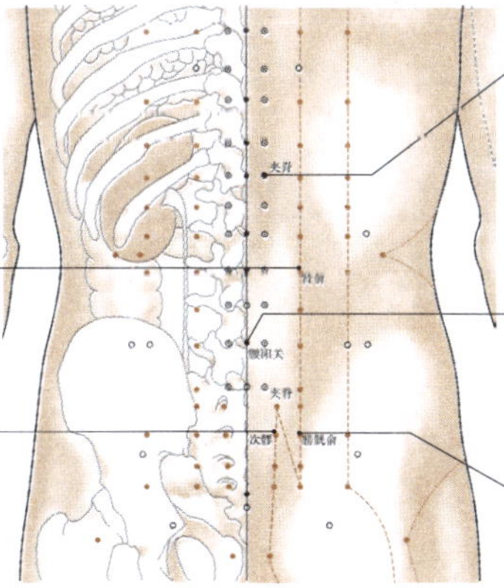

夹脊 位于第1胸椎至第5腰椎，棘突下旁开0.5寸，一侧17个穴，左右共34穴

肾俞 位于腰部，当第2腰椎棘突下，旁开1.5寸之处

腰阳关 原名阳关，近称腰阳关，别名脊阳关，背阳关。位于腰部，当后正中线上，第4腰椎棘突下凹陷中

次髎 位于骶部，髂后上棘内下方1寸许，适对第二骶后孔凹陷处，外与膀胱俞相平

膀胱俞 位于身体骶部，第二骶椎左右1.5寸处，与第二骶后孔齐平

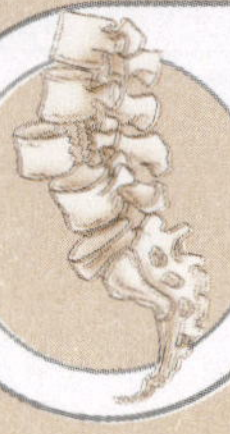

针罐法 治疗坐骨神经痛

本节名词

❶健侧 ❷腓肠肌 ❸腘窝 ❹气海俞穴

坐骨神经痛，是指坐骨神经通路及其分布区域内的疼痛，是一种常见的周围神经疾病。根据病因可以分为根性坐骨神经痛和干性坐骨神经痛两种，多由腰椎间盘突出、脊椎肿瘤等脊椎病变或坐骨神经炎等引起，发病较急。

Words & terms

名词解释

❶ 健侧

指的是没患病，好的一侧，患侧指的是患病的一侧。

❷ 腓肠肌

小腿后面浅层的大块肌肉，俗称小腿肚子，肌的下端形成坚韧的跟腱连结跟骨。

❸ 腘窝

为膝后区的菱形凹陷。

❹ 气海俞穴

在腰部，当第3腰椎棘突下，旁开1.5寸。

诊断

1．站立时，身体略向健康一侧倾斜，患病侧的下肢在髋、膝关节处微屈而足跟不着地。睡时，向**健侧**❶侧卧，患侧下肢髋、膝关节处呈微屈姿势。

2．肌肉情况：患病一侧常有轻度的肌肉张力减弱，严重患者可有肌肉消瘦、肌肉弛软，并有压痛现象，以**腓肠肌**❷最为明显。

3．疼痛：一般多由臀部或髋部开始，向下沿大腿后侧、**腘窝**❸、小腿外侧向足背外侧放射。疼痛常在咳嗽、用力、弯腰、震动时加剧。

选穴与治疗方法

· 留针罐法一

所选穴位：**气海俞穴**❹、环跳穴、殷门穴、关元俞穴、秩边穴、居髎穴

治疗方法：让患者取俯卧位，在对穴位皮肤进行消毒后，首先用毫针刺入穴位中，然后用火罐吸拔在穴位上，留针并留罐10分钟。

· 留针罐法二

所选穴位：关元俞穴、环跳穴、殷门穴、秩边穴

治疗方法：让患者取俯卧位，在对穴位进行常规消毒后，首先用毫针刺入穴位中，针刺得气后，在穴位上留针，然后用火罐吸拔在穴位上10～15分钟，起罐后继续留针15分钟，每日1次，6次为1疗程。

· 不留针罐法

所选穴位：肾俞穴、腰阳关穴、环跳穴、委中穴、承山穴

治疗方法：让患者取俯卧位，首先对穴位皮肤进行消毒，然后用毫针刺入穴位中，拔针后用火罐吸拔穴位15分钟。

针罐拔罐方法

针罐法是针刺与拔罐相结合的综合方法，分为两类：留针拔罐法和不留针拔罐法。此法多用于治疗时体位变动不大以及局部病痛而又病程较长的患者。

留针罐法

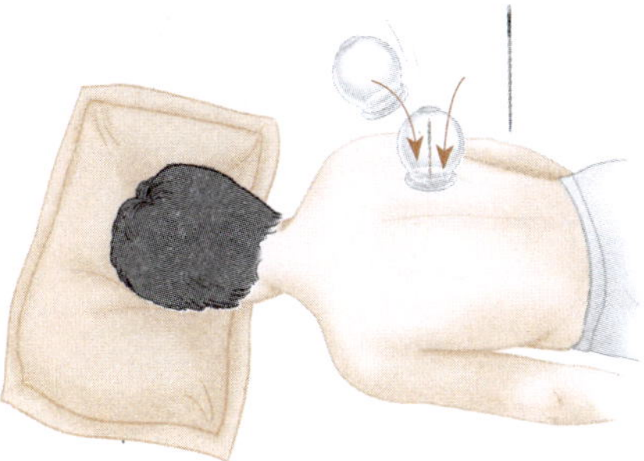

先选定穴位，并对其进行针刺，然后不出针在其上拔罐，多用于治疗时体位变动不大以及局部病痛而又病程较长的患者。

不留针罐法

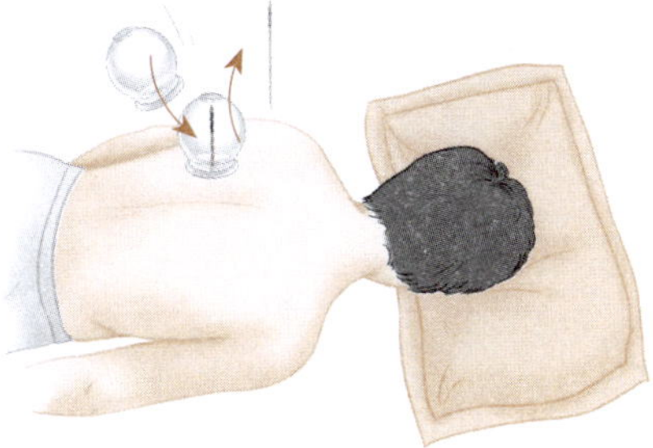

对穴位进行针刺后就立即出针，或者暂时不出针，但须至出针后，才在该部位拔罐。

拔罐取穴

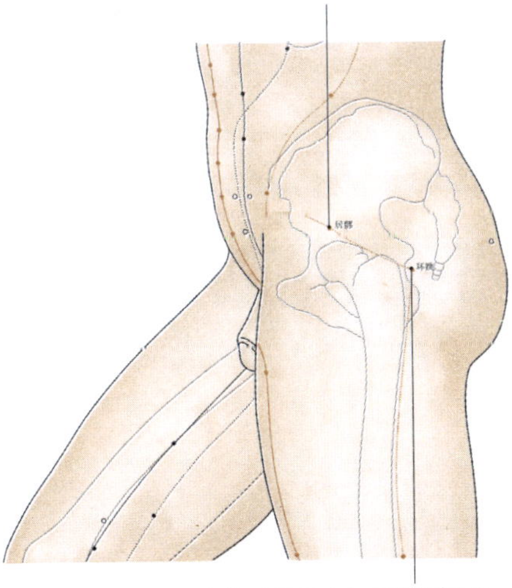

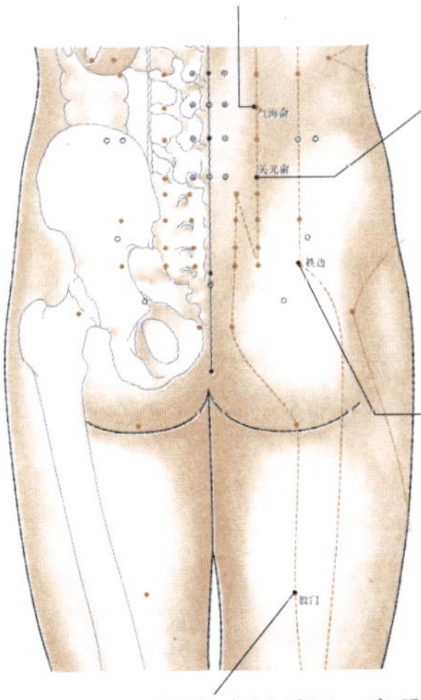

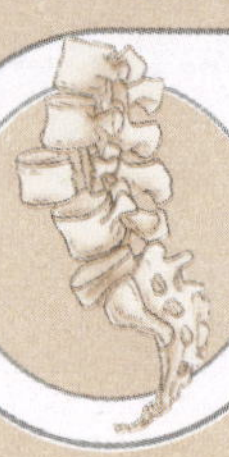

面刮疗法 治疗腰椎间盘突出症

本节名词

❶脑脊液

腰椎间盘突出症系指由于腰椎间盘髓核突出压迫其周围神经根而引起的一系列症状，根据髓核突出的方向可分为单侧型腰椎间盘突出症、双侧型腰椎间盘突出症和中央型腰椎间盘突出症。

名词解释

❶ 脑脊液

为无色透明的液体，充满在各脑室、蛛网膜下腔和脊髓中央管内。脑脊液由脑室中的脉络丛产生，与血浆和淋巴液的性质相似，略带粘性。正常脑脊液具有一定的化学成分和压力，对维持颅压的相对稳定有重要作用。

高发人群：工作姿势不良者，产前、产后或更年期的女性。

高发季节：秋、冬。

诊断

1．放射痛沿坐骨神经传导直达小腿外侧足背或足趾；所有使**脑脊液**[1]压力增高的动作如咳嗽、喷嚏和排便等都可能会加重腰痛和放射痛；活动时疼痛加剧，休息后减轻。

2．卧床体位：多数患者采用侧卧位并屈曲患肢；个别严重病例在各种体位均疼痛只能屈髋屈膝跪在床上以缓解症状，另外常有间歇性跛行。

预防

1．改善工作姿势，注意劳逸结合。避免长期做反复单调的动作，从事长时间弯腰或长期伏案工作的人员，可以通过调整坐椅和桌面的高度来改变坐姿，建议坐位工作45分钟后起立活动15分钟，使疲劳的肌肉得以恢复。

2．坚持做一些体育运动，如游泳、健美操等，俯卧位时头、腿脚和手臂都尽量往上抬高，一起一落为一节拍，每次锻炼4个8拍，每天1～2次。

3．要养成良好的生活、工作方式，起居饮食都要规律，切忌熬夜通宵，尤其是不可坐在电脑前通宵工作或玩游戏。

刮痧取穴

腰背部：身柱、肝俞、脾俞、肾俞

下肢部：殷门、风市、阳陵泉

刮痧治疗

使用刮痧疗法治疗腰椎间盘突出症，能有效地促进血液循环，调整腰背肌肉组织的新陈代谢，有效缓解病症。

刮拭部位及刮拭方向

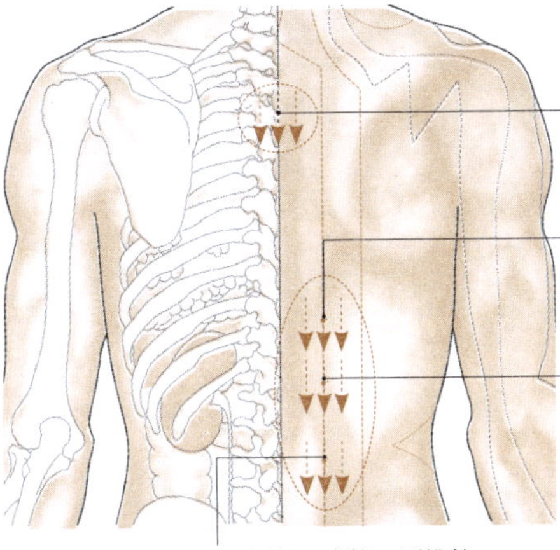

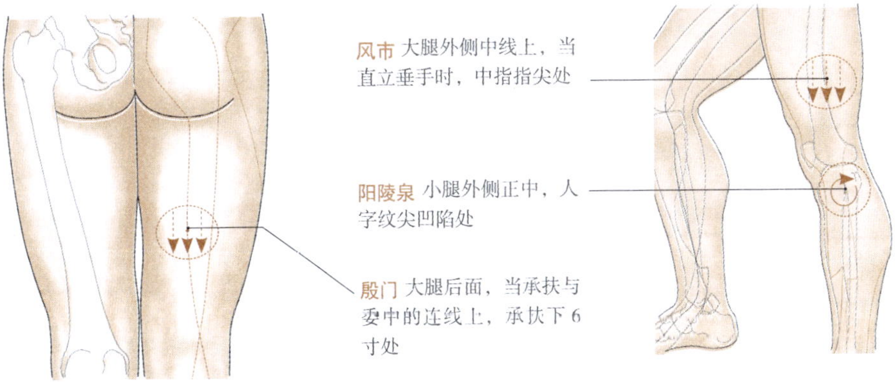

操作步骤

患者俯卧，腰背部皮肤裸露，将穴位区域擦洗干净；→ 刮痧板向刮拭的方向倾斜 60°，以身柱、肝俞、脾俞、肾俞、殷门的顺序进行；→ 患者转为右侧卧位；→ 用同样的方法以风市、阳陵泉的顺序刮拭。

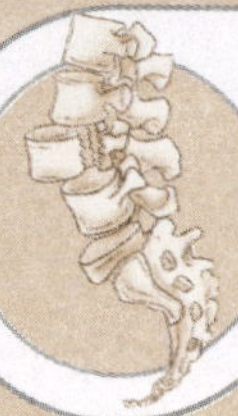

平面按揉法 治疗急性腰扭伤

本节名词
❶风池 ❷承山

急性腰扭伤就是我们俗称的“闪腰”、“岔气”，主要是因为突然间受到外力的作用，腰部软组织的肌肉或筋膜等突然撕裂，导致疼痛出现。这种疼痛状况属于急发现象，病发前没有任何征兆。

高发人群：青壮年体力劳动者，男多于女。
高发季节：春、夏、秋、冬。

诊断

1. 患者在搬、抬、扛重物时，腰部一侧或两侧突然出现清脆的响声，然后疼痛出现，疼痛剧烈时，腰部无法扭转，当即不能正常动作。

2. 检查时会发现患者腰部僵硬，腰前凸消失，并且脊柱侧弯及骶棘肌痉挛。

3. 在腰部受到损伤时没有症状出现，但休息片刻后或第二天疼痛出现，严重者甚至无法起床，在腰部受伤部位可以找到明显的压痛点。

预防

1. 掌握正确的劳动姿势，在扛、抬重物时要尽量使胸、腰部挺直，髋膝部屈曲，起身要以下肢用力为主，站稳后再迈步，搬、提重物时，应采用半蹲位，让物体尽量贴近身体。尽量避免弯腰的强迫姿势的工作，并时间过长。

2. 加强劳动保护，在进行扛、抬、搬、提等重体力劳动时，尽量使用护腰带，来协助稳定腰部脊柱，增强腹压，增强肌肉工作效能。在寒冷潮湿环境中工作后，最好洗热水澡以祛除寒湿，消除疲劳。

刮痧取穴

头部：风池❶
腰背部：肾俞、大肠俞、志室
下肢部：委中、承山❷

Words terms
名词解释

❶ 风池

定位此穴道的时候应该让患者采用正坐或俯卧、俯伏的取穴姿势，以方便施者准确取穴并能顺利实施相应的按摩手法。风池穴位于后颈部，后头骨下，两条大筋外缘陷窝中，相当于耳垂齐平。

❷ 承山

足太阳膀胱经穴。在小腿后面正中，委中与昆仑之间，当伸直小腿或足跟上提时腓肠肌肌腹下出现三角形凹陷处。

刮痧治疗

运用刮痧疗法治疗急性腰扭伤，对疏通腰部经气，舒缓筋脉，活血止痛有很好的疗效，而且方法简单，操作方便。

刮拭部位及刮拭方向

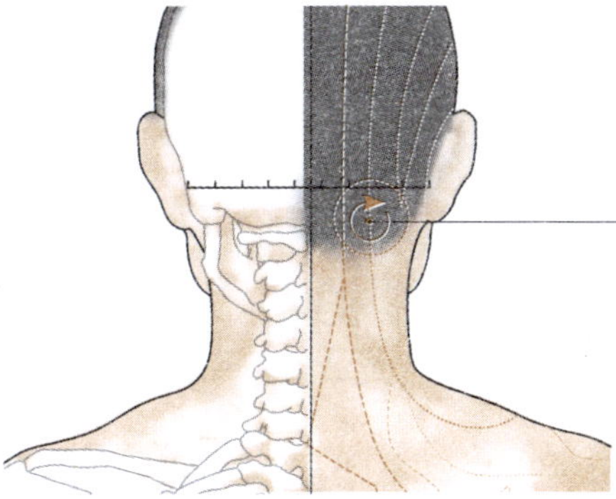

风池 后头骨下，两条大筋外缘陷窝中，相当于耳垂齐平

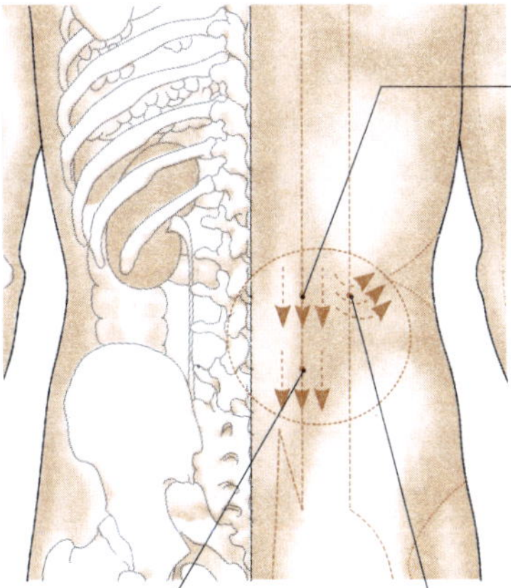

肾俞 腰部，当第 2 腰椎棘突下，旁开 1.5 寸

大肠俞 腰部，当第 4 腰椎棘突下，旁开 1.5 寸

志室 腰部，当第 2 腰椎棘突下，旁开 3 寸

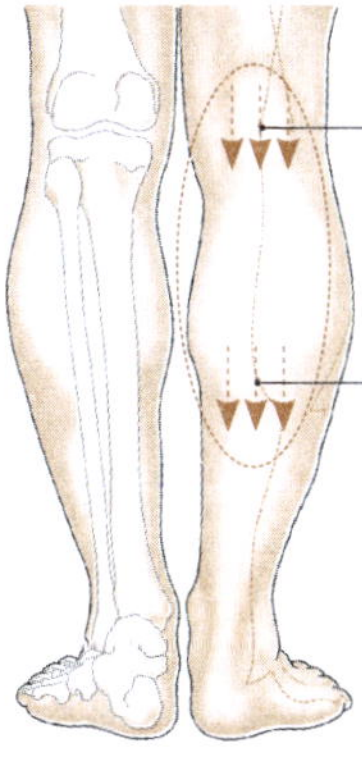

委中 横纹中点，当股二头肌腱与半腱肌肌腱的中间

承山 小腿后面正中，委中穴与昆仑穴之间，当伸直小腿和足跟上提时腓肠肌肌腹下出现凹陷处

操作步骤

患者俯卧，将需要刮拭的穴位区域裸露在外并进行消毒；→ 刮痧板向刮拭的方向倾斜 20°，先轻轻刮拭头部风池穴；→ 然后以先腰背部后下肢部的顺序进行。

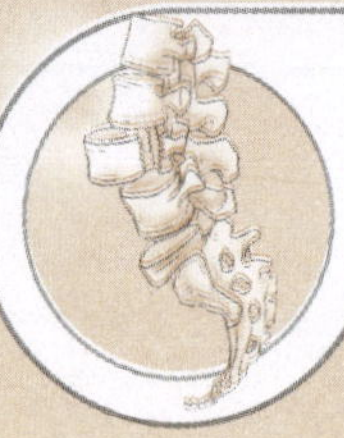

平刮法 治疗肾虚腰痛

本节名词

❶中极 ❷章门

肾是潜藏的根本，是藏精的地方。精能生骨髓而滋养骨骼，所以肾脏有保持人体精力充沛，强壮矫健的功能。但随着年龄的增长，年老体衰，人体生理机能下降，或长期患病导致肾亏，以及过度房事、耗损精气等，这些都会使肾气虚惫，腰府空虚，引发腰部疼痛。

高发人群：中老年人、男性。

高发季节：春、夏、秋、冬。

诊断

1．腰部易感到疲劳，体力不容易恢复；下肢有时会出现肌肤麻木无力感。

2．肾功能衰退，机体能力下降，畏寒，手脚经常冰凉，面色苍白，腰部冷痛，虚软无力。

3．腰部绵绵隐痛，持续不断，并且会有头晕耳鸣的症状同时出现。

4．腰痛会随着天气的变化或劳累强度的增减而变化，时轻时重，反复发作。

预防

1．要节制房事，房事过多、过频会使肾亏情况严重，加剧腰痛。

2．注意保暖，防止身体受凉。天气变冷时增加衣物，在运动出汗、淋雨后及时擦拭身体，更换衣服。饮食上忌食过冷和过热的食物，以温热为主。

3．适度的锻炼可以增强肾功能机能，但防止过度劳累或过度运动，避免腰部承受超负荷的压力，同时要注意使用正确的运动姿势。

刮痧取穴

腰背部：三焦俞、肾俞、命门、膀胱俞

胸腹部：**中极**[❶]、**章门**[❷]

上肢部：尺泽

名词解释

❶ 中极

在下腹部，前正中线上，当脐下4寸。具体找法如下：将耻骨和肚脐连线五等分，由下向上1/5处即为“中极穴”。

❷ 章门

又名长平、胁窌、季胁，属足厥阴肝经，脾之募穴，八会穴之一。位于腹侧，腋中线第十一肋骨端稍下处，屈肘合腋时，当肘尖尽处。

刮痧治疗

使用刮痧疗法治疗肾虚腰痛，主要是通过调和经气和补肾填精，标本兼治的治疗肾虚，从根本上治疗此类腰痛病症。

刮拭部位及刮拭方向

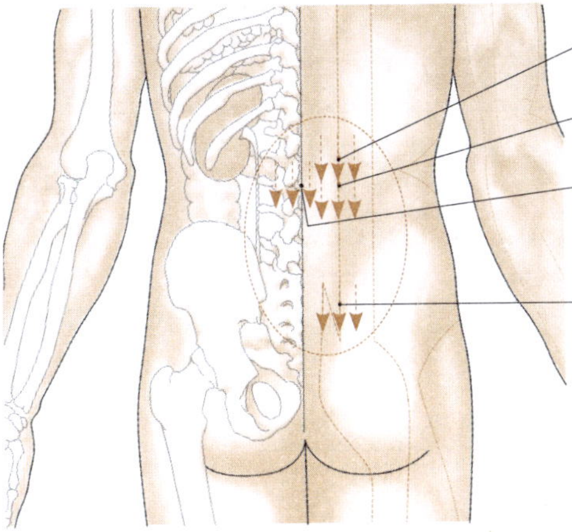

三焦俞 背部，当第 1 腰椎棘突下，旁开 1.5 寸

肾俞 腰部，当第 2 腰椎棘突下，旁开 1.5 寸

命门 腰部，当后正中线上，第 2 腰椎棘突下凹陷中，肚脐正后方处

膀胱俞 背正中线旁开 1.5 寸，平第 2 骶后孔

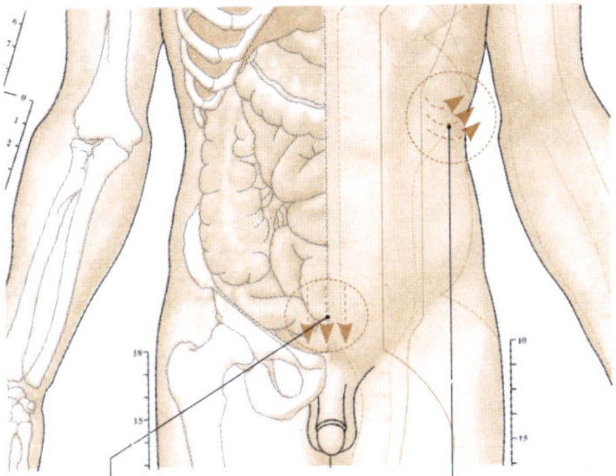

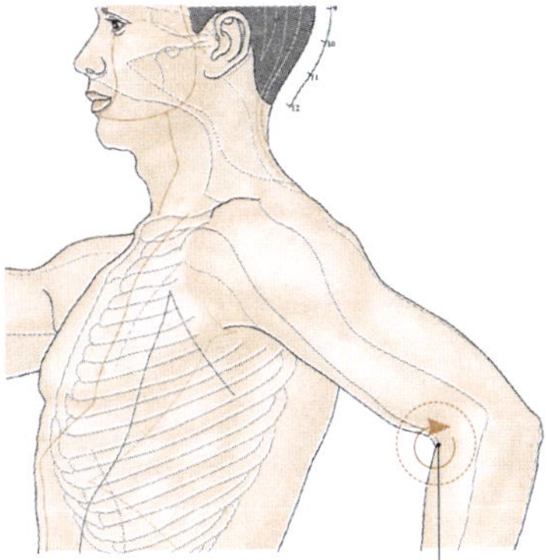

中极 下腹部，前正中线上，当脐中下 4 寸

章门 侧腹部，当第 11 肋游离端的下方

尺泽 肘横纹中，肱二头肌腱桡侧凹陷处

操作步骤

患者俯卧，对需要刮拭的穴位区域进行消毒；→ 刮痧板向刮拭的方向倾斜 15°，先刮拭腰背部各穴；→ 然后患者转为仰卧，以同样方法刮拭胸腹部两穴；→ 最后抬起患者的上臂，先左后右的刮拭尺泽穴。

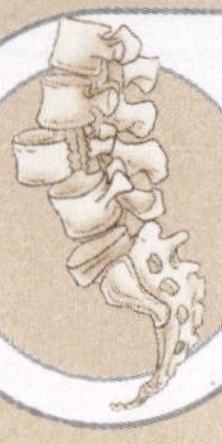

推刮法 治疗坐骨神经痛

本节名词

❶钝痛

坐骨神经痛，是指坐骨神经通路及其分布区域内的疼痛。此病痛主要是由其他疾病所引发，如：坐骨神经炎、腰椎间盘突出、椎管内肿瘤、子宫附件炎、糖尿病等。

高发人群：IT人士、文秘、媒体编辑、久坐工作者。

高发季节：秋、冬。

诊断

1．一般多由臀部或髋部开始，向下沿大腿后侧、腘窝、小腿外侧往足背外侧扩散，表现为持续性**钝痛**[1]或有发作性加剧，剧痛时呈刀刺样。

2．患病一侧有轻度的肌肉张力减弱，严重患者可有肌肉消瘦、肌肉弛软，并有压痛现象，以腓肠肌最为明显；疼痛在咳嗽、用力、弯腰、震动时加剧。

3．站立时，身体略向健康一侧倾斜，患病侧的下肢在髋、膝关节处微屈而足跟不着地。睡觉时，向健侧侧卧，病侧下肢髋、膝关节处呈微屈姿势。仰卧坐起时，病侧膝关节弯曲。

预防

1．长时间不正确的坐姿和缺乏运动是造成坐骨神经痛的原因，所以要注意纠正坐姿，最好在办公椅上放一个小靠垫。每一个小时站起来走动，放松颈椎和腰椎，注意保持正确的站姿、坐姿、睡姿，以及劳动姿势。

2．平时还要多进行体育运动锻炼腰背肌，比如游泳。高跟鞋鞋跟高度限制在4厘米以下，切忌穿着高跟鞋快跑、跳舞。

刮痧取穴

腰背部：肝俞、肾俞、秩边

下肢部：风市、委中、承山

Words & terms

名词解释

❶ 钝痛

是指一种性质与刺痛、刀割样痛相反，而呈不太尖锐的疼痛，钝痛也常见于内脏炎症或癌性疼痛等，但程度较隐痛剧烈，如脑瘤、脑炎引起的头痛多为较强烈的钝痛，肝癌时，由于包膜过度伸张，可引起持续性钝痛。

刮痧治疗

坐骨神经痛通常表现为腰部、腿部的酸痛无力，严重时影响正常的行动，运用刮痧疗法能疏经通络，有效缓解疼痛。

刮拭部位及刮拭方向

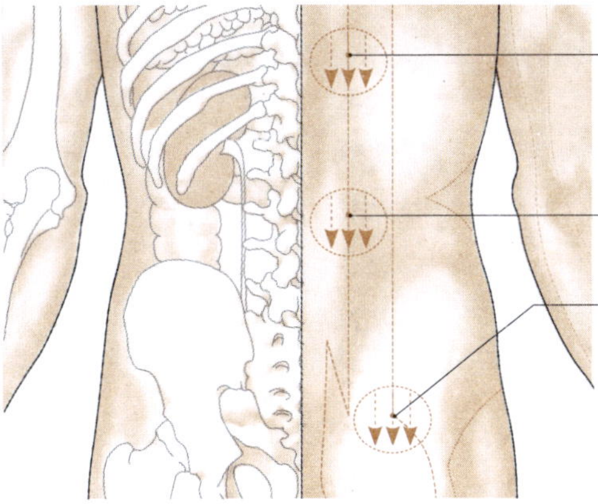

肝俞 第 9 胸椎棘突下，旁开 1.5 寸

肾俞 腰部，当第 2 腰椎棘突下，旁开 1.5 寸

秩边 背正中线旁开 3 寸，平第 4 骶后孔

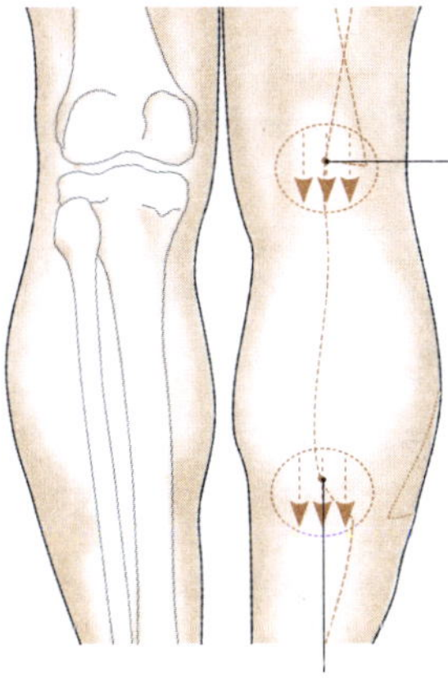

委中 横纹中点，当股二头肌腱与半腱肌肌腱的中间

承山 小腿后面正中，委中与昆仑之间，当伸直小腿或足跟上提时腓肠肌肌腹下出现凹陷处

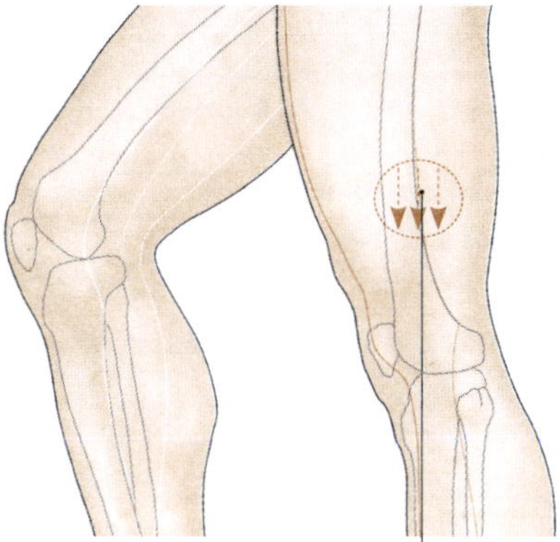

风市 在大腿外侧部的中线上，当横纹上 7 寸处

操作步骤

患者俯卧，对需要刮拭的穴位区域进行消毒； → 刮痧板向刮拭的方向倾斜 45°，先刮拭腰背部各穴和下肢部的承山和委中穴； → 然后患者转为侧卧，对风市穴附近皮肤进行消毒； → 再以相同方法刮拭风市穴。

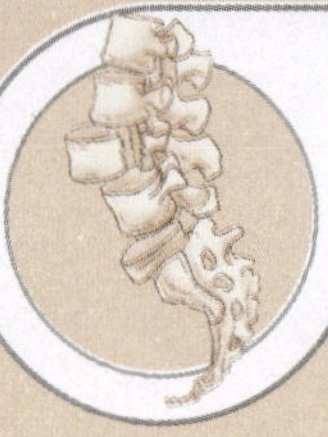

治疗腰肌劳损的艾灸疗法[1]

本节名词

❶艾灸疗法
❷纤维化

腰肌劳损是慢性腰痛的常见原因之一，通常情况下没有明显的外伤，多为腰部负荷过重所致，只在劳累后疼痛会加重，休息时疼痛状况轻微，一到阴雨天腰部就长期持续酸软疼痛，严重时无法弯腰。

腰肌劳损的病因

1．急性腰扭伤并发的后遗症、长期从事弯腰或是从弯腰到直立、从直立到弯腰的反复转变，使腰部长时间处于一种不平衡的状态，负荷过度。

2．不良姿势也是造成腰肌劳损的原因之一，尤其是腰骶椎先天性畸形患者，腰骶部两侧的活动不统一，更加容易导致腰部软组织劳损。

选穴及治疗方法

艾条灸

1．取穴方法：主穴：志室穴、肾俞穴、大肠俞穴、阿是穴

配穴：阴陵泉穴、三阴交穴、命门穴、关元俞穴、太溪穴

2．施灸方法

单手持艾条，先温和灸，即把点燃的艾条悬于距施灸部位皮肤3～5厘米处2分钟以将局部的气血温热；接着使用雀啄灸方法，将艾条在穴位处上下摆动1分钟，加强对痛点的刺激；然后手持艾条沿着经络往返灸2分钟，以激发经气；最后再用温和灸法，在距穴位点皮肤3～5厘米进行熏灸3～5分钟，达到疏经通络，缓解疼痛的目的。每日1次，6次为一个疗程。

艾炷间接灸

1．取穴方法：志室穴、膈俞穴、气海俞穴、阿是穴、委中穴、承山穴

2．施灸方法

从上述穴位中，每次选3～5个穴位施灸，阿是穴和志室穴每次灸10壮，其余各穴各灸3～5壮。单手持艾炷，用姜、葱、蒜等其他物品在穴位上做隔垫物，使艾炷不直接接触皮肤即可。每日1次，6次为一个疗程。

名词解释

❶ 艾灸疗法

艾灸是一种使用燃烧的艾条悬灸人体穴位的中医疗法，这种疗法最早可以追溯到远古先民时代，艾灸疗法不仅在我国医学史上起到重要作用，对世界医学也做出了巨大贡献。

❷ 纤维化

可发生于多种器官，主要病理改变为器官组织内纤维结缔组织增多，实质细胞减少，持续进展可致器官结构破坏和功能减退，乃至衰竭，严重威胁人类健康和生命。

艾灸疗法

慢性腰肌劳损多是由于腰部软组织慢性**纤维化**[2]、经络受损、气血运行不畅等原因造成的，通过艾灸理气活血，是治疗疼痛的有效方法。

艾灸取穴

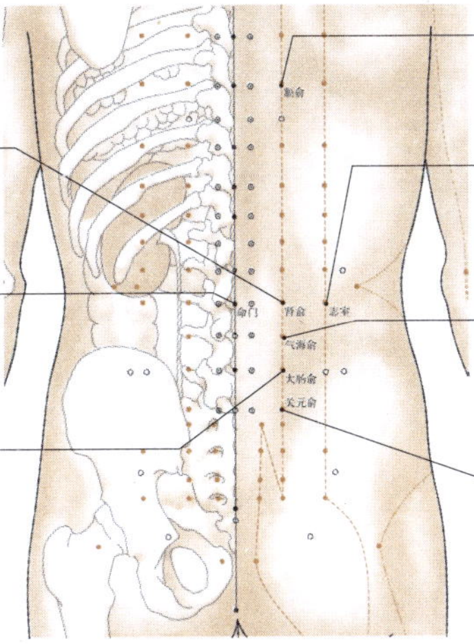

肾俞 位于人体腰部，当第 2 腰椎棘突下，旁开 1.5 寸处

命门 人体腰部，第 2 腰椎棘突下，即肚脐正后方处即是

大肠俞 腰部，当第 4 腰椎棘突下，旁开 1.5 寸

膈俞 背部，当第 7 胸椎棘突下，旁开 1.5 寸

志室 腰部，当第 2 腰椎棘突下，旁开 3 寸

气海俞 位于腰部，当第 3 腰椎棘突下，旁开 1.5 寸处

关元俞 位于身体骶部，当第 5 腰椎棘突下，左右旁开 1.5 寸处即是

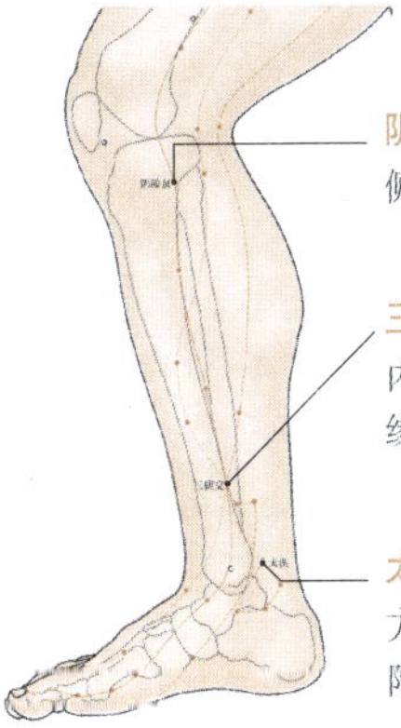

阴陵泉 小腿内侧，胫骨内侧踝后下方凹陷处

三阴交 位于小腿内侧，足内踝尖上 3 寸，胫骨内侧缘后方

太溪 位于足内侧，内踝后方与脚跟骨筋腱之间的凹陷处

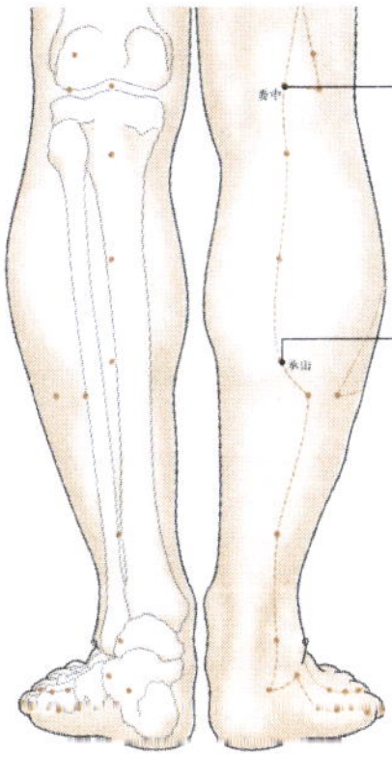

委中 横纹中点，当股二头肌腱与半腱肌肌腱的中间

承山 小腿后面正中，委中穴与昆仑穴之间，当伸直小腿和足跟上提时腓肠肌肌腹下出现凹陷处

艾条灸操作步骤

将所要施灸的穴位进行消毒清洗；→ 单手持艾条，点燃后悬于距穴位皮肤 3~5 厘米处温热气血2分钟；→ 接着将艾条在穴位处上下摆动 1 分钟，加强对痛点的刺激；→ 然后手持艾条沿着经络往返灸 2 分钟，以激发经气；→ 最后再将艾条放在距穴位点皮肤 3 ~ 5 厘米进行熏灸 3 ~ 5 分钟。

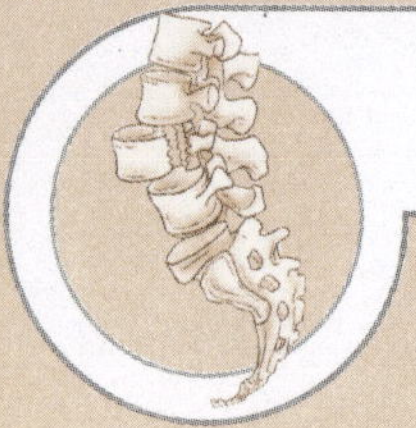

治疗风湿腰痛的艾灸方法

本节名词

❶熨灸 ❷熏灸

风湿腰痛是因为身体受到风寒的入侵，湿气滞留在身体经络里，从而导致腰部酸痛。通常表现为腰背疼痛严重，睡觉时翻身不便；或者身体发热，一直冒虚汗，以及出现浮肿等症状，治疗的关键在于祛风化湿。

Words terms

名词解释

❶ 熨灸

是指将艾绒（亦可据病情加入某些药物）铺于穴区，用熨斗等工具在其上热熨，从而达到灸疗作用的一种铺灸法。

❷ 熏灸

灸法的一种，水煮艾或其他药物以其热气熏患处，或用火点燃后以其烟熏患处。

风湿腰痛的病因

1. 住所在阴面，得不到阳光的照射，导致屋内湿气重，尤其是铺盖的褥子和被子带有湿气，久而久之会使湿气进入经络导致腰痛。

2. 夏天人们喜欢对着空调吹，睡觉时也没有遮盖物，容易使风、寒之气侵入身体，阻滞经脉，从而使气血运行不畅，诱发腰痛。肾阳虚的患者，手脚经常处于冰凉状态，容易感到寒冷，长期如此就会导致腰部出现冷痛。

选穴及治疗方法

· 熨灸[1]

1. 取穴方法：主穴：肾俞穴、命门穴、志室穴、腰阳关、大肠俞、气海俞

配穴：阳陵泉穴、委中穴

2. 施灸方法

将艾绒平铺在穴位上，然后覆盖几层棉布，用熨斗或热水袋在布上温熨，因为熨斗或热水袋的覆盖面积比较大，所以临近的穴位可以同时进行熨灸，而且可以使用多个熨斗和热水袋，不同区域也可同时进行。每次60分钟，每天1～2次。另外，此灸法中，还可以加入药物，将中药材捣碎用纱布包裹住，煎煮后趁热熨灸在穴位处，同时可将热水袋放在药包上保持热度，这样可以增加治疗效果。

· 蒸汽熏灸[2]

1. 取穴方法：肾俞穴、腰阳关穴、环跳穴、阳陵泉穴、犊鼻穴、梁丘穴

2. 施灸方法

把艾叶或艾绒放在容器内用水煮沸，利用容器中产生的蒸汽熏灸上述各穴位，每次60分钟，每天1次。同时，还可以根据医生的建议加入中药，这时所散发的蒸汽中蕴涵着药性，祛风化湿、通经疏络效果更佳。

艾灸治疗

风湿腰痛主要是因为身体受到风寒的入侵，湿气滞留在身体经络里，从而导致腰部酸痛，因此艾灸治疗的关键就是祛风化湿。

艾灸取穴

命门 人体腰部，第2腰椎棘突下，肚脐正后方处即是

气海俞 位于腰部，当第3腰椎棘突下，旁开1.5寸处

腰阳关 位于人体腰部，当后正中线上，第4腰椎棘突下凹陷处

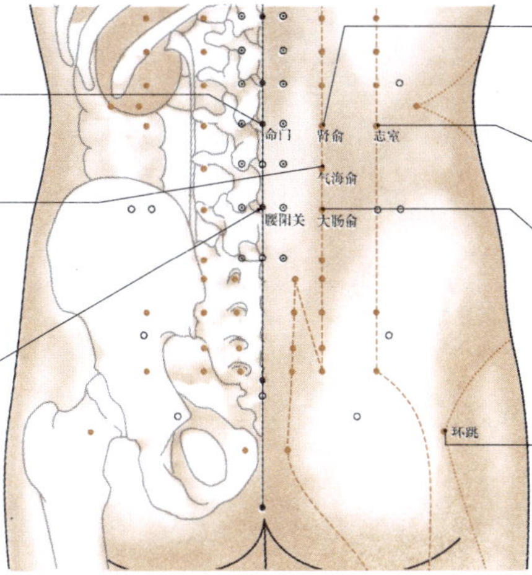

肾俞 位于人体腰部，当第2腰椎棘突下，旁开1.5寸处

志室 腰部，当第2腰椎棘突下，旁开3寸

大肠俞 腰部，当第4腰椎棘突下，旁开1.5寸

环跳 股骨大转子最凸点与骶管裂孔连线的外1/3与中1/3的交点处

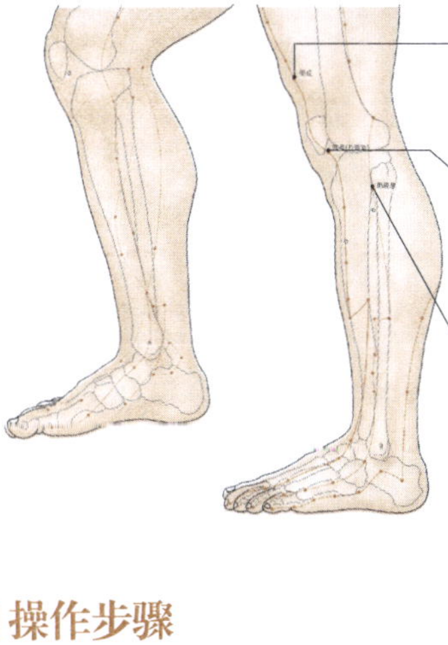

梁丘 在髂前上棘与髌骨外上缘连线上，髌骨外上缘上2寸

犊鼻 位于膝部髌骨下缘，髌韧带两侧有凹陷，其外侧凹陷中即是

阳陵泉 小腿外侧正中，人字纹尖凹陷处

委中 位于腿部，横纹中点，当股二头肌腱与半腱肌肌腱的中间即是

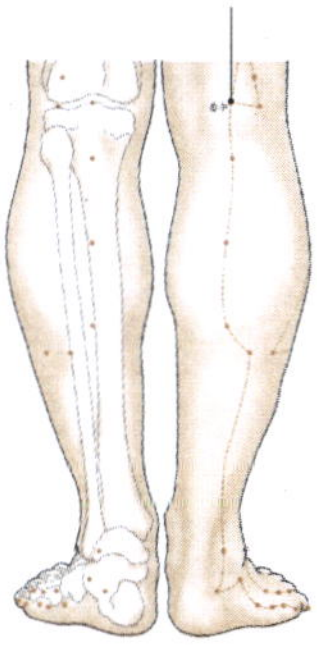

操作步骤

将所要施灸的穴位进行消毒清洗； → 将艾绒平铺在穴位上，然后覆盖几层棉布； → 用熨斗或热水袋在布上温熨； → 所有穴位按此法依次进行。

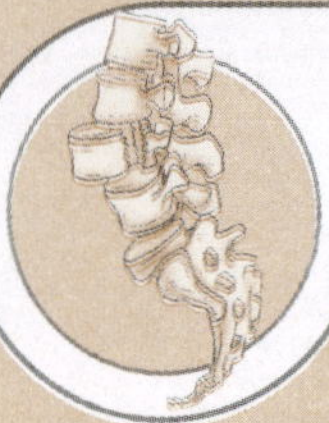

治疗腰椎间盘突出症的艾灸方法

本节名词
❶濡养 ❷经气

腰椎间盘突出症，又称为髓核突出（或脱出）或腰椎间盘纤维环破裂症，主要是由于腰椎间盘髓核突出压迫其周围神经组织而引起的一系列症状，是腰痛病中的一种常见类型，多发生在青年及中年人身上。

腰椎间盘突出症的病因

1．由于外伤或重力的压迫，使脊柱受到剧烈的压迫，从而引起腰部纤维破裂导致腰椎间盘突出。劳累过度或是房事过多，都会使肾精亏损，以至于无法濡养[1]腰部的筋骨，导致椎间盘退化，最终引发腰椎间盘突出症。

2．不良姿势会使椎体所受到的压力不均衡，腰间盘就会因此出现退行性改变，使椎体之间的间隙变窄，成为导致腰椎间盘突出症的内因。

选穴及治疗方法

艾条灸

1．取穴方法：主穴：至阳穴、关元穴、腰夹脊穴

配穴：阳陵泉穴、昆仑穴

2．施灸方法

单手持艾条，对至阳穴和关元穴施灸时，先点燃艾条悬于距施灸部位皮肤3～5厘米处2分钟以将局部的气血温热；接着将艾条在穴位处上下摆动1分钟，加强对痛点的刺激；然后手持艾条沿着经络往返灸2分钟，以激发经气[2]；最后在距穴位点皮肤3～5厘米处进行熏灸3～5分钟，达到疏经通络，缓解疼痛的目的。其余各穴位直接熏灸3～5分钟即可。每日1次，6次为一个疗程。

隔姜灸

1．取穴方法：主穴：殷门穴、承山穴、腰夹脊穴、阿是穴

配穴：昆仑穴、后溪穴、足三里穴、秩边穴

2．施灸方法

每次选3～5个穴位，每个穴位灸3～5壮，单手持艾炷，用姜片做隔垫物铺在穴位上，使艾炷不直接接触皮肤即可。每日1次，6次为一个疗程。

名词解释

❶ 濡养

濡(rú)，养育，培养的意思。

❷ 经气

即指运行于经络部分的“气”，一般指营气和卫气，也包括循行于经脉中的宗气和元气。宗气、元气结合营气与卫气，称为真气。

艾灸治疗

对于腰椎间盘突出症，艾灸疗法的作用在于舒筋活络，缓解腰肌疲劳，减少腰肌痉挛现象的出现。

艾灸取穴

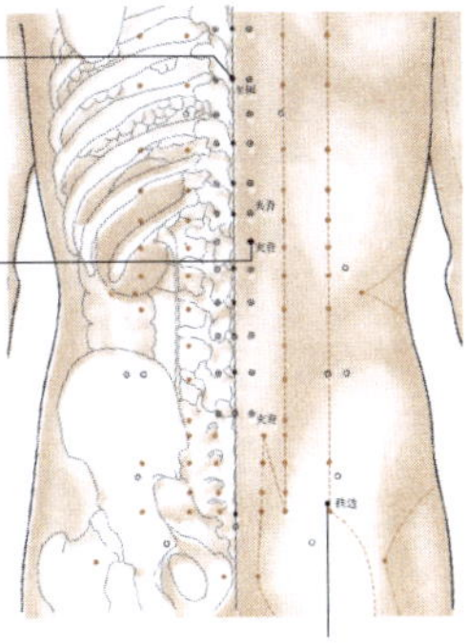

至阳 背部，当后正中线上，第 7 胸椎棘突下凹陷中

腰夹脊 位于第 1 胸椎至第 5 腰椎，棘突下旁开 0.5 寸，一侧 17 个穴，左右共 34 穴

秩边 背正中线旁开 3 寸，平第 4 骶后孔

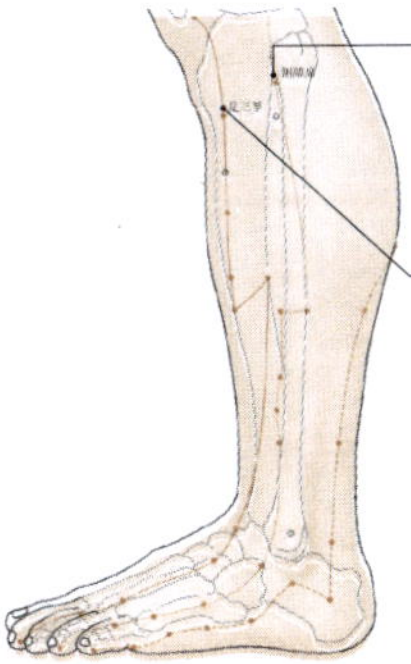

阳陵泉 小腿后侧正中，人字纹尖凹陷处

足三里 位于外膝眼下 3 寸，距胫骨前嵴 1 横指，当胫骨前肌上

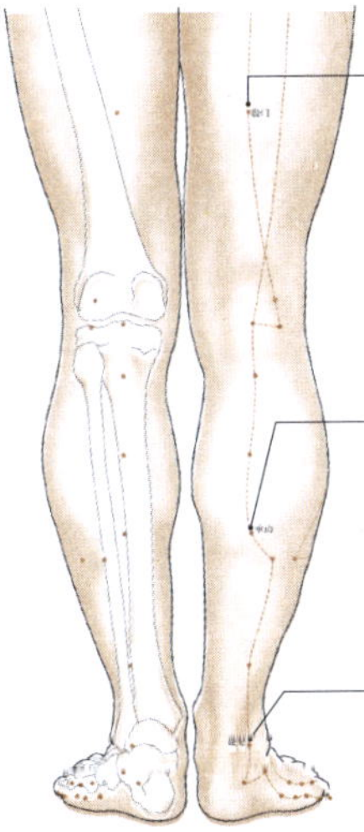

殷门 大腿后面，当承扶与委中的连线上，承扶下 6 寸处

承山 小腿后面正中，委中穴与昆仑穴之间，当伸直小腿和足跟上提时腓肠肌肌腹下出现凹陷处

昆仑 足部外踝后方，当外踝尖与跟腱之间的凹陷处即是

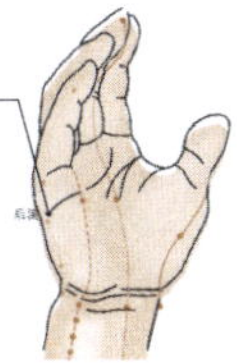

后溪 第五指掌关节后尺侧的远侧掌横纹头赤白肉际处即是

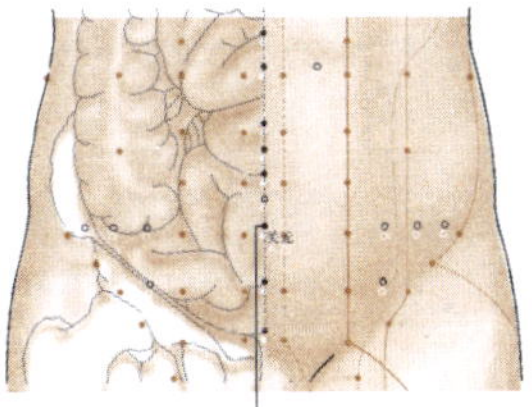

关元 位于下腹部，前正中线上，当脐中下 3 寸之处

隔姜灸操作步骤

将所要施灸的穴位进行消毒清洗； → 将切好的姜片平铺在要施灸的穴位上； → 单手持艾炷，点燃后隔着姜片熏灸穴位 5 ~ 10 分钟； → 所有穴位按此法依次进行。

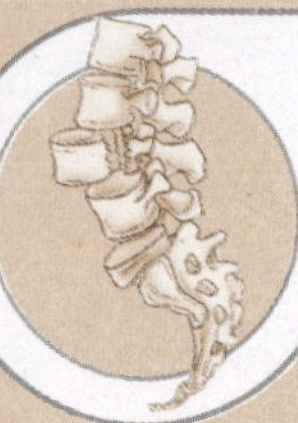

治疗坐骨神经痛的艾灸方法

本节名词

❶温针灸 ❷毫针

坐骨神经痛，是一种常见的周围神经炎疾病。主要指坐骨神经通路及其分布区域内的疼痛，可以分为根性坐骨神经痛和干性坐骨神经痛两种，多由腰椎间盘突出、脊椎肿瘤等脊椎病变和坐骨神经炎等引起，发病较急。

坐骨神经痛的病因

1．由于外伤或是重力的压迫，使脊柱受到剧烈的压迫，从而引起椎间盘突出导致坐骨神经痛。如果身体感受风寒湿邪，会引发腰肌痉挛，脊柱偏斜。

2．不良姿势习惯的养成，会使腰椎椎体所受到的压力不均衡，长时间如此，会使一侧压力不断积累增加，诱发腰椎间盘突出症和坐骨神经痛。

选穴及治疗方法

· 艾炷灸

1．取穴方法：主穴：秩边穴、环跳穴、阳陵泉穴、肾俞穴

配穴：承山穴、殷门穴

2．施灸方法

每次选3～5个穴位施灸，每个穴位每次灸3～5壮。选择小艾炷，单手持艾炷，点燃后将艾炷直接安放在穴位皮肤上灸治，但以不烧伤皮肤为度。每次灸5～10分钟，每日1次，10次为一个疗程，每个疗程间歇休息两日，一般是3个疗程，根据患者疼痛情况可增加或减少疗程。另外可以使用间接灸，用姜、葱、蒜等其他物品在穴位上做隔垫物，使艾炷不直接接触皮肤。

· 温针灸[1]

1．取穴方法：主穴：环跳穴、秩边穴、腰夹脊穴、委中穴

配穴：肾俞穴、关元俞、次髎穴

2．施灸方法

首先选择长度在1.5寸以上的**毫针**[2]，用毫针刺入穴位中，针刺得气后，在穴位上留针，接着将艾绒搓成团裹在针柄上，或者将2cm长的艾条套在针柄上，要注意的是，无论艾绒还是艾条，都应该离皮肤有2～3cm的距离。然后点燃艾绒或艾条的顶端，通过针体将热力传入穴位。

Words & terms

名词解释

❶ 温针灸

针刺与艾灸相结合的一种方法，又称针柄灸。即在留针过程中，将艾绒搓团捻裹于针柄上点燃，通过针体将热力传入穴位，每次燃烧枣核大艾团1-3团。本法具有温通经脉、行气活血的作用。

❷ 毫针

是用金属制作而成的，以不锈钢为制针材料者最常用。不锈钢毫针具有较高的强度和韧性，针体挺直滑利，能耐热和防锈，不易被化学物品腐蚀，故目前被临床上广泛采用。

艾灸治疗

使用艾灸疗法治疗坐骨神经痛，主要是改善受到风寒入侵后引起的腰部不适，以及腰椎间盘突出症所造成的腰部疼痛。

艾灸取穴

腰夹脊 位于第1胸椎至第5腰椎，棘突下旁开0.5寸，一侧17个穴，左右共34穴

次髎 位于人体骶部，当髂后上棘内下方与后正中线之间，适对第2骶后孔处

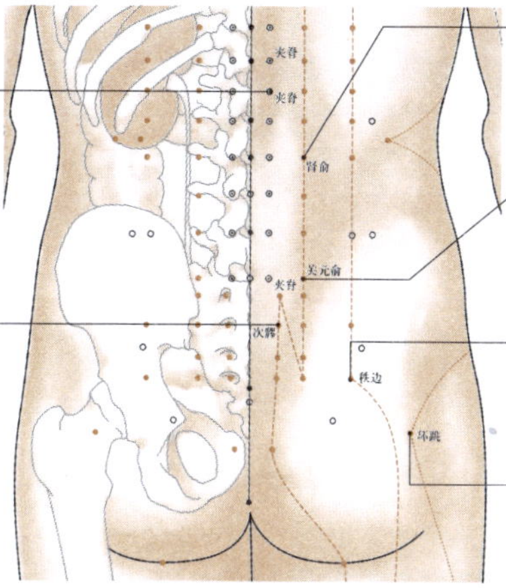

肾俞 位于人体腰部，当第2腰椎棘突下，旁开1.5寸处

关元俞 位于身体骶部，当第5腰椎棘突下，左右旁开1.5寸处即是

秩边 背正中线旁开3寸，平第4骶后孔

环跳 股骨大转子最凸点与骶管裂孔连线的外1/3与中1/3的交点处

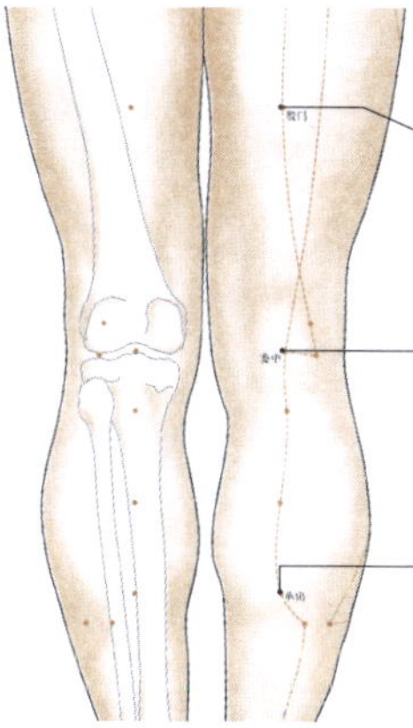

阳陵泉 小腿后侧正中，人字纹尖凹陷处

殷门 大腿后面，当承扶与委中的连线上，承扶下6寸处

委中 位于腿部，横纹中点，当股二头肌腱与半腱肌肌腱的中间即是

承山 小腿后面正中，委中穴与昆仑穴之间，当伸直小腿和足跟上提时腓肠肌肌腹下出现凹陷处

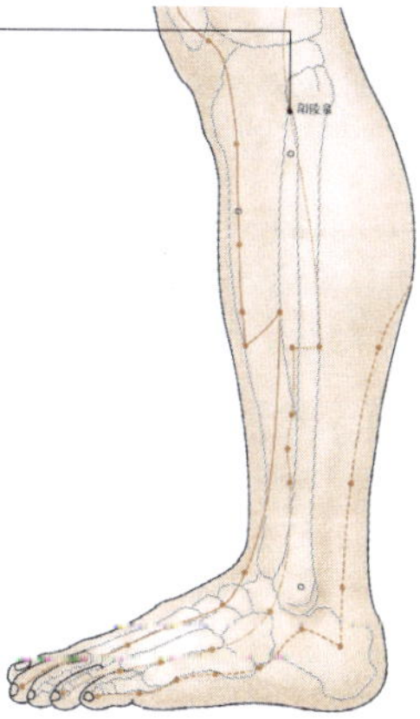

温针灸操作步骤

将所要施灸的穴位进行消毒清洗；→ 选择长度在1.5寸以上的毫针，用毫针刺入穴位中，针刺得气后，在穴位上留针；→ 接着将艾绒搓成团裹在针柄上；→ 然后点燃艾绒的顶端，通过针体将热力传入穴位。

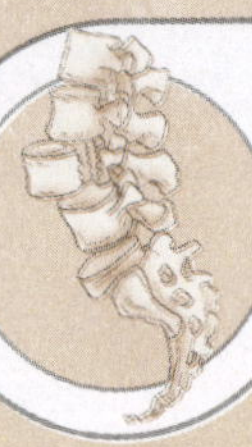

背、腹肌运动 缓解腰部疼痛

本节名词
❶运动疗法
❷背肌

这里介绍一些常用的，也方便操作的运动疗法[1]，大家可以在工作之余从中选择适合自己的动作，多加锻炼，保护好自己的腰部！

Words terms
名词解释

❶ 运动疗法

是指人体通过运动的方式，达到治病健身目的的一种治疗方法。它既包括个体行走、跑步、跳跃、体操、游泳等主动运动方式，也包括在别人的帮助下进行的被动运动。

❷ 背肌

位于躯干后面的肌群。肌的数目众多，分层排列，可分为浅、深两群。浅群主要为阔肌；深群位于棘突两侧的脊柱沟内，可分为数层：浅层有夹肌，主要是长的竖脊肌；深层为节段性比较明显的短肌，能运动相邻的椎骨，也能加强椎骨间的连结。

腰痛虽然表现为局部性疼痛，但其疼痛原因与全身都有关系，尤其是与背部和腹部的关系更加密切，一个简单的小动作就可以缓解腰部疼痛，这里的两个动作只要你长期坚持，腰部疼痛一定会有所好转。

背肌[2]运动

背肌运动主要是锻炼背部到腰部的肌肉，通过运动的方式加强这一部位肌肉的伸展收缩，进而达到缓解疲劳、疼痛的目的。这里给大家介绍一个简单的动作，趴在地板或稍硬的地方，双腿伸直，双手伸直到头顶上方，全身放松，自然呼吸。接着，弯起手肘，把肩膀往上提，注意头和胸部不要抬起来，只是感觉身体在往上拉，维持10秒钟再恢复初始姿势，如此重复动作。

每天做10～20次上面的动作，刚开始做的时候，可能不太清楚腰部的状况，可以只做5次，再慢慢增加次数；如果运动完的第二天觉得腰部无力或疼痛，可能是运动过度了，要适当的减少动作次数。

腹肌运动

引起腰痛最重要的一个缘由就是腹肌的衰弱，所以每天挤出一小段时间做一下腹肌运动，就可以使你的腰椎减少负担。

首先，平躺在地板或稍硬的地方，双腿并拢，双脚分开，膝盖弯曲，双手放在腹部上，然后轻轻抬起头部，让肩胛骨稍微离开地面，直到眼睛看到肚脐为止，维持该动作10秒钟再恢复初始姿势，如此重复动作。一天做10～20次的锻炼腹肌的小动作，就可以强健脊椎的腹部肌肉，加大腰部的负重力。在腰部沉重、身体不适或运动过度的情况下，可以适当减少动作次数，做到身体可承受的程度就行。

背肌、腹肌运动

虽然说，背肌和腹肌运动的动作很简单，可大家很容易会忽视一些细节，而这些细节就可能会使你的动作是错误的，从而造成反效果！

背肌运动

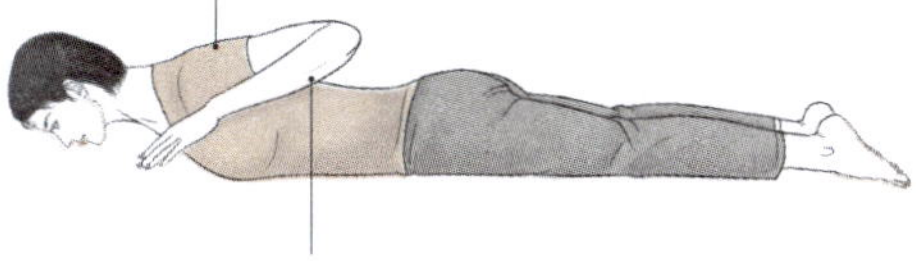

取俯卧位，双腿伸直，双手伸直到头顶上方，放松呼吸，弯起手肘，肩膀上提，头和胸部不要抬起来。

错误的背肌运动

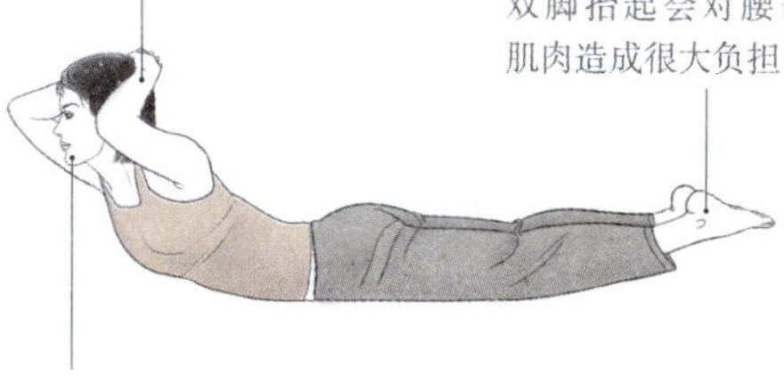

腹肌运动

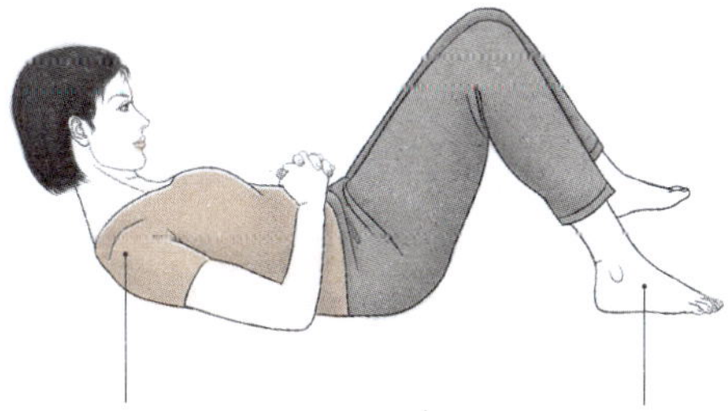

取仰卧位，双腿膝盖并拢弯曲，双脚分开，双手放在腹部上，然后轻轻抬起头部，让肩胛骨稍微抬起，眼睛看到肚脐即可。

错误的腹肌运动

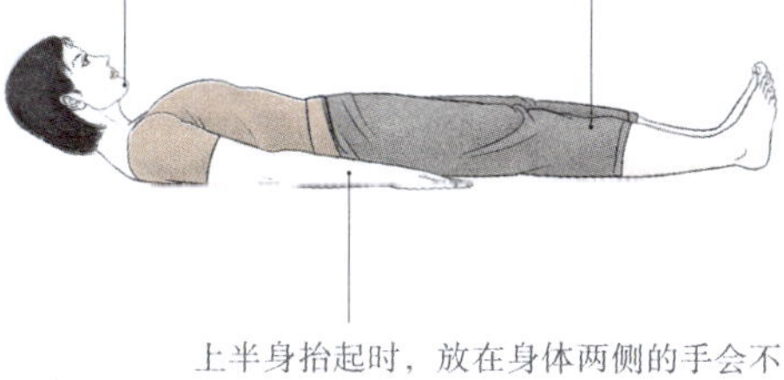

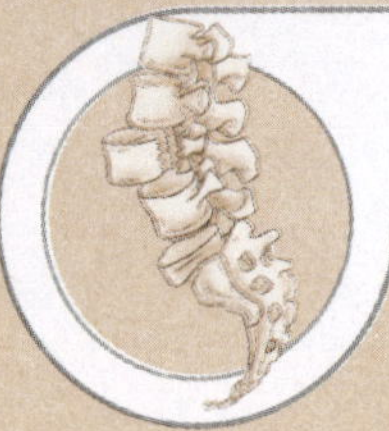

骨盘矫正法 缓解腰部无力

本节名词

❶脊椎 ❷腹肌

很多时候，一般的上班族都会维持同一个动作很久的时间，比如一直坐在办公桌前，同样的姿势久了就会让腰部感觉无力、沉重，也会导致骨盘移动位置，所以做一些小动作把骨盘导回正确的位置，是很重要的。

利用地面的骨盘矫正法

选择地板或较硬的地方，避免在床垫或沙发等较软地方进行，全身放松，平躺在地板上，双臂在身体两侧自然伸开，正常呼吸，在这种状态下会感觉到腰部在微微上浮，悬在空中，脊柱在这个时候是呈S形的弧线。然后腹部用力，脚上的力量放松，膝盖可以微微弯曲，让骨盘可以贴到地面上，就会感觉到**脊椎**❶像棍子一样挺直，保持这个姿势10秒钟。每天做两次，长期持续坚持，就可以维持身体正确的曲线，抑制脊椎弯曲。

利用墙壁的骨盘矫正法

站在离墙壁约10～20cm的地方，然后将上半身向后移动靠在墙壁上，保证肩膀与臀部都完全贴在墙上。然后，**腹肌**❷特别是下腹用力，减少腰部与墙之间的缝隙，用墙和腹肌来矫正背部的弧线。每天利用工作的空闲时间就可以，1次30秒，每天可做多次，做此动作时不要穿高跟鞋，赤脚或穿平底鞋效果更好。如果你长期站着工作，使用这个姿势，就不会使腰部感到疲劳。

利用椅子的骨盘矫正法

与椅子保持40～50cm的距离，面向椅子立正站好之后，双脚打开与肩膀同宽，然后双臂伸直让双手握住椅子的上扶手，同时，一腿屈膝，一脚向后伸长至感觉疼痛时停住，保持这个姿势10秒钟，并慢慢吐气，左右腿交替各做5次，每天次数可自己把握。注意所选择椅子的高度要保证人屈腿扶着时，双臂可与地面平行，并能承受一定的重量，另外用墙壁来代替椅子也行。

名词解释

❶ 脊椎

亦称脊柱、脊梁骨，由形态特殊的椎骨和椎间盘连结而成，位于背部正中，上连颅骨，中部与肋骨相连，下端和髋骨组成骨盆。自上而下有颈椎7块、胸椎12块、腰椎5块、1块骶骨和1块尾脊骨共24块独立的椎骨。脊椎内部自上而下形成一条纵行的脊管，内有脊髓。

❷ 腹肌

包括腹直肌、腹外斜肌、腹内斜肌和腹横肌。当它们收缩时，可以使躯干弯曲及旋转，并可以防止骨盆前倾。腹部肌肉对于腰椎的活动和稳定性也有相当重要的作用，还可以控制骨盆与脊柱的活动。

骨盘矫正法

日复一日的维持一个姿势，骨盘的移位就会加重腰痛，而下面这些动作可以让你随时随地的矫正骨盘，远离腰痛！

利用地面的骨盘矫正法

全身放松，平躺在地板上，双臂在身体两侧自然伸开，腹部用力，脚上力量放松，膝盖微微弯曲，让骨盘贴到地上。

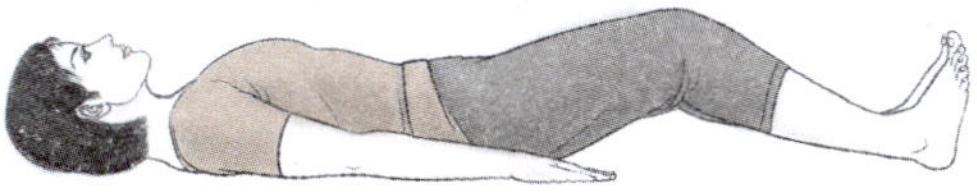

利用墙壁的骨盘矫正法

脚与墙有 10 ~ 20cm 的距离，上半身后移靠在墙上，让肩膀与臀部完全贴在墙上，下腹用力，减少腰部与墙中间的缝隙。

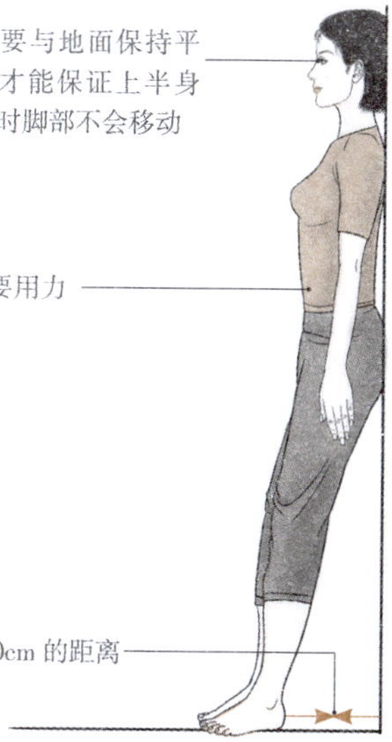

利用椅子的骨盘矫正法

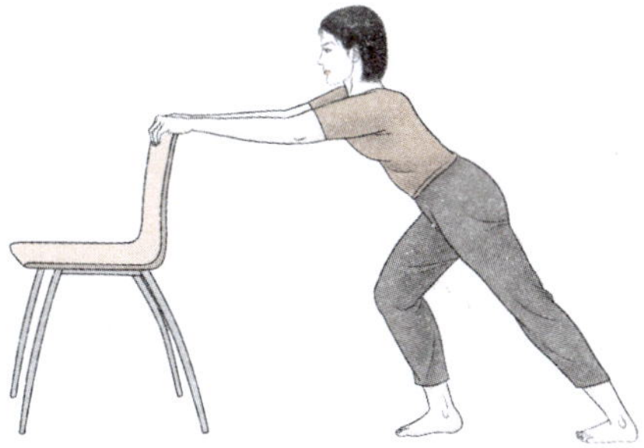

利用椅子的骨盘矫正法步骤

与椅子保持 40 ~ 50cm 的距离，立正站好； → 双脚打开与肩同宽，双臂伸直，弯腰双手握住椅背； → 吐气，一腿屈膝，脚后伸，维持 10 秒钟； → 一边弯曲手肘，一边让后伸的脚前移，恢复立正姿势。

利用墙壁的骨盘矫正法步骤

脚与墙留有距离，肩膀与臀部完全贴在墙上； → 上半身不动，腹肌用力，一只脚后移，让脚跟和大腿紧贴墙壁； → 维持上半身姿势，另一只脚后移，双脚跟和腰部紧贴墙壁。

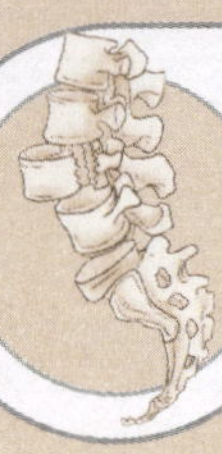

猫式运动[1] 缓解腰部紧绷感

本节名词

❶猫式运动

当腰部感到沉重无力或紧绷的时候，可以做一下猫式运动进行缓解，简单轻松地摆脱紧绷感！

Words & terms

名词解释

❶ 猫式运动

就是在运动中像猫一样让脊椎拱起，以此来放松腰部所有的肌肉，达到强化腹肌和背肌的作用。每天刚洗完澡身体暖和的时候在地板或其他较硬的地方做这项运动效果最好，每天做5次左右。

动作一：拱起腰背

四肢着地，膝盖并拢，抬起臀部，手臂和大腿都垂直于地面，深吸一口气，然后保持手臂伸直，吐气，低头，使眼睛看向肚脐，像猫一样让身体的脊椎拱成圆背状，保持这个姿势10秒钟。在将背拱起的时候，感觉就像是有绳子在上面提着你的腰部一样，才能成为圆背状态。

动作二：塌腰提臀

深呼吸，然后轻轻吐气，同时微微伸展背部，抬头，眼睛看向天花板，吸气的同时塌腰提臀，让腰部形成适当的弯曲，不要憋气，不要过度弯曲造成腰部的负担，让腰部感觉到不舒服的姿势会产生运动的反效果，所以一定要轻松地运动，保持这个姿势10秒钟。

动作三：臀部后移

上半身前倾，先让四肢着地，然后双臂伸直，上半身向下弯曲直至手肘、腋下都可以贴在地面上为止，同时，缓缓吐气并把臀部向后移动，这样可以伸展腰部与手臂的肌肉。要注意的是，臀部是往后移动，而不是向上抬，上抬的话会造成腰部反折。

让脊椎像猫一样拱起能有效地强化背肌和腹肌，但也不要做过头了。如果手肘弯曲会减损这套动作的效果；如果勉强下巴抬高，有可能会伤到颈部；而有些人可能觉得把腰部多弯曲一些，是不是效果就能增强，显然这是不正确的，如果脊椎反折过度的话，就会使腰部产生多余的负担，增大腰椎的压力。

动作四：卧位屈曲

本方法适用于脊柱不稳定和后方移位综合征患者。首先患者仰卧，双髋关节和双膝关节屈曲约45°，然后双手抱膝，用力推动双膝关节向胸部运动，使膝盖尽可能靠近肩部，在双膝屈曲达到极限后，双手用力下压，然后放松，恢复到起始位置。如此重复做10～15次。

猫式运动

猫式运动也可以作为强化筋骨和暖身的运动，如果养成每天都做的习惯，长期坚持可以全面的缓解腰痛问题。

动作一：拱起腰背

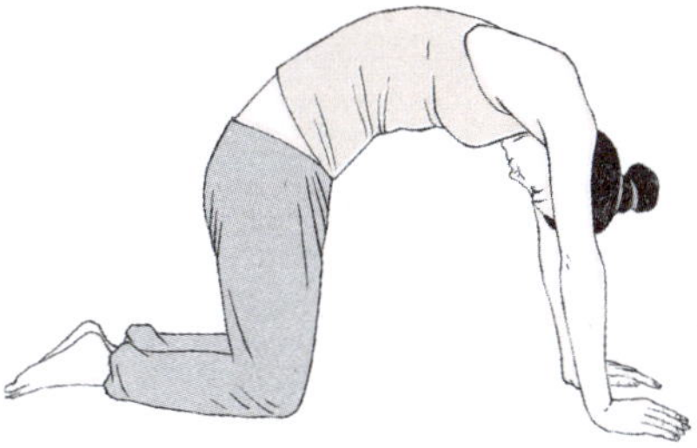

四肢着地，抬起臀部，手臂和大腿垂直地面，眼睛看向肚脐，拱起背部。

动作二：塌腰提臀

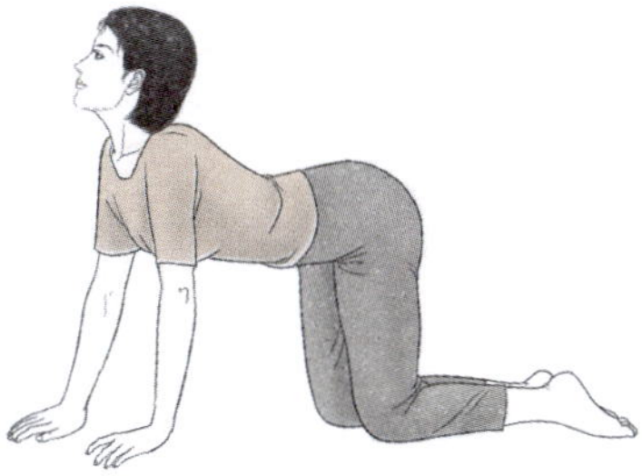

吸气抬头，眼睛看向天花板，塌腰提臀，腰部形成适当的弯曲。

动作三：臀部后移

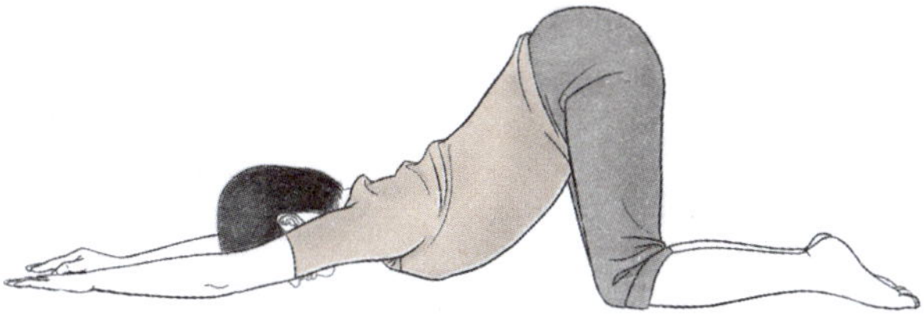

四肢着地，双臂伸直，上半身下弯直至手肘、腋下都贴在地面上为止，同时，缓缓吐气并臀部后移。

错误的猫式运动

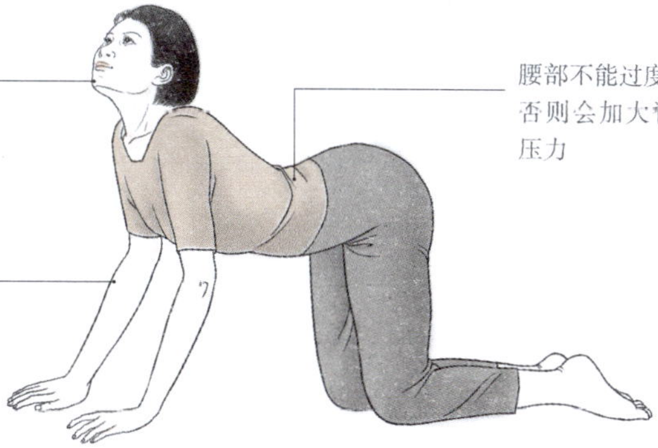

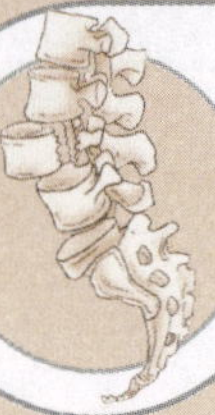

缓解腰部疼痛的运动方法（1）

本节名词
❶俯卧位运动
❷仰卧位运动

缓解腰部疼痛的运动疗法，根据姿势的不同可以分为俯卧位运动、仰卧位运动、站立位运动，不同体位时所锻炼的侧重点也有所不同。

俯卧位运动[1]

· 方法一：俯卧伸展位

患者俯卧，用双肘和前臂支撑，将上半身抬起离开床面，需要注意的是，在上半身抬起的时候，骨盆和双腿都不能跟着上抬，要有意放松腰椎部肌肉，使腰部下陷，维持姿势5～10分钟。该方法对腰椎后方移位综合征和腰椎不稳定的患者有积极的治疗意义。

· 方法二：被动伸展松动

患者俯卧，头转向一侧，双上肢放在身体前侧。推拿者跨在患者身体两旁，双手掌根部放在疼痛腰椎节段的两侧，双手对称地对腰椎疼痛部位柔和地施以压力，进行按压，随后立即松开，以此重复做10～15次。注意每次加压时较前次力度逐渐增加。该方法主要用于治疗腰椎后方移位综合征引起的腰部疼痛，对双侧腰部疼痛也有一定的疗效。

· 方法三：伸展位加压松动

患者俯卧，双上肢放在身体两侧。推拿者站在患者身旁，一只手手掌根部放在疼痛部位腰椎一侧，另一只手掌压在该手掌之上，上身前倾，双手伸直，双手掌缓慢向腰椎一侧施压，达到极限后，再施加一次瞬间的、小幅度的、快速的猛力后放松。该方法对于腰部一侧疼痛的患者，有一定的疗效。

仰卧位运动[2]

· 方法一：屈曲位旋转加压

此方法适用于屈曲位旋转松动疗效不理想的患者。患者仰卧，首先应用屈曲位旋转松动的方法进行治疗，确保患者没有不良反应后可以做这个动作。患者仰卧，抬起腰椎疼痛一侧的腿，屈曲髋关节90°，膝关节微屈。推拿者一只手扶住患者抬高腿的踝关节，一手扶住患者的膝关节并旋转，然后用力按压膝关节后立即放松。

名词解释

❶ 俯卧位运动

俯卧位时，腰椎、背部肌肉等在动作的刺激下，会使疼痛、疲劳、沉重等症状得到缓解。

❷ 仰卧位运动

仰卧位状态下的各种动作，主要适用于脊柱问题造成的腰痛病症。

俯卧位运动，仰卧位运动

俯卧伸展位

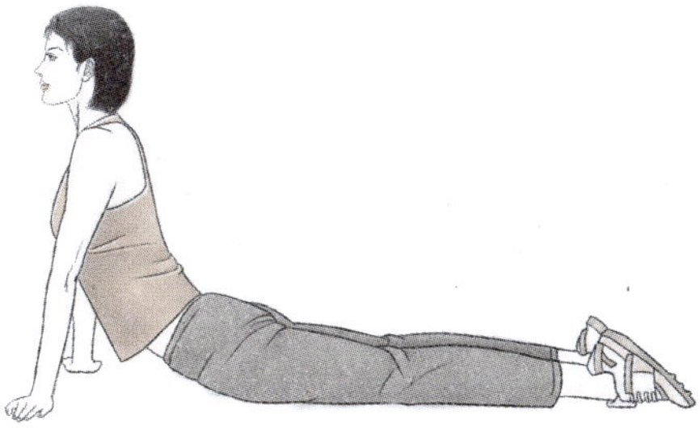

患者俯卧，双肘和前臂支撑，将上半身抬起离开床面，放松腰椎部肌肉，使腰部下陷。

被动伸展松动

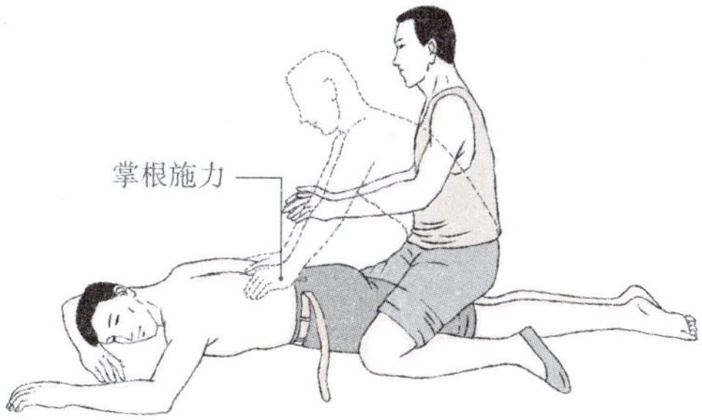

患者俯卧，头转向一侧，双臂放在体前。推拿者跨在患者身体两旁，双手掌根部放在疼痛腰椎节段的两侧，双手对称地施以压力。

伸展位加压松动

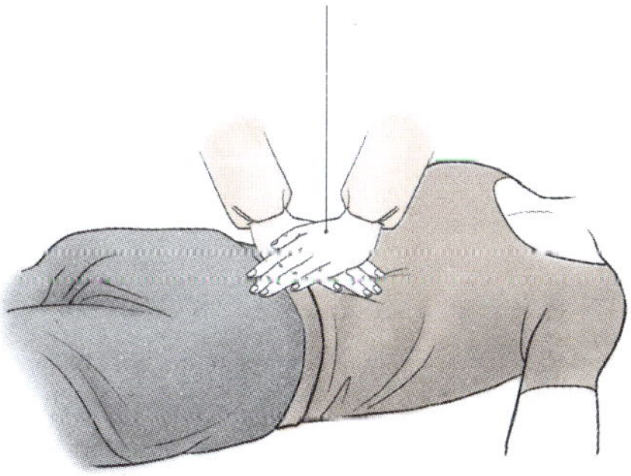

患者俯卧，推拿者站在患者身旁，两手掌叠放在疼痛部位腰椎一侧，然后推拿者上身前倾，双手伸直，双掌缓慢施压。

屈曲位旋转加压

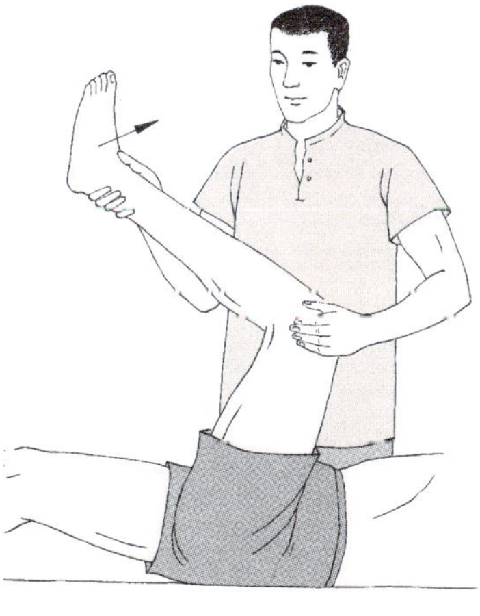

患者仰卧，抬起腰椎疼痛一侧的腿，屈曲髋关节和膝关节。推拿者一手扶住患者抬高腿的踝关节，一手扶住膝关节并旋转，然后用力按压膝关节后放松。

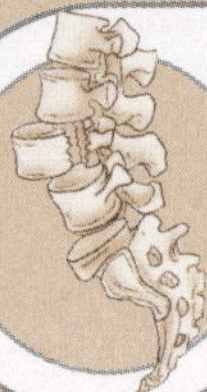

缓解腰部疼痛的运动方法（2）

本节名词

❶站立位运动

在上一节中，主要介绍了俯卧位和仰卧位运动的第一种方法，在这一节中，我们再来教大家第二种仰卧位运动和三种站立位运动疗法，相信会很好地帮您缓解腰部疼痛。

Words & terms

名词解释

❶ 站立位运动

站立位姿势下的各种动作都比较简单方便，对场地要求也没有局限，患者利用上班的间隙时间或在家看电视时就可以同步完成，让您工作健身两不误。

· 方法二：屈曲位持续旋转松动

患者仰卧位，推拿者站在患者身旁，用一只手托住患者的双足跟，起固定作用，另一只手扶住患者屈曲的双膝关节，然后将患者腰部围绕髋关节做旋转动作，维持30～50秒钟。此时，患者处于屈曲加旋转位置，治疗过程中，如患者有不良反应，说明屈曲加旋转的体位时间过长，可适当减短时间。

站立位运动[1]

· 方法一：站立位侧伸

该方法主要用于治疗腰椎后方移位综合症和伸展不良综合症。患者取站立位，双脚分开宽于肩，双手掌心合十放在背后，指尖朝上，吸气，转头向后伸展，然后呼气，让上身靠近右腿的前侧，维持10秒钟左右，放松上身和头部，重复做10～15次。

· 方法二：抬腿站立位屈曲

该方法用于治疗脊柱弯曲和不对称引起的腰部疼痛。患者取站立位，左腿支撑身体重量，右脚放在凳子上使右腿髋关节和膝关节屈曲约90°，同时将右手的小手臂放在右腿膝盖上，然后上半身向右侧倾斜，左手手臂在头顶上方尽可能的向右伸展，使左侧腰部伸展达到极限，保持头部微抬，眼睛看向左手手掌，维持5～10秒钟后恢复到起始位置，左右侧交替进行。

· 方法三：胸、骨盆侧方偏移矫正

该方法主要用于矫正或减轻脊柱畸形，应在医生指导下使用。患者取站立位，双脚分开与肩同宽，推拿者与患者背靠背站着，两人双臂交叉，推拿者伸直双腿，弯腰用腰骶部顶起患者偏移的骨盆部，使患者腰部后伸靠在推拿者的背部，头颈部微抬，同时可另有一人握住患者的小腿向下用力，以此加大患者骨盆的牵引力量，可有节律地做10～15次。

仰卧位运动和站立位运动

屈曲位持续旋转松动

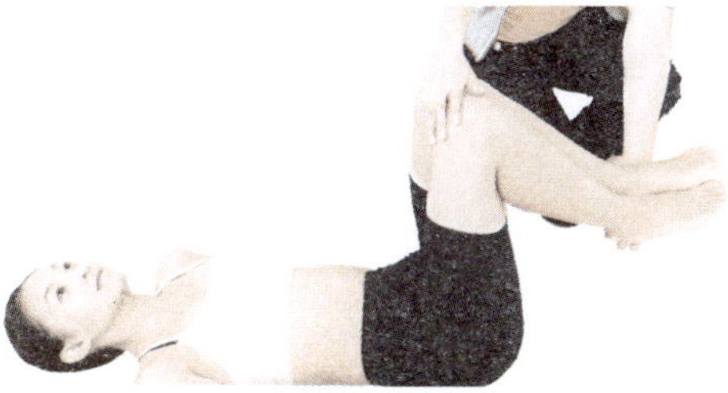

患者仰卧，推拿者站在患者身旁，一手托住患者足跟，另一手扶住患者屈曲的双膝关节，然后将患者的髋关节做旋转摇动。

站立位侧伸

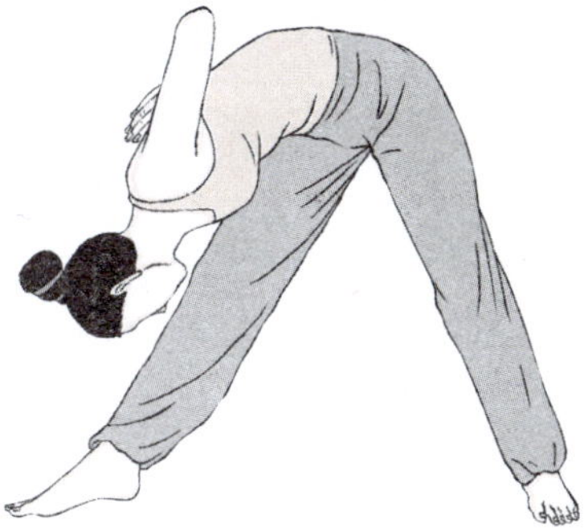

取站立位，双脚分开宽于肩，双手掌心合十放在背后，指尖朝上，吸气，转头向后伸展，然后呼气，让上身靠近右腿的前侧。

抬腿站立位屈曲

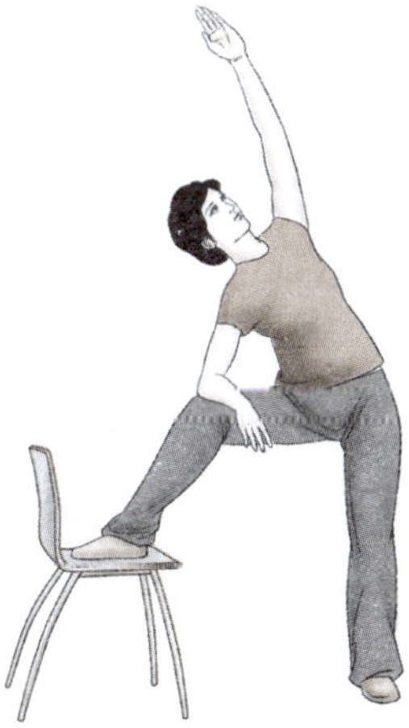

患者左腿站立，右脚放在凳子上使右腿髋关节和膝关节屈曲约 90°，将右手的小手臂放在右腿膝盖上，左手手臂在头顶上方伸直，并向右伸使左侧腰部伸展达到极限，保持头部微抬，眼睛看向左手手掌。

胸、骨盆侧方偏移矫正

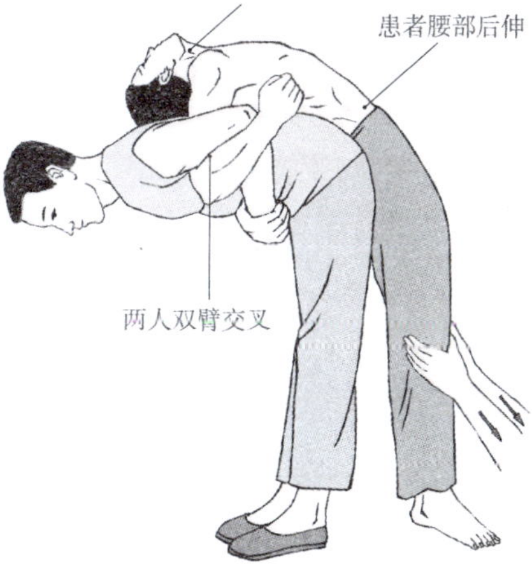

患者与推拿者背靠背，推拿者弯腰用腰骶部顶起患者偏移的骨盆部，另有一人对患者的小腿向下施力，加大骨盆牵引力量。

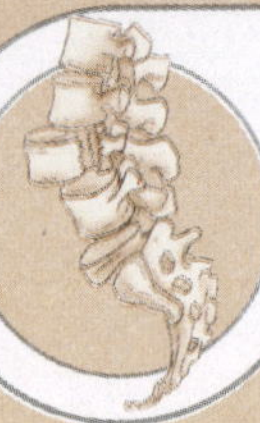

治疗骨质疏松症腰痛的运动方法

本节名词
❶骨质疏松症

运动疗法是防止和缓解**骨质疏松症**[1]的重要途径，其原理是通过运动增强骨质的压力或负荷，减少骨钙的丢失，但运动方法要根据患者的年龄、性别、身体状况等来决定。

Words & terms
名词解释

❶ **骨质疏松症**

是一种系统性骨病，其特征是骨量下降和骨的微细结构破坏，表现为骨的脆性增加，因而骨折的危险性大为增加，即使是轻微的创伤或无外伤的情况下也容易发生骨折。

下面这几种方法比较简单，也不会受空间的限制，很适合大家在家里进行。

方法一：挺胸运动

患者坐在椅子上，双腿并拢，双髋双膝均屈曲成90°，然后左手从腰后屈肘使小手臂上伸，右手从脑后屈肘使小手臂下伸，让左手和右手在腰背后交相握。然后，深吸一口气，拉伸双臂，使双肩向后伸展，注意头颈部不要下低，坚持3～5秒钟，再慢慢放松双手并深呼气，重复10～20次，每日1～2次。

方法二：俯卧伸背运动

患者取俯卧位，全身放松趴在床上，上肢平置于身体两侧，两腿伸直，然后深呼一口气，同时做挺胸、抬头、伸背动作，使头部、胸部离开床面，双臂紧贴身体，坚持3～5秒钟，然后放松并呼气，也可以在患者胸腹部下面垫一个枕头，帮助胸部抬升。重复10～20次，每日1～2次。

方法三：跪姿后伸髋运动

患者双膝屈曲，两腿膝盖呈90°弯曲，两臂张开撑地，与肩同宽，使头部、腰部、臀部成一条直线趴在床上。然后慢慢呼气，在呼气的同时，腹部和腰部用力，让腰部、臀部抬高，并使右腿最大程度的伸直向上抬升，保持头部、肩部、腰部和臀部成一直线。坚持3～5秒钟，然后放松，左腿相同动作进行，双腿交替进行，各10～30次，每日1～2次。

方法四：仰卧收缩运动

患者取仰卧位，身体平躺，两眼直视上方，放松肌肉，头部和颈部紧贴地面，双髋双膝均屈曲成90°，双手放在膝盖上面，收缩腹肌，同时慢慢抬头，坚持3～5秒钟，然后放松。重复10～20次，每日1～2次。

缓解运动

根据你自己的身体状况和疼痛情况，来选择下面的运动方式，注意运动的强度，就可以有效的治疗骨质疏松症所带来的腰痛。

挺胸运动

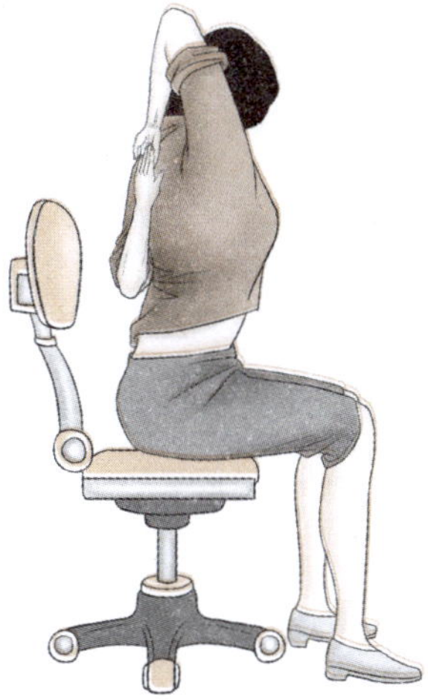

坐在椅子上，双腿并拢，双髋双膝均屈曲 90°，左手从腰后屈肘小臂上伸，右手从脑后屈肘小臂下伸，让左手和右手在腰背后交相握。吸气，拉伸双臂，使双肩向后伸展，头颈部不要下低。

俯卧伸背运动

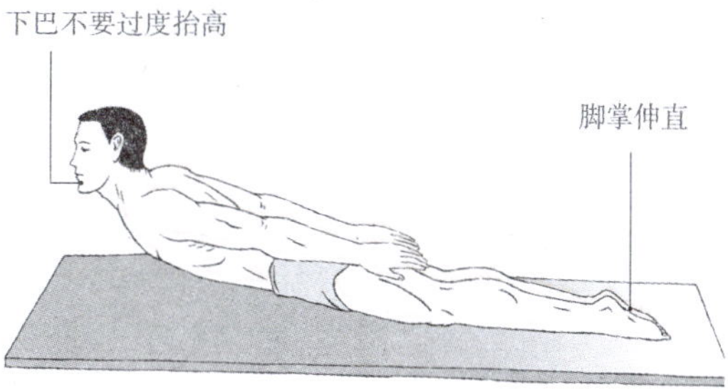

患者俯卧，双臂放在身体两侧，两腿伸直，深呼气，同时挺胸抬头伸背，使头和胸部离开床面，双臂紧贴身体，坚持 3 ~ 5 秒钟后放松。

跪姿后伸髋运动

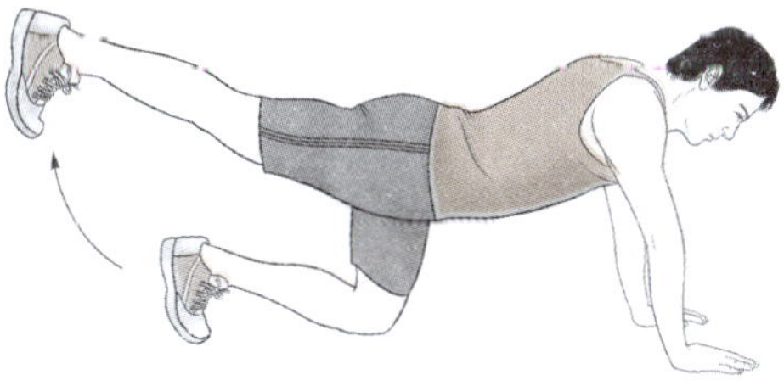

患者两腿膝盖呈 90°，两臂撑地跪趴在床上，然后慢慢呼气，抬高腰部、臀部，右腿最大程度的伸直并抬升，使头、肩、腰和臀部成一直线，坚持 3 ~ 5 秒钟后放松。

仰卧收缩运动

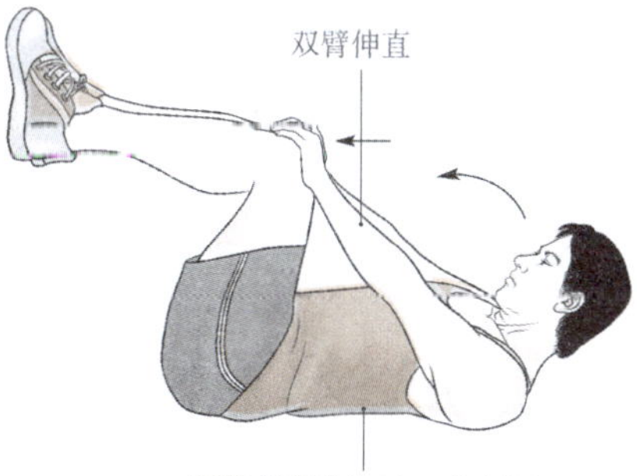

患者仰卧，双髋双膝均屈曲成 90°，双手放在膝盖上面，收缩腹肌，同时抬头，坚持 3 ~ 5 秒钟后放松。

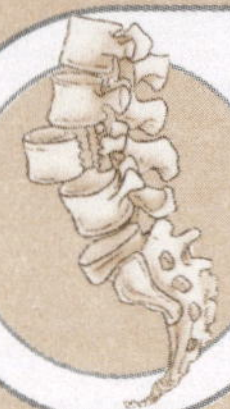

治疗腰椎间盘突出症的运动方法（1）

本节名词

❶自体牵引

牵引治疗是一种基于被动运动的治疗方法，在现代医疗中已经被广泛应用于腰椎间盘突出症和其他腰腿痛的治疗，牵引治疗可分为徒手牵引，自体牵引和移体牵引。临床证明这种方法具有明显疗效。

Words & terms

名词解释

❶ **自体牵引**

就是患者利用自身重力或肢体运动产生的动力进行牵引的方式。自体牵引是牵引运动中常用的一种方式，患者不需要借助他人的力量，自己就可以完成。

徒手牵引

下面给大家介绍几种方法，您可以根据自己的情况选择性的进行锻炼，只要长期坚持，任何一种方法都会见效。

- **方法一：俯卧牵引**

患者俯卧在床上，双腿伸直，使腰椎伸展。家人站在患者脚部，双手紧握患者双脚脚踝处，然后沿下肢轴线方向进行牵引，直到患者感觉到腰部疼痛明显减轻，或患者身体开始在床面上滑动为止。为了增强牵引效果，在家人牵引的时候，患者可用手抓住床头或者两侧床边。这种方法能够使患者的腰椎在牵引时处于过伸状态，有利于腰椎间盘复位。每次持续20～60秒钟，间歇牵引10～15次，每日2～3次。

- **方法二：腰椎牵引**

患者仰卧在床上，双髋关节屈曲90°，双腿与床面垂直。然后弯曲双肘，小臂与地面垂直，双掌托住双髋，让腰椎尽可能的抬高，同时保持双腿伸直，头颈部紧贴地面，以此牵引腰椎。每次牵引20～60秒钟，间歇牵引10～15次，每日2～3次。该方法有利于增大患者的腰椎间隙，使椎间孔逐渐加大，进而减轻神经根所带来的刺激和压迫。

自体牵引❶

- **方法一：下蹲牵引**

患者双手紧握与肩同高的单杠，缓慢下蹲，同时保持双臂伸直状态，身体处于半悬垂状态。每次1～2分钟，每日做2～4次。

- **方法二：屈腿牵引**

患者仰卧在倾斜30°～40°的床面上，双手握住床边以固定身体，双腿交替做屈曲和伸直动作。运动的双腿会产生惯性，牵引着身体沿倾斜的床面向下滑动，而患者握住床边就起到阻止身体滑动的作用，从而达到牵引腰椎的目的。重复做5～10次，每日做1～2次。患者双腿屈伸的力量视患者身体素质而定，用力要适宜。

徒手牵引和自体牵引

俯卧牵引

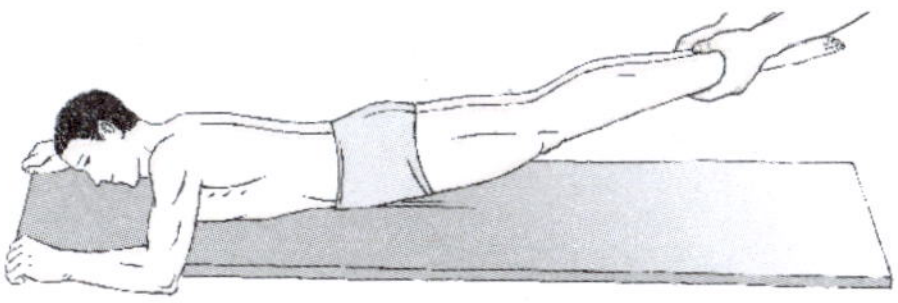

患者俯卧，双腿伸直，伸展腰椎。家人站在患者脚部，双手紧握患者脚踝，沿下肢轴线方向进行牵引，患者可抓住床头或床边两侧增加牵引效果。

腰椎牵引

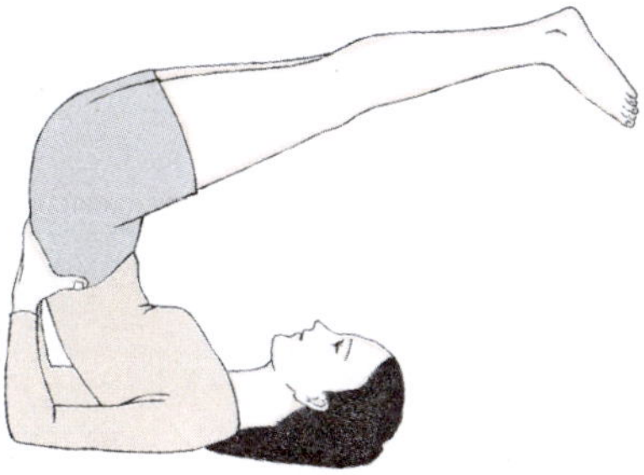

患者仰卧，双髋关节屈曲 90° ，双腿与床面垂直。然后弯曲双肘，双掌托住双髋，尽可能抬高腰椎，保持双腿伸直，头颈部紧贴地面。

下蹲牵引

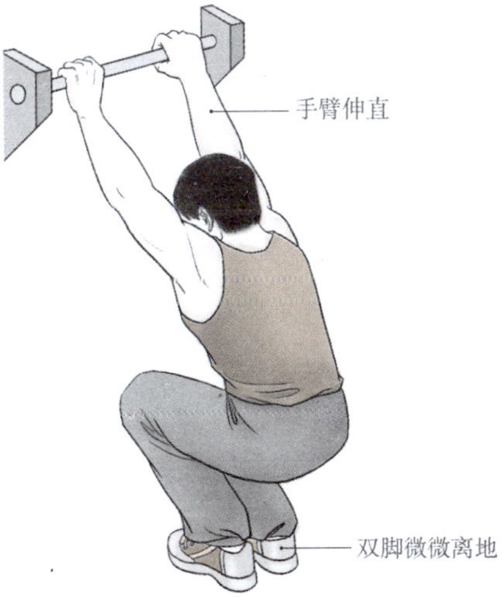

患者双手紧握与肩同高的单杠，缓慢下蹲，使双臂伸直，身体处于半悬垂状态。

屈腿牵引

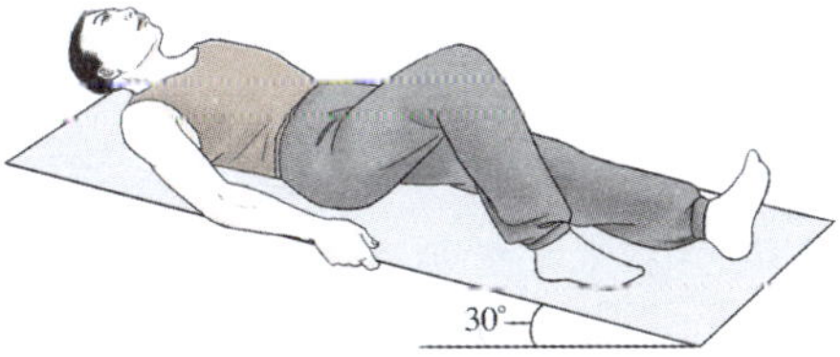

患者仰卧在倾斜 30° ～ 40° 的床面上，双手握住床边，双腿交替做屈曲和伸直动作。

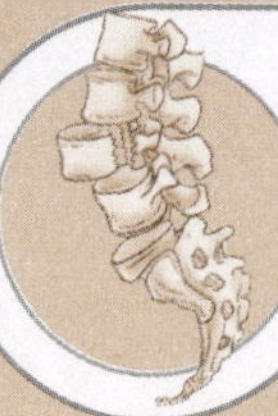

治疗腰椎间盘突出症的运动方法（2）

本节名词

❶移体牵引

牵引治疗是一种基于被动运动的治疗方法，在现代医疗中已经被广泛应用于腰椎间盘突出症和其他腰腿痛的治疗，临床证明这种方法具有明显疗效。

移体牵引[1]

下面给大家介绍几种方法，您可以根据自己的情况选择性的进行锻炼，只要长期坚持，任何一种方法都会见效。

方法一：抱膝法

患者取仰卧位，双腿并拢，屈膝，同时用双手抱住双膝，然后使双膝尽量靠近胸部，在这一过程中要注意，头部和颈部不要随着动作向上抬起，否则不仅会因此减轻腹部肌肉锻炼的强度，还可能会伤到颈部。维持这个姿势10～15秒后放松，反复做10～12次，每日2～3次。

方法二：弓背法

患者四肢着地，双髋双膝屈曲90°跪在床上，用双手掌支撑床面，然后慢慢低头，同时用力收腹，使背部缓缓向上隆起，维持10～15秒后放松，再进行下一轮动作。反复做10～12次，每日1～2次。

方法三：直臂合手法

患者取仰卧位，双臂在身体两侧平举，与肩同高，双腿伸直并拢，双脚微向外张。然后头部和上身转向右侧，同时用左手使劲拍击右手，维持双手手掌合并状态5秒左右，再恢复初始姿势，然后头部和上身转向左侧，用右手拍击左手。如此交替做10～15次，每日2～3次。

方法四：屈膝转体法

患者取仰卧位，双臂在身体两侧平举，与肩同高，双腿伸直并拢。患者在家人的协助下或自行做双膝屈曲动作，其中一直保持膝盖并拢，并且脚面要伸直，接着慢慢向身体左侧床面放下，头部也随之转向左侧，维持2～5秒钟，然后在双膝屈曲状态下转向右侧床面，在此过程中臀部也要随着转动。每次左右交替做12～15次，每日2～3次。

名词解释

❶ **移体牵引**

所谓移体牵引法，就是利用增大体位移动的幅度，达到增强牵引脊柱的目的，同时还能放松腰部的背肌和腹肌，消除肌肉痉挛，缓解腰椎间盘突出症所带来的疼痛不适。

移体牵引

抱膝法

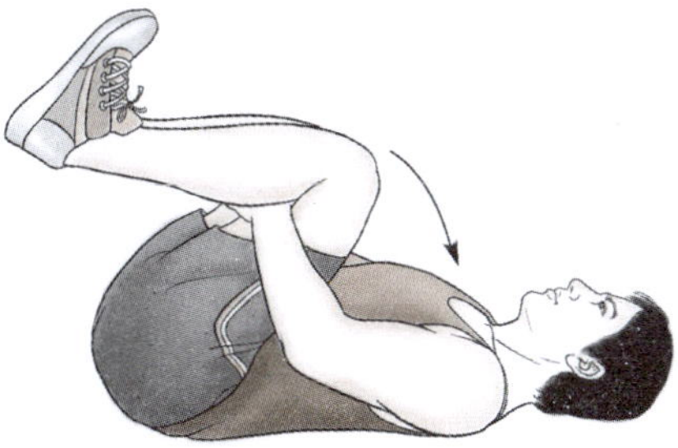

患者仰卧，双腿并拢，屈膝，使双膝尽量靠近胸部，同时双手抱膝，维持 10 ~ 15 秒后放松。

弓背法

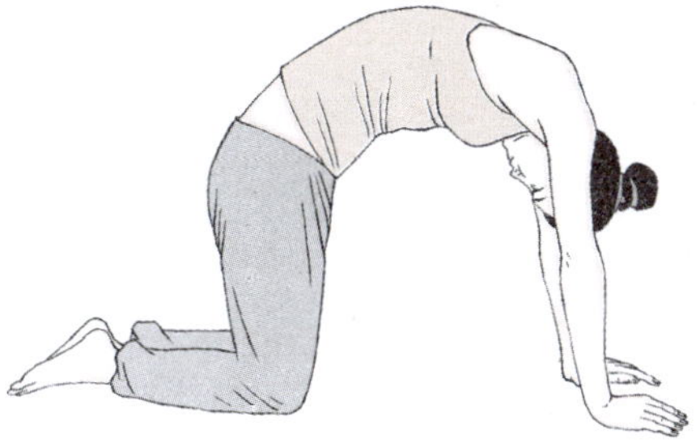

双髋双膝屈曲跪在床上，双手掌支撑床面，慢慢低头收腹，使背部慢慢向上隆起，维持 10 ~ 15 秒后，恢复起始位置。

直臂合手法

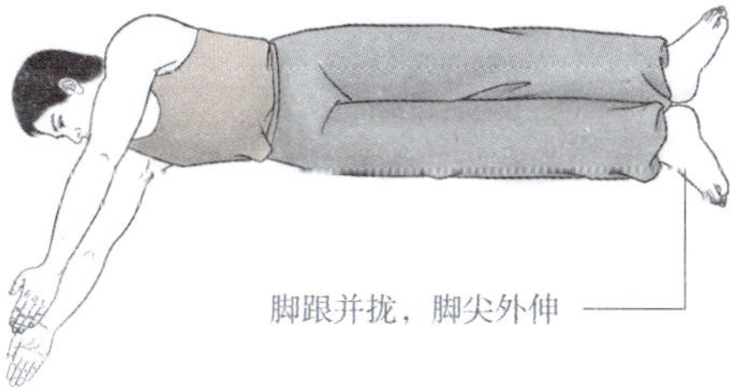

患者仰卧，双臂平举，双腿伸直并拢。头部和上身转向右侧，在身体移动的基础上，用左手使劲拍击右手，左右交替各做 10 ~ 15 次。

屈膝转体法

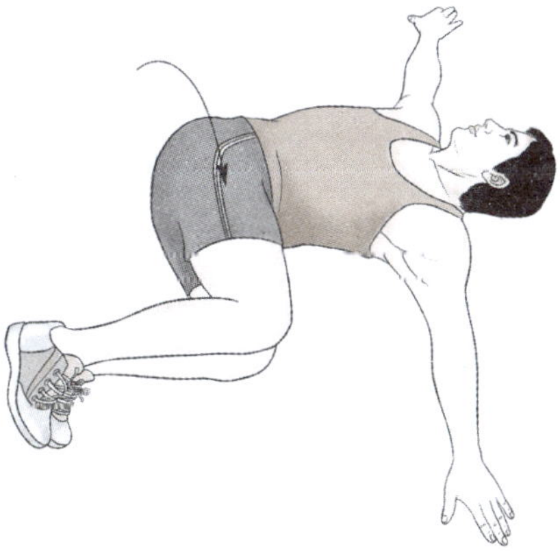

患者仰卧，双臂平举，双腿伸直并拢，双膝屈曲，慢慢转向身体左侧，臀部随之转动，维持 2 ~ 5 秒钟，再转向右侧，左右交替各做 12 ~ 15 次。

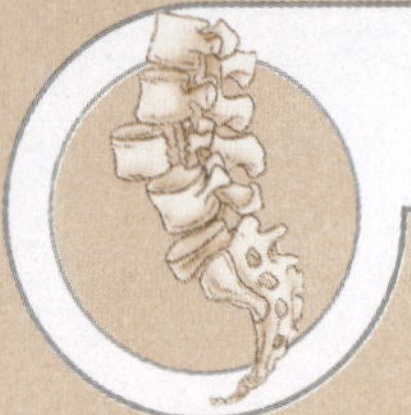

暖贴热敷 治疗腰部紧绷僵硬

本节名词
❶暖贴

腰痛时，经常会觉得腰部紧绷僵硬，但是日常的工作又没有办法让我们留在家里休息，这时候我们就可以使用市场上销售的暖贴片，在外出或上班的时候也可以轻松保护腰部。

Words & Terms
名词解释

❶ 暖贴

为片状贴剂，是由原料层、明胶层、无纺布三部分组成的，原料层是由铁、石、活性炭、无机盐、水等合成的聚合物，可在空气中氧气的作用下发生放热反应。

暖贴热敷的优点

- 祛除堆积在血液中的疼痛因素。
- 使用轻松，能长时间温热患部。
- 热敷的同时不影响做其他事，适合时间紧张的人。
- 使用完扔掉即可，省时省力。

注意事项

1. 暖贴[1]温度较高，不可直接贴在皮肤上，以免伤到皮肤。
2. 睡觉时不要使用贴片，因为来回翻身容易使贴片剥落。
3. 如果发炎，会产生肿胀和疼痛恶化等情况。
4. 在使用时请严格遵循说明书，小心使用。

贴在腰背部

贴在腰背部的疼痛部位，能使这一部位的温度增加，并能长期维持腰部温暖，减缓疼痛。

贴在腹部

腰部疼痛时，也可以贴在腹部，刺激肚脐周围的穴位，尤其是针对女性生理期造成的腰痛，效果更好。

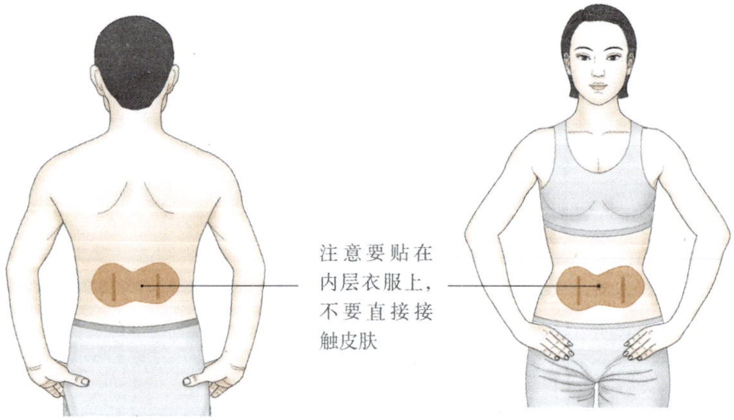

自制热毛巾 缓解腰部沉重无力

本节名词

❶热敷

针对慢性的腰部无力和沉重，我们在家里就可以自己制作热毛巾来进行热敷，这是最传统的热敷方法，借用热毛巾的热量使疼痛部位暖和起来，减轻沉重无力感。每天可热敷2次，每次约15分钟即可。

Words & terms

名词解释

❶ 热敷

热敷是一种物理治疗方式，一般可利用热毛巾、暖水袋、暖袋，直接敷治患处，每天二至三次，每次十五至二十分钟。热敷疗法具有扩张血管、改善局部血液循环、促进局部代谢的作用，有益于疾病的恢复。热敷疗法在软组织损伤疾病的治疗中占有重要的位置。

热毛巾热敷[1]的优点

- 可以自己来调节热度，避免温度过高或不足。
- 此方法是从身体内部温暖起来，由内到外的消除疼痛。
- 借助绳子或其他物品固定住毛巾时，不耽误做其他事。
- 这一方法还能达到放松精神的效果。

注意事项

1. 热毛巾不要直接碰触皮肤。
2. 热毛巾中要保留水分，不可拧得太干。
3. 将毛巾放入塑料袋时，袋口不要完全封闭。
4. 热敷时感到疼痛加剧，要立刻停止。

热毛巾的做法

准备干毛巾2条，塑料袋1个；→ 将1条毛巾浸湿后轻轻拧干，湿度保持在提起毛巾一角时，有一点水落下；→ 把弄湿的毛巾装进塑料袋中，放进微波炉加热1分钟。注意袋口不要封死；→ 用另一条干的毛巾把塑料袋完全包裹住即可。

热毛巾热敷的姿势

将热毛巾放在腰部正后方的中心位置，人平躺在床上，热敷10分钟。

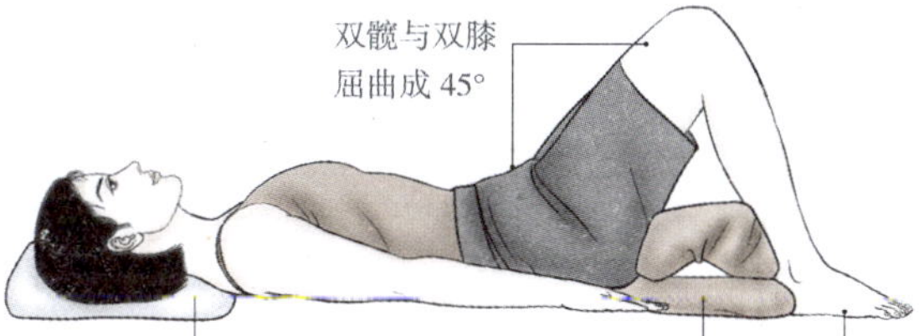

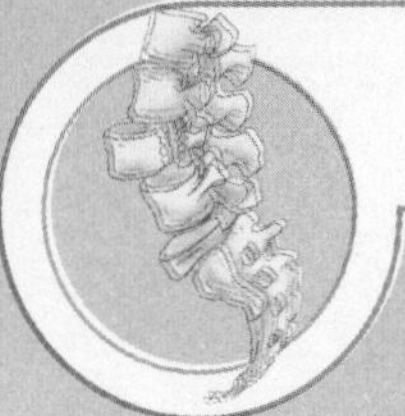

泡澡热疗 缓解慢性腰痛无力

本节名词
❶泡澡

要想缓解慢性腰痛和运动后疲劳所产生的腰疼无力，泡个热水澡，让身体暖和起来，是最佳的选择。泡澡的时候，用双手轻轻揉搓身体，能让身体由内而外释放疲倦，舒舒服服的缓解腰部无力。

泡澡[1]的优点

- 配合适当的伸展运动，能使效果加倍。
- 泡澡同时按压或按摩相关穴位可以提高效果。
- 能长时间保持全身温暖。
- 还能达到放松身心的效果。

注意事项

1. 泡澡次数不宜过多，1天3次以上，会使疲劳加剧。
2. 浴室内与更衣处的温度要保持相同。
3. 突发性腰痛时不宜泡澡。
4. 水温在40℃左右，泡30分钟即可，冬天泡10分钟就可以了。

全身浸泡

身体微躺在浴缸内，使颈部以下都泡在热水里，并尽可能的伸直双脚，双手扶住浴缸边缘以支撑身体。

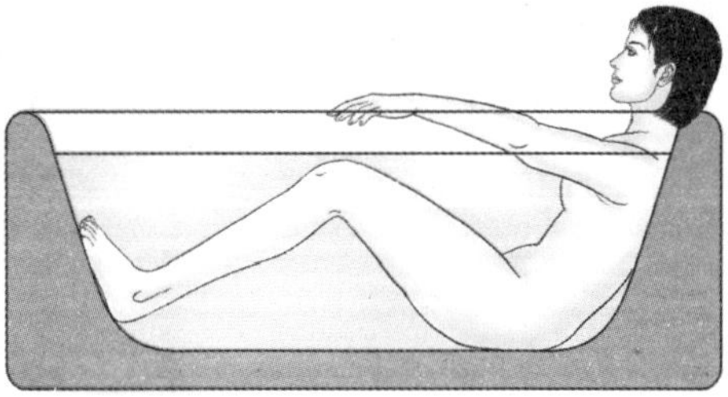

屈膝浸泡

如果在浴缸内脚无法伸直的话，可以轻微屈膝，但尽量让身体浸的深一点，同时，肩膀露出水面的话，用一条泡过热水的热毛巾盖住肩膀。

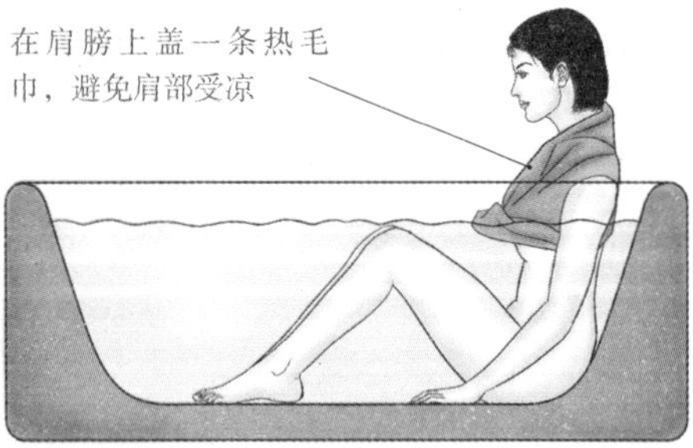

Words terms

名词解释

❶ 泡澡

就医学而言，泡澡具有水疗和热敷的双重效果，尤其对于骨关节疾病患者，有减少疼痛、辅助康复的效果；对于长期失眠、焦虑等情况者，有消除疲劳、促进血液循环的效果。

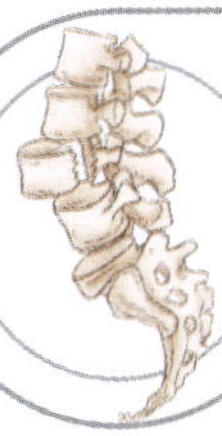

水压刺激 治疗慢性腰部沉重

本节名词
❶热敷

腰部的沉重与无力一般持续时间比较长，使用温冷疗法时也需要长期坚持，才能有效果，除了前面几种热敷方法之外我们还可以在淋浴时，借助水压来刺激穴道使热敷和穴位按摩结合在一起，效果更佳。

Words & terms
名词解释

❶ 热敷

是一种物理治疗方式，一般可利用热毛巾、暖水袋、暖袋直接敷治患处，每天二至三次，每次十五至二十分钟。热敷疗法在软组织损伤疾病的治疗中占有重要的位置。

淋浴的优点

- 淋浴喷水的强度可自行调节。
- 可以使用强度较大的力道刺激穴道。
- 同时还有热敷❶效果。

注意事项

1. 浴室与更衣处的温度要保持相同。
2. 不能长时间刺激，1～3分钟即可。
3. 腰部突发性疼痛时严禁使用该方法。

背部刺激

水柱淋浴头的水压强，用 42℃左右的热水强力刺激背部疼痛部位 3 分钟左右就行。

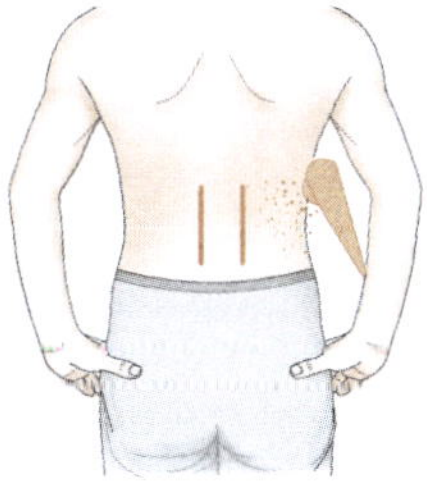

腹部刺激

对腹部进行水压淋浴的时候，水压力道要比背部弱一点，时间也短一些，1 ～ 2 分钟就可以了。

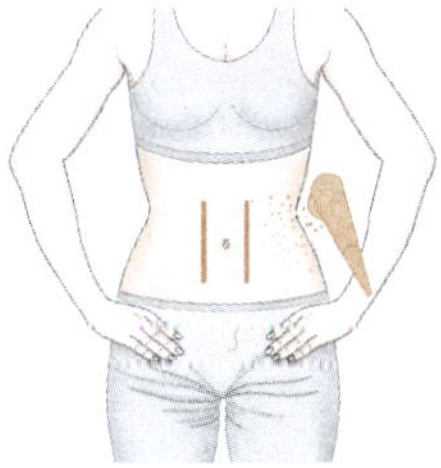

脚底刺激

脚底部是穴位的聚集处，如果用强力温热的水流刺激双脚掌，不仅对缓解腰部沉重无力有作用，还会使全身感到舒服。

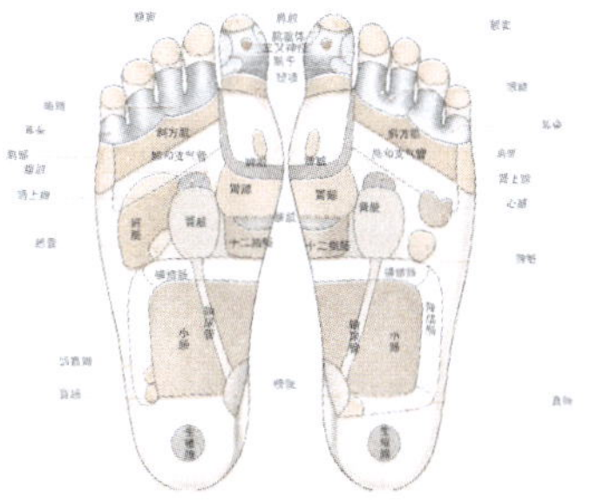

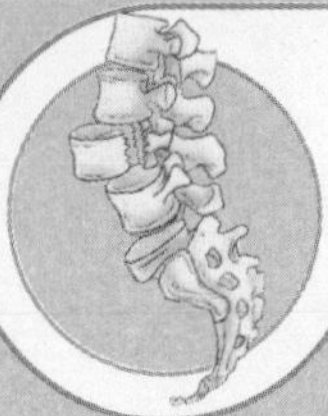

冰块冷敷 针对室内突发疼痛

本节名词
❶冷敷

前面介绍的方法都属于热敷的范畴，而且基本上都适用于慢性腰部疼痛，现在要介绍给大家的则是主要针对突发性疼痛的。突发性疼痛刚发生的时候，使用冰块或冰枕冷敷，能有效地抑制肿胀或水肿，避免疼痛加剧和蔓延。

Words & terms
名词解释

❶ 冷敷

用冰袋或冷湿毛巾敷于头额、颈后或病变部位皮肤上。敷于病变部位，主要目的是促使局部血管收缩，控制小血管的出血和减轻张力较大肿块的疼痛，达到消肿止痛之功效；高热病人，敷于头额、颈后可降低体温、改善不适感。

冷敷❶的优点

1. 能够快速有效地使突发性疼痛得到缓和。
2. 通过降低身体热度来防止水肿出现。
3. 同时也可以缓和情绪，让精神稳定下来。

注意事项

1. 根据自己身体状况，不要冷敷过度。
2. 冷敷让疼痛加剧时，要立刻停止。
3. 冷敷时间1天加起来以1小时为限，不宜超过。

冰袋制作方法

提前冰冻好冰块，准备1个塑料袋和1条毛巾； → 将冰块放进塑料袋中，用皮筋扎紧封口； → 塑料袋外用毛巾包裹好即可。

冷敷姿势

侧躺姿势，然后把用毛巾包裹好的冰袋放在腰后疼痛处，一定要注意不能让冰块直接接触皮肤，冷敷15分钟就可以了。

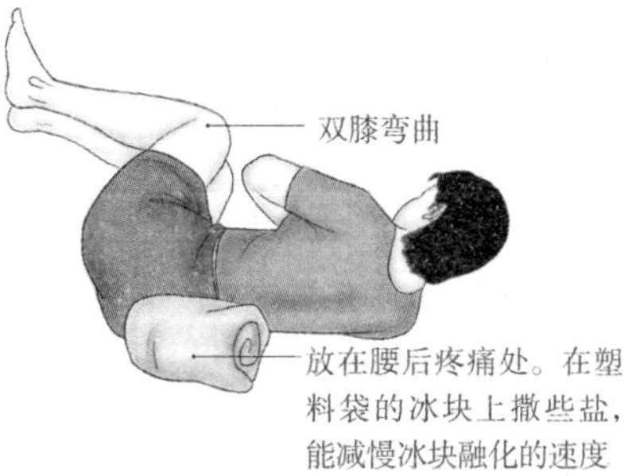

冷敷重点部位

冷敷时，可以用冰块的边角对重点部位做重点刺激，每个部位按压10秒，然后休息5秒，再按压下一个，反复做5次。

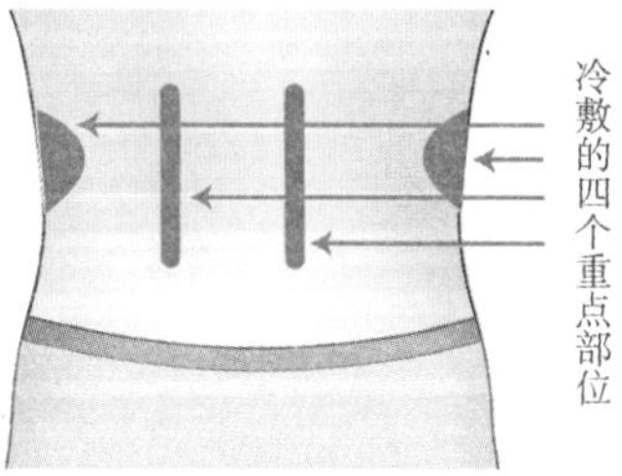

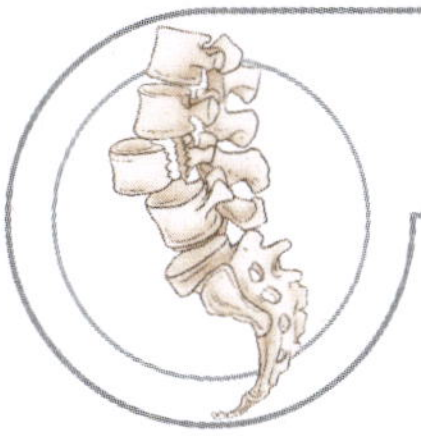

物品冷敷 针对室外突发疼痛

本节名词
❶运动喷剂

很多时候，我们会在室外办事或运动时突发疼痛，这就要学会利用身边现有的东西进行冷敷，以最快的速度让疼痛部位降温，以抑制肿胀，以便于接下来更专业的治疗。

Words & terms
名词解释

❶ **运动喷剂**

运动员在运动后使用的喷剂，可以冷却肌肉，这在突发性疼痛时也可以用来抑制肿胀。根据疼痛程度每隔10分钟喷一次。

室外冷敷的场所

- 阴凉处，没有阳光照射的地方。
- 有足够的空间能让人平躺。
- 不会影响其他人。

注意事项

1. 用手帕或身边现有的衣服包好“冷却物”再接触疼痛部位。
2. 以10分钟左右为间隔，随时确认是不是冷敷过度。
3. 身体可以移动的时候，立刻停止冷敷，回家或去医院就诊。

使用罐装冷冻饮料的步骤

疼痛发生后立刻在附近买一瓶冰冻的罐装饮料； → 找到可以坐下的地方，将手中的包抱在怀里，坐下； → 用随身带的手帕或衣物之类的东西包住罐装饮料； → 将包裹好的冰冻饮料放在疼痛部位冷却。

使用石头的步骤

疼痛发生后在附近阴凉处或水里捡几颗石头； → 用随身带的手帕或衣物之类的东西包住石头； → 将手中的包抱在怀里，坐下； → 将包裹好的石头放在疼痛部位冷却。

使用运动喷剂❶的步骤

疼痛发生后立刻在附近找到可以坐的地方； → 将手中的包抱在怀里，坐下； → 拿出喷剂，对着疼痛部位喷3～5下。

第4章

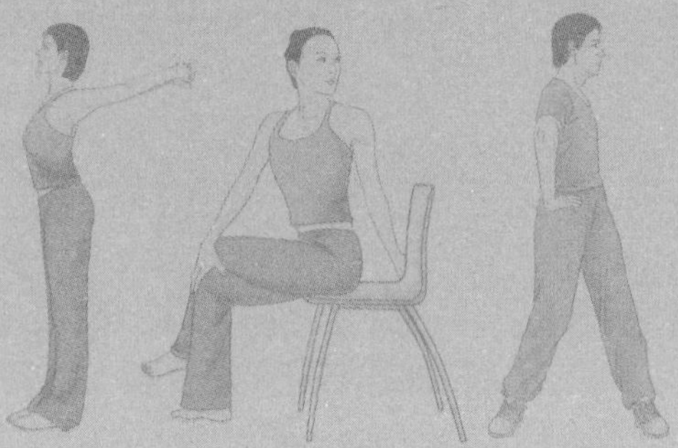

特定人群的腰病自疗法

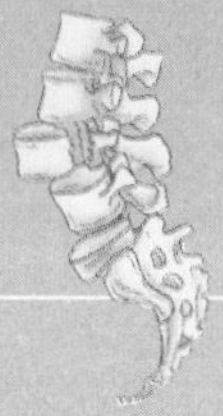

腰痛会因为不同的原因表现出不同的症状，相对的，治疗方法也会不同，每一个患者都应该根据自己的具体情况对症下药。在本章中，我们根据社会上的一些特定人群，比如：长期驾车者、女性、老年人、办公室白领，把临床治疗的一些家庭疗法进行了归纳整理，呈现在读者面前，以便您对照自己的情况找到对您有用的信息，及时掌握符合自己的治疗方法。

本章看点

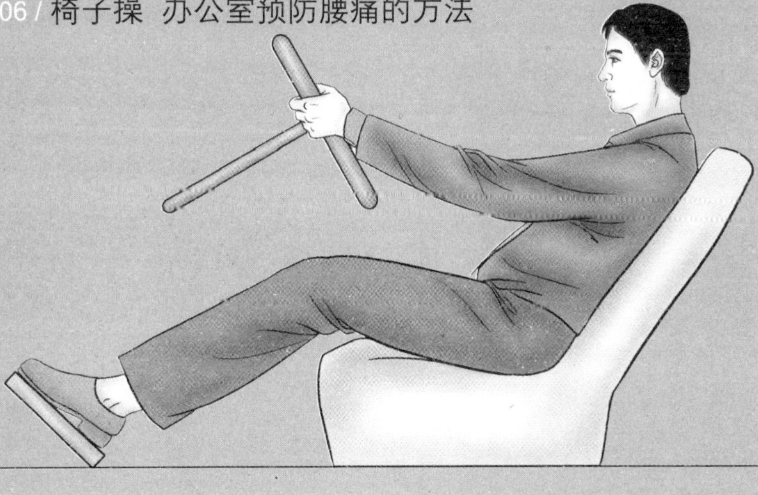

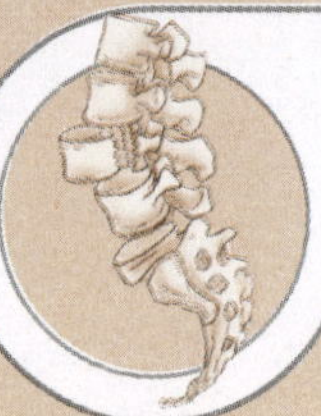

驾车者的腰部保健法

本节名词
❶委中穴

随着人们生活水平的提高，私家车越来越多，而在外出，尤其是长途旅行时选择自己开车的人可要注意喽，一定要选择使腰部舒适的开车方式啊！

名词解释

❶ 委中穴

是中医针灸经络中的四总穴之一，因此，在古代的经诀歌中就有“腰背委中求”之类的句子。委，堆积的意思；中，穴内气血所在，为天、人、地三部的中部。该穴也叫“胭中穴”、“郄中穴”、“血郄穴”。

腰部舒适的开车方式

- 椅背的角度使坐下后膝盖高过腰部。
- 腰枕可以达到缓解腰痛的效果。
- 下车之后做一些腰部伸展动作。

造成腰部负荷的开车方式

- 椅背倾斜使腰背靠后，双脚伸长。
- 开长途车时做不到间隔性休息。
- 开车姿势长时间不更换。

正确的坐姿

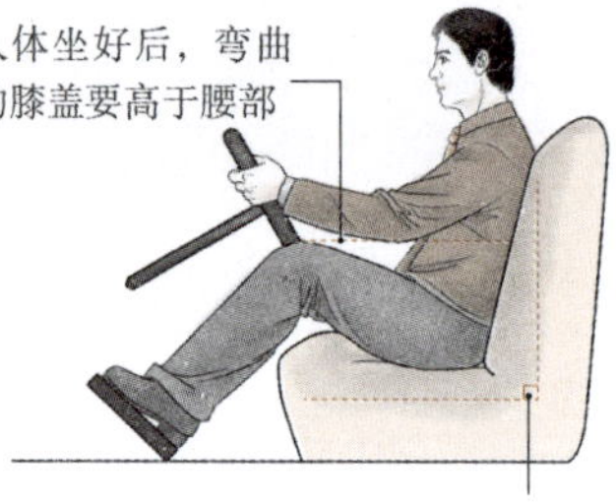

错误的坐姿

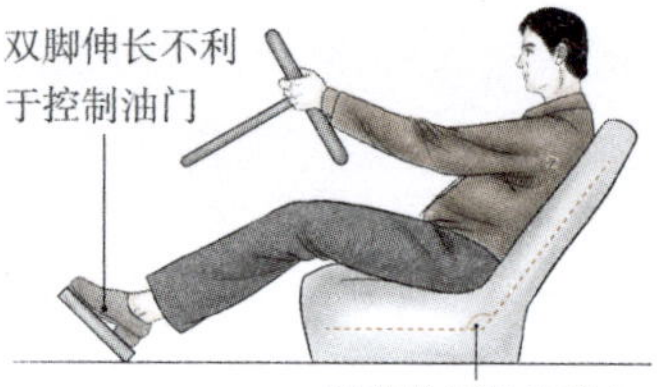

椅背角度过大会导致坐姿无法稳定，造成脊椎曲线弯曲，对腰部的压力就会加大。

腰疼开车时

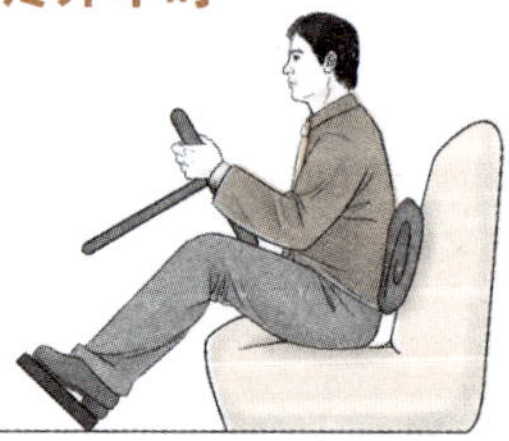

为缓解腰痛，可以把大毛巾卷好放在腰部与座椅中间，或者直接将毛巾围在腰间，另外腰枕的效果也不错。

正确的下车方式

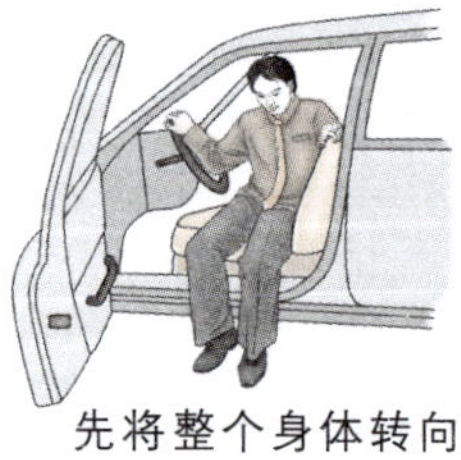

先将整个身体转向车门的方向，然后再下车，如果在脊椎向旁边弯曲时就斜着身体站起来下车，会给腰部带来额外的负担。

委中穴[1]治疗腰酸背痛

部位：属足太阳膀胱经经脉的穴道，在膝盖里侧中央，横纹中点，当股二头肌腱与半腱肌肌腱的中间即是。

主治：腰腿无力，腰酸背痛，几乎成了每一个现代文明人的通病，此时，只要长期按摩此穴位，对腰背、腿部的各种疾病，如腰腿无力、腰痛、腰连背痛、腰痛不能转侧等，都有良好的疗效。

取穴技巧

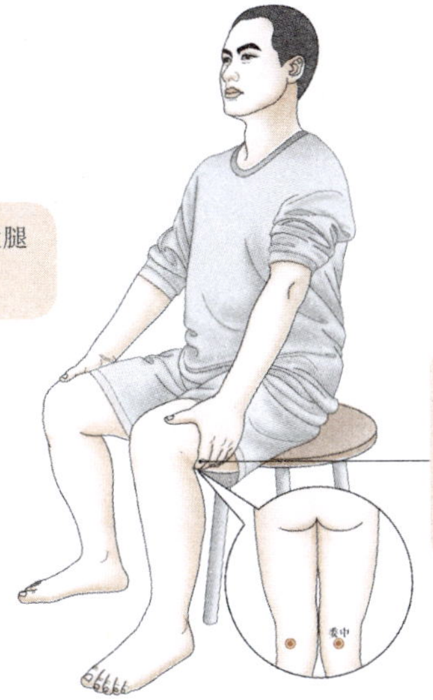

按压方法

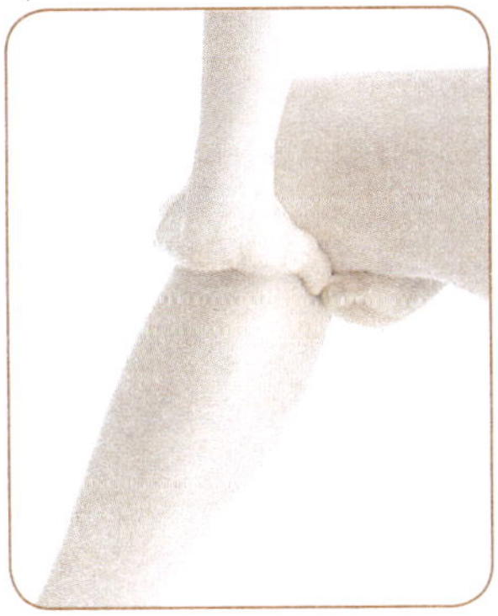

使用站姿时，可将一只脚微微垫高，另一只腿伸直，上半身弯曲，双手大拇指按住垫高腿的穴位，其他四指贴在膝盖上，然后用大拇指进行按压。

按压注意事项

1. 此穴位附近分布着神经和血管，所以要轻轻地搓揉。
2. 在采用坐姿时，双腿自然弯曲，用食指的指腹向内揉按，会有酸痛感产生。

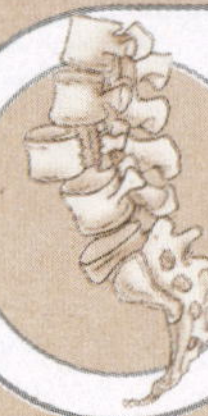

治疗女性腰痛的方法(1)

本节名词
❶无瘢痕艾灸疗法
❷温和灸

女性的身体和生理特点容易引发腰痛，再加上女性所特有的月经、怀孕、哺乳等生理特征和慢性盆腔炎等病症都是导致腰痛的原因。主要症状为腰部冷痛、隐痛、酸软无力，在房事或劳累后疼痛加重，并有白带增加、小腹坠痛等。

女性腰痛的病因

1．月经、怀孕、分娩等女性所特有的行为，都有可能感染不同类型的生殖器官炎症，这些炎症会引发腰痛。如果女性在月经期或产后受寒，受到湿气、寒气入侵身体的话，会因此导致脊椎长出骨刺，诱发疼痛。

2．子宫作为女性独有的器官，也是促使女性产生腰痛的原因之一，例如子宫发生后倾或后屈，都会造成腰部疼痛。

无瘢痕艾灸疗法[1]

1．取穴

主穴：关元俞、三阴交穴、足三里穴、子宫、归来穴、关元穴、肾俞穴

配穴：阴陵泉穴、太溪穴、地机穴

2．施灸方法

从上述穴位中，每次选3～5个穴位施灸，每个穴位每次灸3～5壮。选择小艾炷，单手持艾炷，点燃后将艾炷直接安放在穴位皮肤上灸治，但以不烧伤皮肤为度。每次灸5～10分钟，每日1次，10次为一个疗程，每个疗程间歇休息2日，一般是3个疗程，根据患者疼痛情况可增加或减少疗程。

温和灸[2]

1．取穴

肾俞穴、命门穴、环跳穴、关元穴、委中穴、然谷穴、太溪穴

2．施灸方法

从上述穴位中，每次选3～5个穴位施灸，肾俞穴每次灸20～30分钟，其余各穴各灸10～15分钟。单手持艾条，将其一端点燃，对准穴位距皮肤3～5厘米处进行熏灸。每日1次，10次为一个疗程。

Words & terms
名词解释

❶ **无瘢痕艾灸疗法**

又称非化脓灸。古代医家多主张用瘢痕灸，无瘢痕灸的兴起是近现代的事。瘢痕灸所带来的剧痛、体表损伤及影响美容的瘢痕等，难以为现代人们接受。相比之下，无瘢痕灸可以避免这些缺憾，同时也可以起到类似瘢痕灸的作用。

❷ **温和灸**

又称温灸法，是指将艾条燃着端与施灸部位的皮肤，保持一定距离，在灸治过程中使患者只觉有温热而无灼痛的一种艾条悬起灸法。

艾灸治疗

艾灸疗法能有效的针对女性所特有的体质，对腰部冷痛、隐痛、酸软无力等症状进行调节。

艾灸取穴

阴陵泉 小腿内侧，胫骨内侧踝后下方凹陷处

地机 位于内踝尖与阴陵泉连线上，阴陵泉穴下3寸

三阴交 位于小腿内侧，足内踝尖上3寸，胫骨内侧缘后方

然谷 位于内踝前下方，足舟骨粗隆下方的凹陷处即是

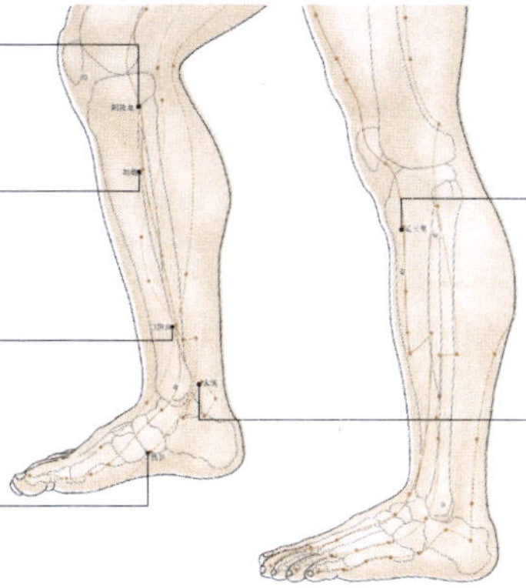

足三里 位于外膝眼下3寸，距胫骨前嵴1横指，当胫骨前肌上

太溪 位于足内侧，内踝后方与脚跟骨筋腱之间的凹陷处

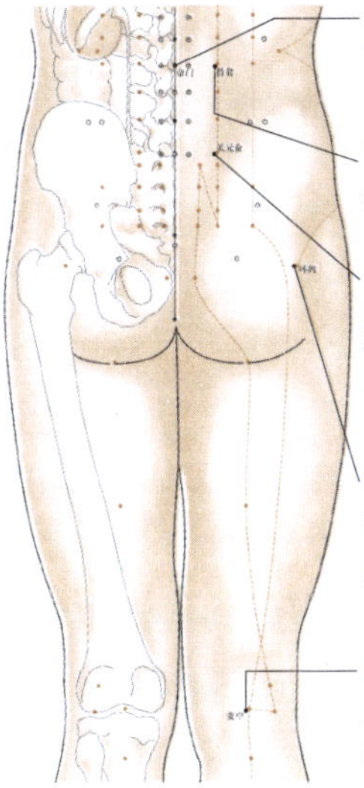

命门 位于腰部，第2腰椎棘突下，即肚脐正后方处即是

肾俞 位于腰部，当第2腰椎棘突下，旁开1.5寸之处

关元俞 位于身体骶部，当第5腰椎棘突下，左右旁开2指宽处即是

环跳 股骨大转子最凸点与骶管裂孔连线的外1/3与中1/3的交点处

委中 位于腿部，横纹中点，当股二头肌腱与半腱肌肌腱的中间即是

关元 位于下腹部，前正中线上，当脐中下3寸之处

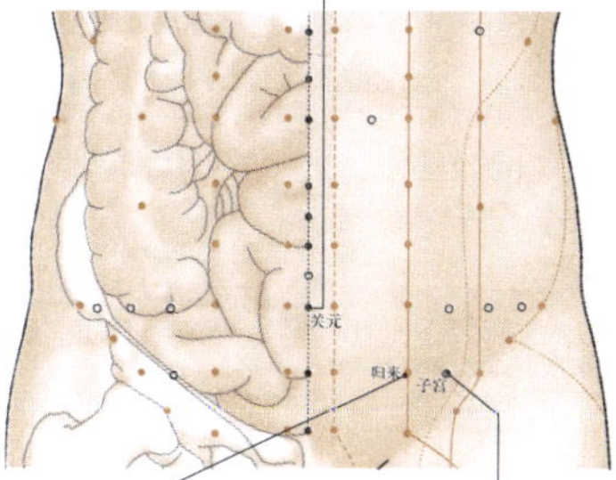

归来 位于人体的下腹部，当脐中下4寸，距前正中线2寸之处

子宫 位于下腹部，当脐中下4寸，膀胱与直肠之间

无瘢痕灸操作步骤

将所要施灸的穴位进行消毒清洗；→ 选择小艾炷，单手持艾炷；→ 将艾炷点燃直接安放在穴位皮肤上灸治，以不烧伤皮肤为度；→ 所有穴位按此法依次进行。

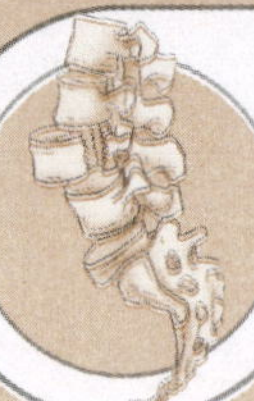

治疗女性腰痛的方法(2)

本节名词
❶白带 ❷腰骶

女性体质偏寒再加上其独有的月经、怀孕、哺乳等生理特征容易引发腰痛，慢性盆腔炎等病症也是导致腰痛的原因，所以相对于男性而言，女性出现腰痛病的概率比较大。使用刮痧疗法治疗能有效地促进血液循环，调节女性阴寒体质，增强抵抗力，有效缓解病症。

女性腰痛病的诊断

1. 月经不调，痛经并伴有腰部疼痛。
2. 腰骶疼痛，白带[1]增多，小腹坠疼，腰部冷痛，酸软无力。
3. 下腹部胀痛，腰酸，常在劳累、性交、经期前后加剧。

预防

1. 杜绝各种感染途径，保持阴部清洁，每晚清水清洗外阴，专人专盆。

2. 月经期、人流后以及妇科手术后，一定要禁止性生活，禁止游泳、盆浴，从而避免病菌乘机而入，造成感染。尽量减少做流产手术、节育手术等，减少可能感染不同类型生殖器官炎症的机会，避免这些炎症引发的腰痛。

3. 如果女性在月经期或是产后受寒，受到湿气、寒气入侵身体的话，会因此导致脊椎长出骨刺，诱发疼痛，所以在经期和产后要注意腰部的保暖。

4. 怀孕期间，腰骶[2]及盆腔各关节韧带会随着胎儿的长大而变得松弛，整个身体的重心也在前移，为了维持身体的平衡，腰部就会比平时更多的向前挺起，承受的压力也随之加大，就更需要休息，调整身体姿势，避免腰痛。

刮痧取穴

腰背部：心俞、脾俞、肾俞、八髎

上肢部：内关

下肢部：血海

Words terms
名词解释

❶ 白带

是妇女从阴道里流出来的一种带有粘性的白色液体，它是由前庭大腺、子宫颈腺体、子宫内膜的分泌物和阴道粘膜的渗出液、脱落的阴道上皮细胞混合而成。

❷ 腰骶

是从第一腰椎到尾骨以上的区域。通常所说的腰骶部疼痛多指第4、5腰椎和第一骶椎疼痛。腰骶部疼痛多见于腰椎间盘突出症，这一病症多伴有一侧下肢放射性疼痛；妇科如果有炎症，例如盆腔炎，有时也可以引起腰骶部的疼痛，怀孕时，多在妊娠中后期有腰骶部的不适。

刮痧治疗

刮拭部位及刮拭方向

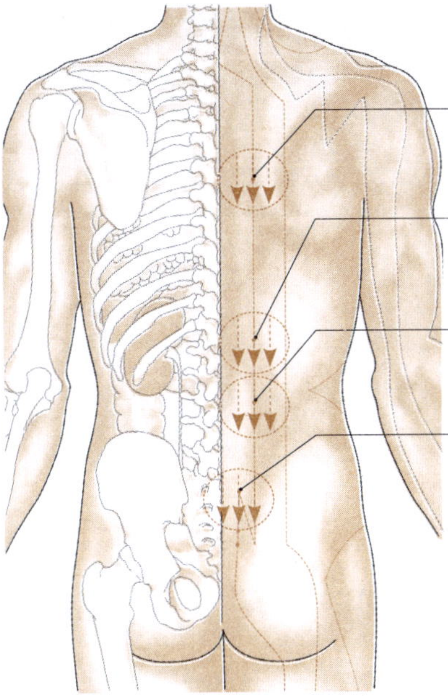

心俞 背部，当第 5 胸椎棘突下，旁开 1.5 寸

脾俞 背部，当第 11 胸椎棘突下，旁开 1.5 寸

肾俞 腰部，当第 2 腰椎棘突下，旁开 1.5 寸

八髎 位于第一、二、三、四骶后孔中，左右共八穴

刮法	刺激程度	次数
面刮、平面按揉	轻度	30

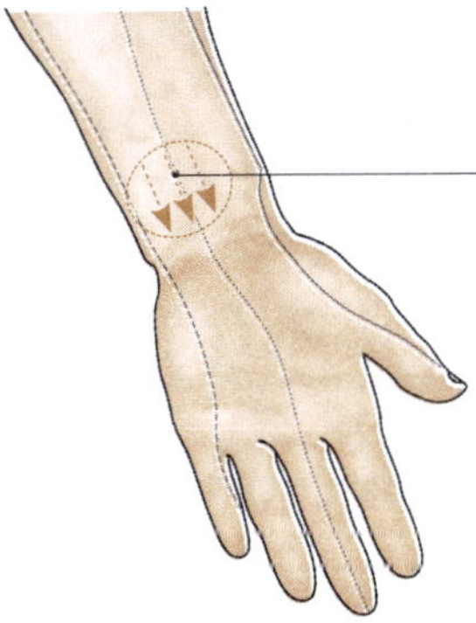

内关 前臂正中，腕横纹上 2 寸，在桡侧屈腕肌腱与掌长肌腱之间

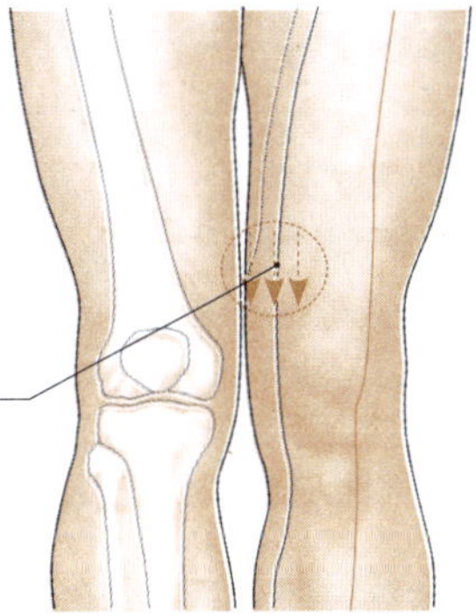

血海 大腿内侧，髌底内侧端上 2 寸，股四头肌内侧头的隆起处即是

操作步骤

患者俯卧，将需要刮痧区域的皮肤裸露，并擦洗干净；→ 刮痧板向刮拭的方向倾斜 60°，以心俞、脾俞、肾俞、八 的顺序进行；→ 患者转为仰卧位；→ 用同样的方法以内关、血海的顺序刮拭。

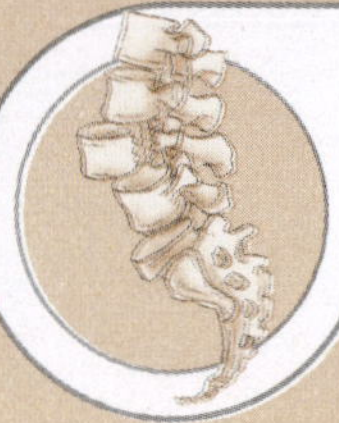

治疗老年腰椎骨折的运动疗法

本节名词
❶腰椎压缩性骨折
❷骨盆

老年人在受到轻度外伤，如摔倒、扭伤后，常常会出现**腰椎压缩性骨折**[1]。原因是骨质疏松使骨量减少，骨强度下降。下面向大家介绍几种治疗方法，经常做对腰部会有很大帮助，但老年人在练习的时候要注意力道，以免造成新的伤害，或累及颈椎。

方法一：仰卧抬臀运动法

患者仰卧，身体平躺，两眼直视上方，两上肢伸直放松，两膝弯曲并竖起。然后在呼气的同时臀部尽可能向上抬起，使其尽量离开床面，注意膝盖不要向两旁张开，用脚跟着地支撑身体，保持身体和**骨盆**[2]、大腿部成一条直线，维持5秒钟后慢慢放下臀部，反复进行。根据肌肉力量的增强程度，逐渐增加抬臀部的时间。

方法二：5点支撑法

患者取仰卧位，双腿伸直，双臂自然放在身体两侧，然后将双腿的膝关节屈曲，用双脚、头部和双肘支撑床面，共同用力把臀部和腰背部尽量抬起，使其最大限度地离开床面。这时，人体如同一个“拱桥”，因此这一式也称为“拱桥式”。维持3～10秒钟后轻轻放下，反复做5～10次，每日1～2次，坚持2～3周。

方法三：3点支撑法

在适应5点支撑法之后，可练习“3点支撑法”，即在5点支撑法动作的基础上，让患者的双臂环抱在胸前，用头部和双脚将身体支撑离开床面即可。

方法四：腰肌俯卧位锻炼法

动作一：患者俯卧，双手叠放于额头下方，双腿并拢伸直，呼气的同时，腰部和臀部用力，保持双腿并拢并最大程度向上抬升，维持3～10秒钟。

动作二：患者俯卧，双腿伸直，双臂放在身体两侧，自然伸直下垂，然后腹部贴在床面上，双臂抬起向后伸，同时也将上半身和双腿抬起离开床面，头部自然前伸平抬，不要过度抬起或垂下，维持3～10秒钟后放下。反复做3～10次，每日1～2次，坚持3～4周。

Words & Terms
名词解释

❶ **腰椎压缩性骨折**
是指以椎体纵向高度被“压扁”为主要表现的一种脊柱骨折，也是脊柱骨折中最常见的一种类型。

❷ **骨盆**
其关节包括耻骨联合、骶髂关节及骶尾关节。骨盆的主要韧带有骶骨、尾骨与坐骨结节间的骶结节韧带和骶骨、尾骨与坐骨棘之间的骶棘韧带。

运动方法

在做这套动作的时候，老年人要注意身体状况，在身体允许的范围内把握运动程度，以免造成误伤。

仰卧抬臀运动法

患者仰卧，身体平躺，两膝弯曲并竖起，呼气并将臀部尽量向上抬起，膝盖不要张开，用脚跟着地支撑身体，身体和骨盆、大腿部成一条直线。

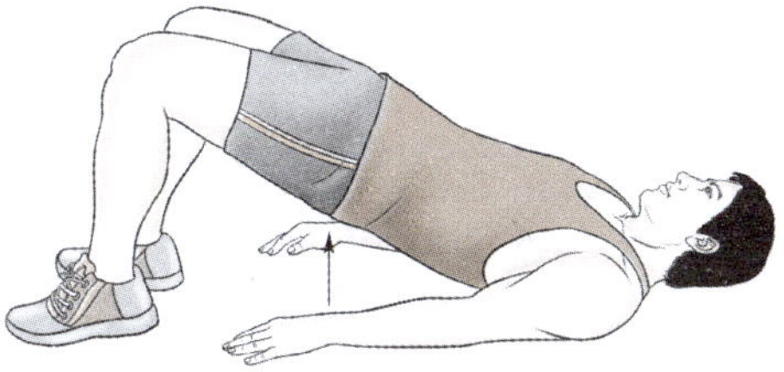

5点支撑法

患者仰卧，双膝关节屈曲，双脚、头部和双肘支撑床面，共同用力把臀部和腰背部抬起，使其最大限度地离开床面。

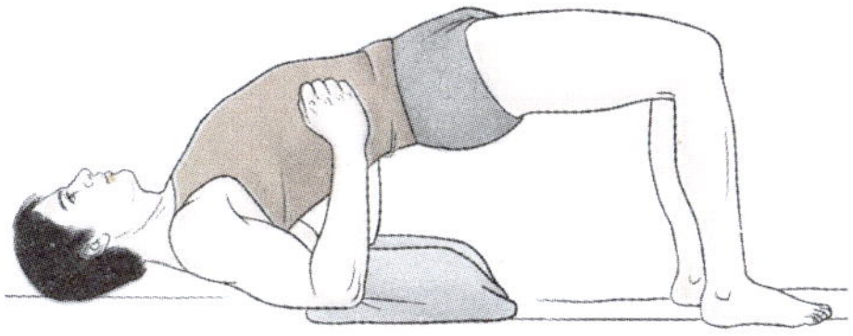

腰肌俯卧位锻炼法

动作一

患者俯卧，双手叠放于额头下方，双腿并拢伸直，呼气的同时，腰部和臀部用力，保持双腿并拢并最大程度向上抬升，维持 3 ~ 10 秒钟。

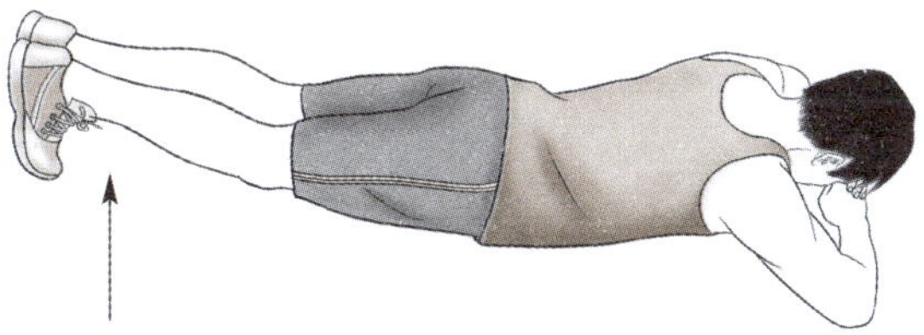

动作二

患者俯卧，双腿伸直，双臂放在身体两侧，自然伸直下垂，然后腹部贴在床面上，双臂抬起向后伸，同时也将上半身和双腿抬起离开床面，头部自然前伸平抬，不要过度抬起或垂下，维持 3 ~ 10 秒钟后放下。反复做 3 ~ 10 次，每日 1 ~ 2 次，坚持 3 ~ 4 周。

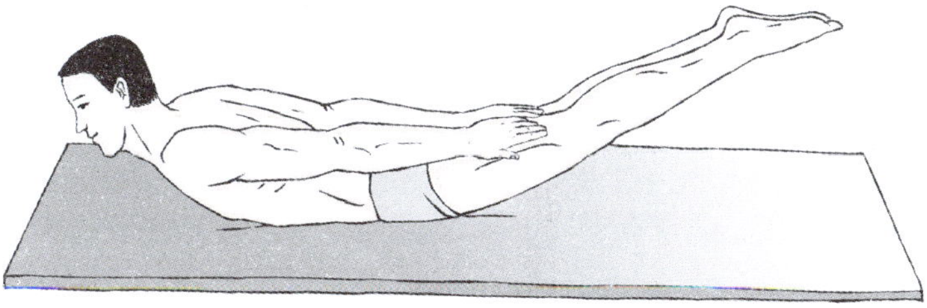

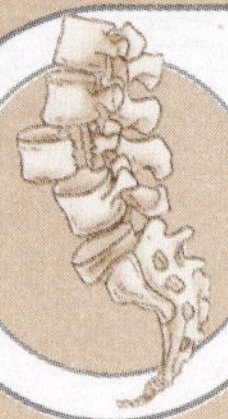

治疗急性腰扭伤的运动疗法

本节名词
❶急性腰扭伤

急性腰扭伤❶分为急性期和恢复期两个阶段。急性期主要表现为腰部剧烈疼痛和活动受限；恢复期主要表现为腰部疼痛，但疼痛已明显缓解。运动疗法主要应用于急性腰扭伤的恢复期。

Words & terms
名词解释

❶ 急性腰扭伤

是腰部肌肉、筋膜、韧带等软组织因外力作用突然受到过度牵拉而引起的急性撕裂伤，常发生于搬抬重物、腰部肌肉强力收缩时。多系突然遭受间接外力所致，急性腰扭伤可使腰骶部肌肉的附着点、骨膜、筋膜和韧带等组织撕裂。

方法一：侧卧位踢腿运动

患者取右侧卧位，左侧下肢在上方，右腿伸直平放于床面，右手支撑头部，使头部抬起，左手放在腹前地面上，然后左腿先抬起做屈膝屈髋动作，维持3～5秒钟后慢慢地将左腿伸直并向身体右侧做踢腿运动，反复做10～20次。然后翻身变右侧卧位为左侧卧位，继续做右下肢侧身踢腿运动10～20次。如此交替进行，每日1～2次。

方法二：仰卧位抬腿运动

患者取仰卧位，双腿伸直平放于床面，双臂自然垂直放在身体两侧。然后慢慢将一侧下肢抬起30°～40°，维持3～5秒钟后屈曲膝关节，双手抱住膝部后侧，使膝关节尽量靠近胸部。在3～5秒钟后，伸直腿恢复到初始位置，反复做10～20次。然后另一侧下肢做同样的运动，交替进行。每日1～2次。

方法三：伸腰运动

患者取站立位，双脚分开与肩同宽，挺胸抬头，双手在腰际后交相握，并向上抬高，尽可能的伸直手臂，拉高手肘，身体做腰部后伸运动至极限位，将背部肌肉、臀部肌肉及下肢肌肉同时紧张收缩，维持3～5秒钟后将身体前倾，腰部伸直，慢慢恢复到初始位置。休息片刻后重复上述动作。每日做10～20次，每日1～2次。

方法四：旋腰运动

患者取站立位，双脚分开与肩同宽，挺胸抬头，双手扶腰，双脚不动，腰部向左侧旋转至极限位，维持3～5秒钟后，再向右侧旋转，交替进行10～20次，每日1～2次。旋转速度由慢到快，以不增加腰部疼痛为准。

运动方法

急性腰扭伤可以用很多不同的方法来治疗，但对于恢复期来说，运动疗法是最有效的。

侧卧位踢腿运动

患者右侧卧位，左腿在上方，右腿伸直平放于床面，左腿抬起屈膝屈髋3 ~ 5秒钟后，将左腿伸直并向右腿方向做踢腿运动。

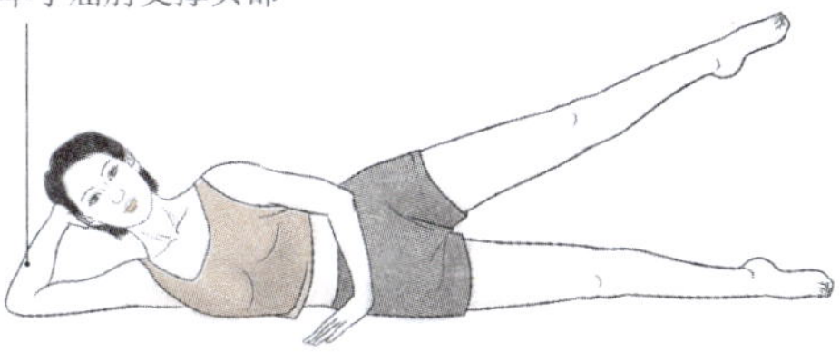

仰卧位抬腿运动

患者仰卧位，双腿伸直，右腿抬起30° ~ 40°，然后屈曲膝关节，双手抱住膝部后侧，使膝关节向胸部靠拢。3 ~ 5 秒钟后，腿伸直恢复初始位置。

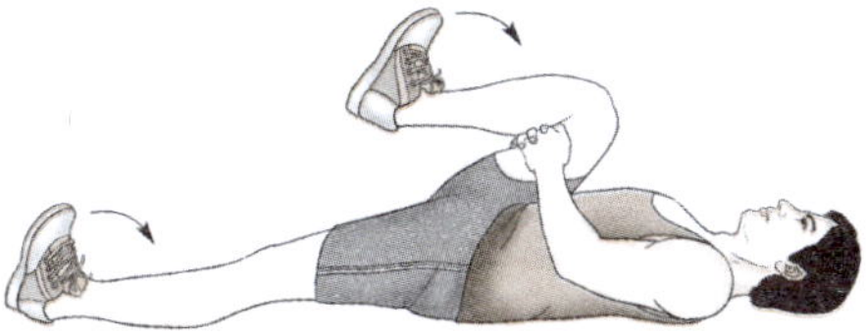

伸腰运动

患者站立位，挺胸抬头，双手在腰际后交相握，并向上抬高，身体做腰部后伸运动。

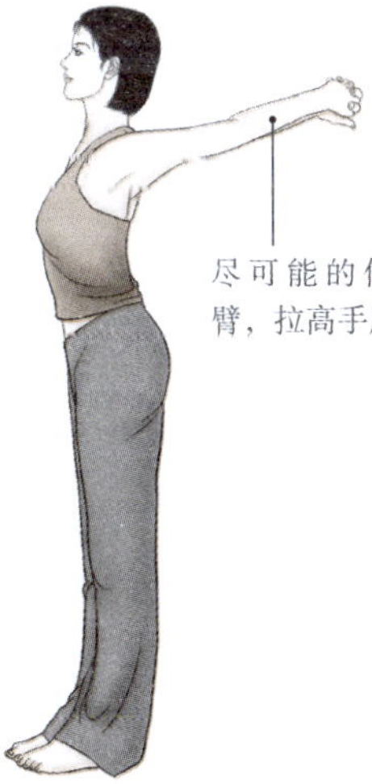

旋腰运动

患者站立位，双足分开与肩同宽，双手扶腰，双足不动，腰部向左侧旋转，维持3 ~ 5秒钟后，再向右侧旋转。

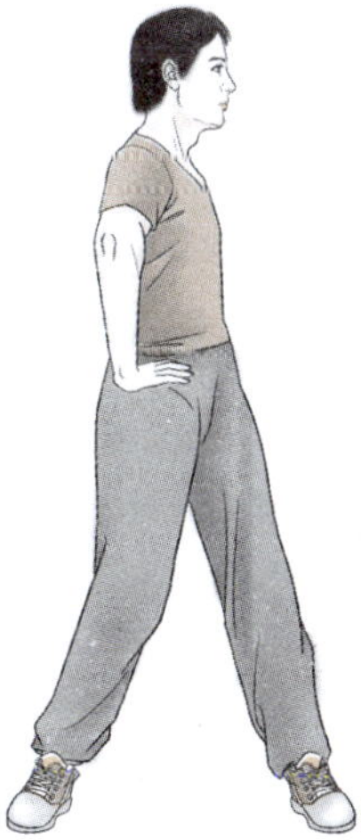

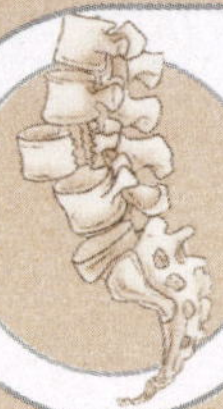

腰椎间盘突出患者的体操

本节名词

❶八段锦 ❷五禽戏 ❸五行掌

治疗腰椎间盘突出症的体操疗法有中国传统方式和现代健身体操两大类型。中国传统方式的体操疗法至今仍被广泛地应用于腰腿疼痛的治疗和预防，而现代健身体操方法更是多种多样，既方便又简单易学，也被广泛采用。

八段锦[1]、**五禽戏**[2]、**五行掌**[3]等都是大家所熟知的传统体操，在这里要给大家介绍一些常用的现代健身体操，长期坚持锻炼一定可以缓解腰部病痛。

俯卧抬腿法

患者取俯卧位，两臂和腿部张开，呈放松状态。双腿伸直，双臂在头前侧也伸直，然后缓缓呼气，同时尽可能向上抬起右臂和左腿，头部和颈部不要随着抬高，维持5秒钟后放下。另一侧肢体按相同方法进行，重复3～10分钟，每日1～2次。

仰卧屈髋法

患者取仰卧位，身体平躺，双臂放在身体两侧自然伸直下垂，双腿伸直，吸气时收腹，同时双腿慢慢抬起，髋关节尽量屈曲，头部和颈部不要抬起，维持这个姿势3～5秒钟后放松，然后慢慢呼气，让身体恢复到仰卧状态。重复做5～10次，每日1～2次。

屈髋摆腰法

患者坐在床上，双腿分开约45°，脚面伸直垂直于小腿，双髋关节屈曲约90°。然后吸气，把左臂屈肘放在身后，同时弯腰，屈曲右臂触摸左膝关节，维持3～5秒钟后放松，慢慢呼气，让身体恢复到初始状态。重复做10～20次，每日1～2次。

仰卧起坐法

患者端坐在床上，双膝伸直，双臂平伸在胸前，与床面平行，吸气同时腹部做收缩动作，然后向身体前方弯腰，尽力使双手触摸双脚，维持3～5秒钟后慢慢呼气，放松并恢复到初始位置。然后再将右臂放在身后，左臂伸直，弯腰让左手触摸右膝关节。如此双臂交替进行，重复做5～10次。

Words & terms

名词解释

❶ 八段锦

中国古代流传下来的一种气功功法。八段锦由八节组成，体势动作古朴高雅。八段锦形成于12世纪，后在历代流传中形成许多练法和风格各具特色的流派。

❷ 五禽戏

是一种中国传统健身方法，由五种模仿动物的动作组成。五禽戏又称“五禽操”、“五禽气功”、“百步汗戏”等。据说由东汉医学家华佗创制。

❸ 五行掌

五行掌是五台山传下来的养生祛病功法，其特点是三调并用。五行掌包括预备活动和推、拓、扑、捏、摸五种功法。

体操运动

现代体操运动的简单方便能适应快节奏的生活，让人们在短时间内就可以完成相关动作，达到治疗疼痛的目的。

俯卧抬腿法

身体俯卧，两臂和腿部张开伸直，呼气，同时尽可能向上抬起右臂和左腿，头颈部不可随着抬高，维持 5 秒钟后放下。

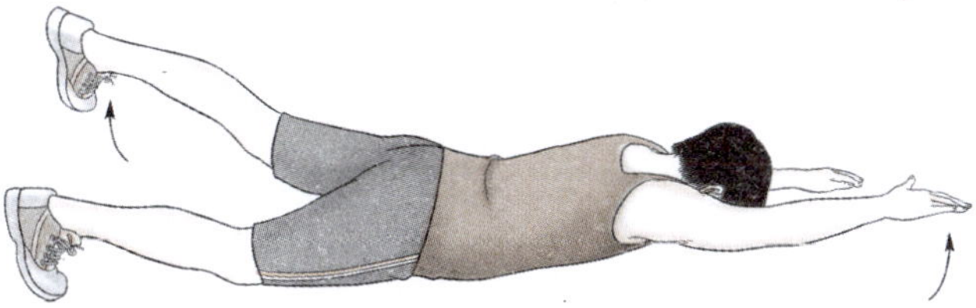

仰卧屈髋法

患者仰卧，双臂放在身体两侧，双腿伸直，吸气时收腹，双腿慢慢抬起，髋关节尽量屈曲，维持 3 ~ 5 秒钟后放松。

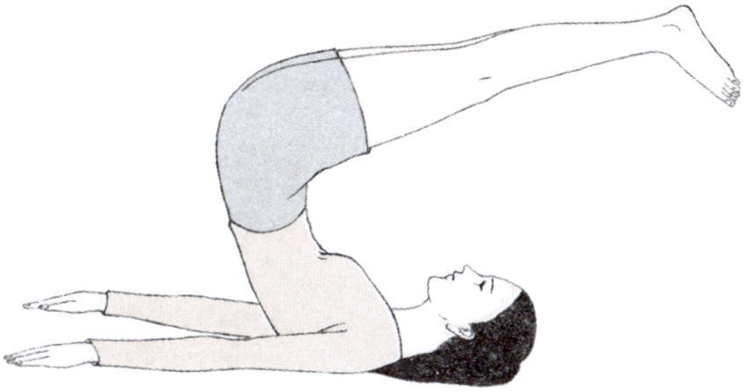

屈髋摆腰法

患者坐在床上，双腿分开约 45° ，髋关节屈曲约 90° 。吸气，左臂屈肘放在身后，右臂屈曲弯腰触摸左膝关节，维持 3 ~ 5 秒钟后放松恢复原始位。

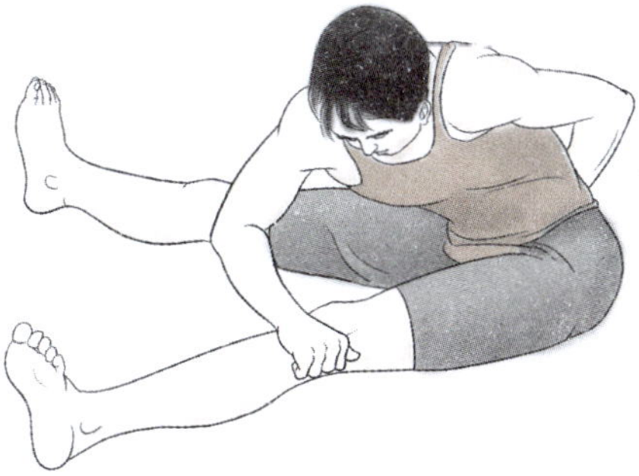

仰卧起坐法

患者端坐，双膝伸直，双臂平伸在胸前，吸气向身体前弯腰，使双手触摸双脚，维持 3 ~ 5 秒钟后放松恢复起始位。

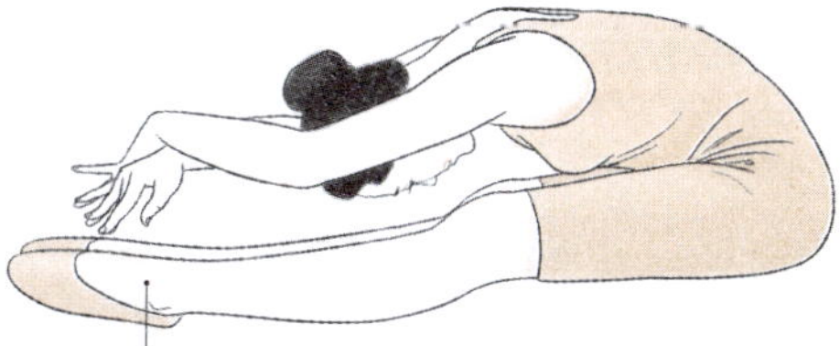

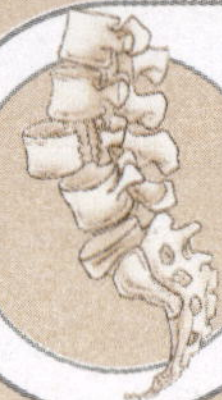

椅子操 办公室预防腰痛的方法

本节名词

❶痉挛

长时间坐在椅子上容易使人腰背部肌肉紧张、痉挛[1]，诱发腰背疼痛，而椅子操，就是让人们可以把椅子作为“道具”，做一些轻松的小动作，以此来预防和缓解腰背疼痛。

名词解释

❶ 痉挛

肌肉突然紧张，不自主地抽搐的症状，俗称“抽筋”。通常所说的痉挛一般是指肌肉痉挛，可以理解为肌肉很强烈的收缩，期间肌肉会有颤动，这时人的意志不能控制。

办公室工作者的特点是长期坐在椅子上，接下来要介绍给大家的就是针对这类人群的一组“椅子操”。

方法一：伸展腰背

取站立位，双腿伸直，双脚分开略宽于肩，单手放在椅座或椅背上，另一只手叉腰，然后上半身向前倾，尽可能的放低肩膀，同时保持放在椅座上的手臂伸直。以“1、2，1、2”的韵律尽量拉伸身体，做10～20节拍后，换另一只手进行，重复10次。

方法二：扭转腰部

取坐位，腰背部挺直，双肩尽量向后伸展，用力挺胸抬头，双髋双膝均屈曲成90°，吸气，将左腿抬起放在右腿上，然后缓慢吐气，让右手握住左膝，同时上身向左侧旋转至极限，让左手向后伸抓住右侧的椅座，保持下肢姿势不动，维持10～15秒后回到起始位置；再反方向动作，如此交替进行。

方法三：伸展脊柱

取站立位，距离椅子0.5米远，双脚并拢站立。身体前探弯腰，上身缓慢弯成90°，直至双手扶住椅背，使重心稳固，双眼平视前方。然后吸气，左腿伸直向后方抬高，尽量高于头部，要注意膝盖保持平直，不可弯曲，维持3～5秒后，缓慢吐气，恢复初始位置。在这过程中注意双手轻扶椅背不要用力，双腿交替进行，重复10～15次。

方法四：后伸腰部

取站立位，站在椅背后面，双手扶住椅背，双脚分开与肩同宽，然后以腰部为支点，向后方过伸腰部，使腹肌紧张，背部肌肉放松，同时颈部后伸，头部自然下垂，双臂伸直扶住椅背，维持10～15秒，重复10～15次。

椅子操

椅子操的动作简单方便，在办公室里利用工作之余的休息时间，就可以轻松的完成，使你拥有一个健康的腰部！

伸展腰背

取站立位，双腿伸直，双脚分开略宽于肩，单手放在椅座上，保持手臂伸直，另一只手叉腰，上半身前倾。

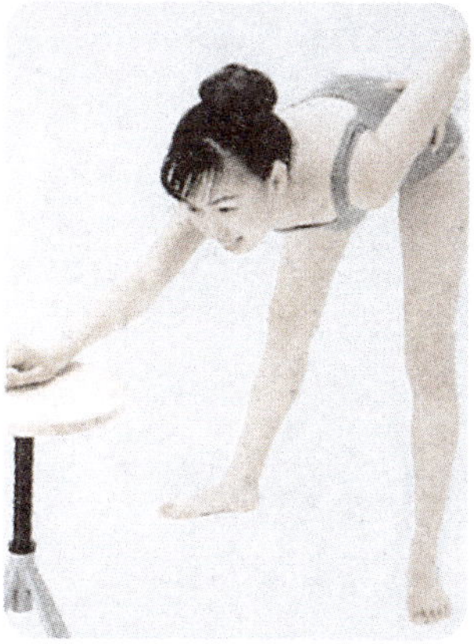

扭转腰部

取坐位，挺胸抬头，吸气，将左腿抬起放在右腿上，然后吐气，让右手握住左膝，上身向左侧旋转，让左手向后抓住右侧椅座，保持下肢姿势不动。

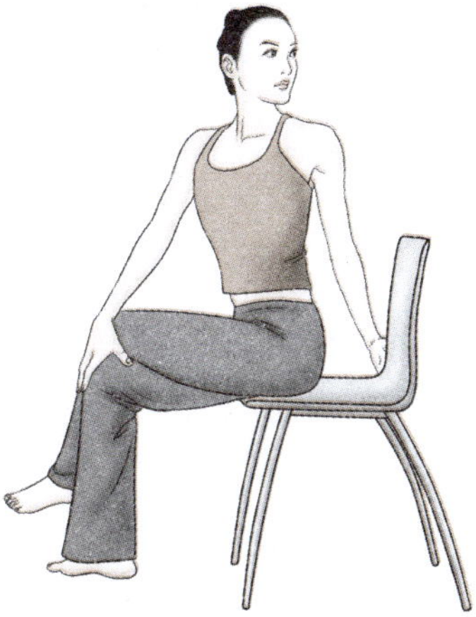

伸展脊柱

取站立位，距离椅子 0.5 米远，双手扶于椅背，身体前探弯腰，同时一侧下肢向后上方伸过头顶，维持 3 ~ 5 秒。

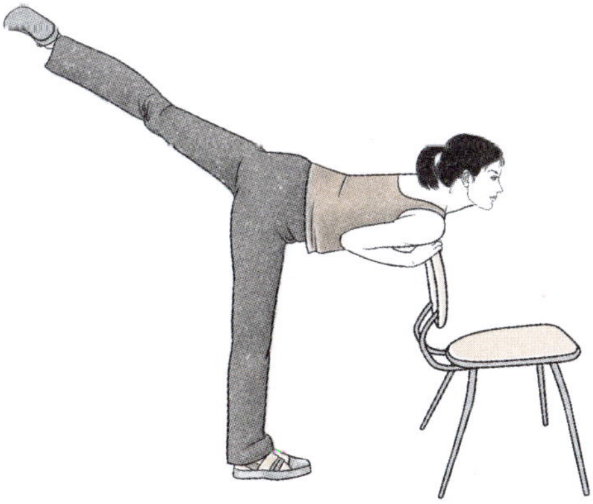

后伸腰部

取站立位，站在椅后，双手扶住椅背，双脚分开与肩同宽，以腰部为支点，向后过伸腰部，同时颈部后伸，头部下垂，双臂伸直扶住椅背，维持 10 ~ 15 秒。

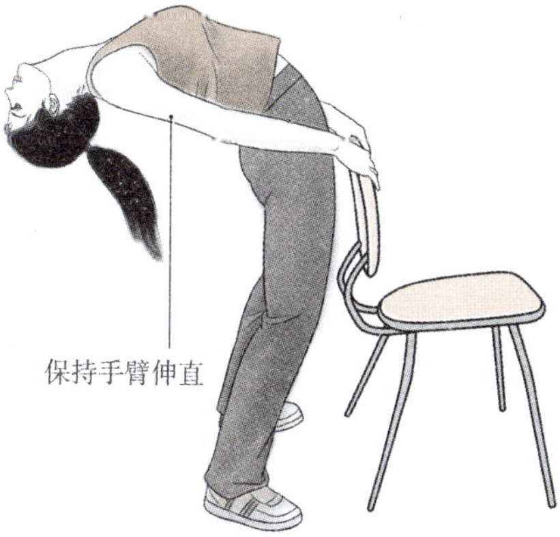

第三篇 腿

第1章

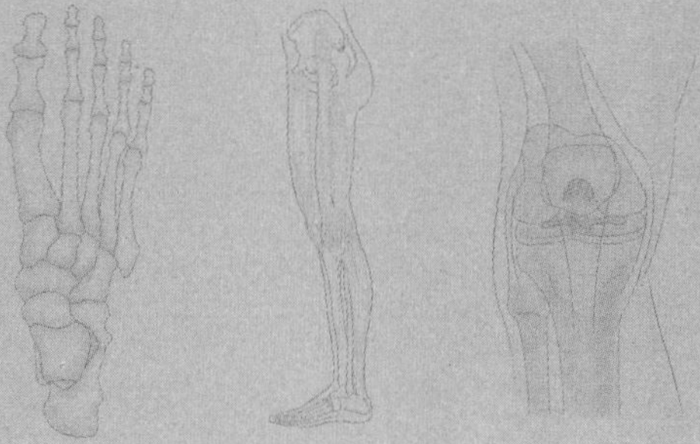

正确认识腿病

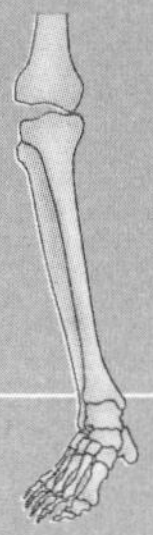

人类走路、上下楼梯等，没有一样能离得开下肢的参与。而一旦下肢出现问题，就会出现酸痛、疲劳、腿抽筋等症状，严重困扰着我们的生活和工作。保护好下肢，是我们刻不容缓的使命。请注意：当下肢出现上述症状的时候，是身体在向我们发出求救的信号，必须立即调整自己的生活方式，减轻下肢的负担。

本章看点

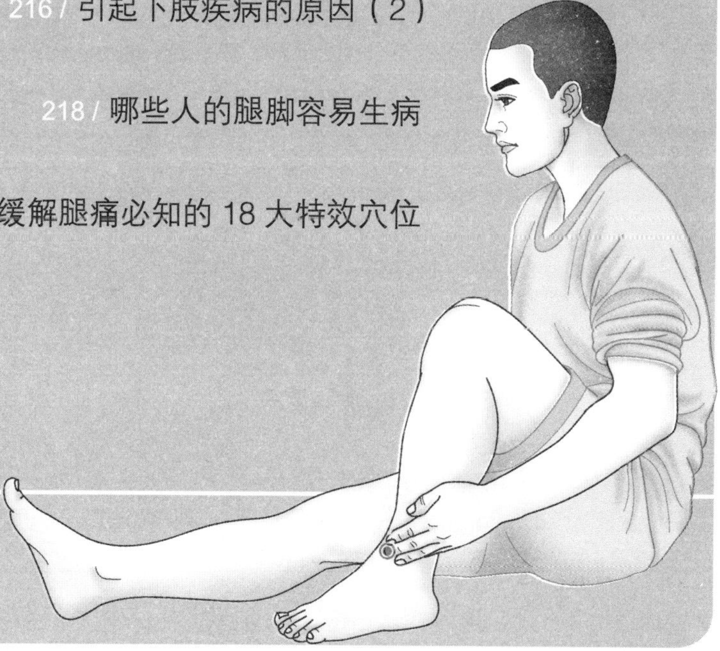

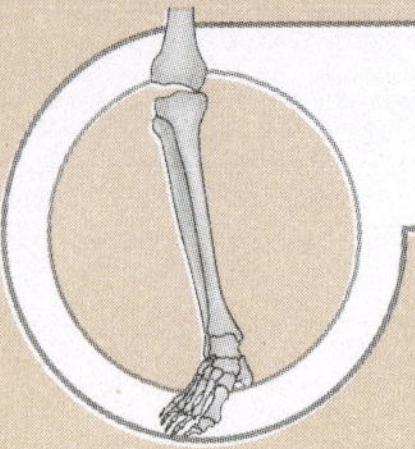

人体下肢的结构特点

本节名词
❶胫骨 ❷腓骨
❸结缔组织

人体下肢包括大腿、小腿、膝关节、踝关节、足等几部分，认识人体下肢的结构，有助于更好的保护它，为我们的生活服务。

腿部的组织结构

腿是人体的重要运动器官，其表面有丰富的肌肉、血管、筋膜、韧带和神经，大腿和小腿则通过膝关节得以连接。

构成膝关节的四个骨骼

在下肢的结构中，具有屈曲功能的膝关节是最重要的组成部分。膝关节，是由大腿骨、**胫骨**[1]、**腓骨**[2]、膝盖骨四个骨骼所构成的。在关节的周围，由所谓关节包的袋子所包裹，里面充满关节液。膝盖外侧的软骨就像海绵，利用恢复原状的弹性吸收营养素。

下肢的肌肉

下肢的活动，离不开下肢肌肉的支撑。大腿和小腿肌肉可以辅助膝盖弯曲或伸直，还能协助身体维持一定的姿势。但肌肉的力量会随着年龄增加而渐渐衰退，如果不注意保养，这些支撑着身体的重要肌力就会逐渐流失。这样势必造成膝关节必须独自承担全身的重量和动作，久而久之，膝盖就会产生酸痛的感觉。

踝关节的结构

踝关节是人体下肢的另外一个重要关节，由胫、腓骨下端的踝关节面和距骨滑车组成。胫骨下端向内和向下突出的部分称为内踝和后踝，腓骨下端的突出部分称为外踝，它们共同构成踝穴。

踝关节是参与人体负重的主要关节之一，其活动多，韧带多，关节面也多，很容易发生关节扭伤、韧带损伤、骨折或关节软骨损伤等，必须注意保护。

足的结构

人体足部由骨骼、关节、肌肉和**结缔组织**[3]组成，有内侧纵足弓、外侧纵足弓、横足弓三个足弓，这三个弓共同支撑并维持着身体的平衡。一般而言，我们所说的扁平足就是指内侧足弓。

名词解释

❶ **胫骨**

小腿双骨之一，位于小腿内侧，对支持体重起重要作用。

❷ **腓骨**

小腿双骨之一，位于小腿的外侧部，细长，分为一体和两端。

❸ **结缔组织**

由细胞和大量细胞间质构成，结缔组织的细胞间质包括基质、细丝状的纤维和不断循环更新的组织液，具有重要功能意义。

下肢的肌肉和足弓

认识和治疗腿部疾病，先从认识下肢的结构开始。下图所示为下肢的肌肉构成和足弓，以及足的支撑点。

下肢的主要肌肉

人体下肢的活动，离不开肌肉的参与，主要有股四头肌、腘旁肌群、腓肌。

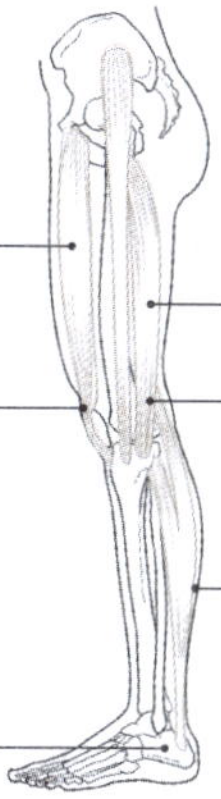

足的三个弓

足弓由内侧纵足弓、外侧纵足弓、横足弓三个弓组成，它们各自对人体起着不同的作用。

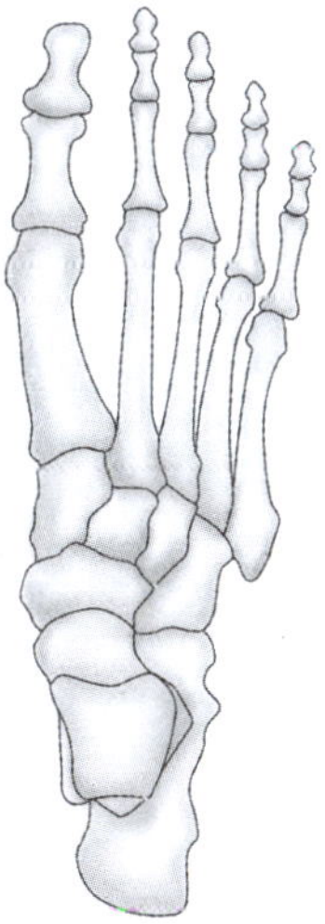

足的三个支撑点

人体足部主要有三个支撑点，它们各自承受着人体不等的重量。

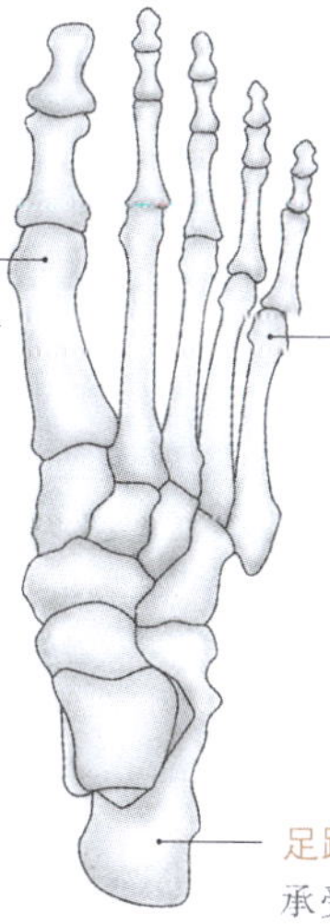

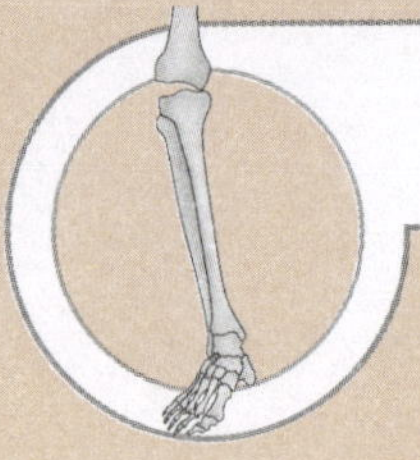

膝盖的功能

本节名词
❶前十字韧带
❷后十字韧带
❸内、外侧副韧带

膝盖是人体下肢最主要的关节之一，起着支撑身体和帮助活动下肢的作用。下肢的活动，离不开膝盖骨、韧带和肌肉的作用。

Words & terms

名词解释

❶ **前十字韧带**

前十字韧带具有阻止下腿骨向前方移位、扭转的作用。

❷ **后十字韧带**

后十字韧带具有阻止下腿骨向后移位的作用。

❸ **内、外侧副韧带**

在保护膝关节朝向侧方稳定性的同时，还具有固定半月板以控制膝盖的活动的作用。

膝盖骨是下肢曲伸的重要组织

膝盖骨位于大腿骨上，又称膝盖大腿关节。在大腿骨的表面有浅沟，膝盖骨就是沿着这个沟在移动。

膝盖骨的前面是凸形隆起，后面则被软骨所覆盖。外面附着有股四头肌，下面和左右则由股四头肌伸出的三条韧带固定在关节上。

人脚弯曲时，大腿骨的下面就向前侧，膝盖骨就和大腿骨的下面相对；伸直脚时，位于大腿前面的股四头肌就收缩，牵引胫骨，使脚伸直。此时，膝盖骨还承担着帮助股四头肌牵引胫骨的角色。如果没有膝盖骨，股四头肌为了牵引胫骨，就需要多花30%的力量。

起缓冲垫作用的半月板和软骨

膝盖上有**前十字韧带**[1]、**后十字韧带**[2]、**内侧副韧带和外侧副韧带**[3]四条粗的韧带。半月板，位于大腿骨和胫骨之间，是分散加在关节面的压力，缓和冲击的软骨。半月板像两个英文字母C相向，两个C字以韧带强力连结。除了扮演缓冲垫的角色之外，还具有润滑关节的作用。

与膝盖相关联的肌肉

除了膝盖骨、半月板、软骨外，位于膝盖外围的肌肉也十分重要。这些肌肉主要包括伸直膝盖的肌肉群、弯曲膝盖的肌肉群两部分。此外，下肢的重要肌肉还有小腿肚的小腿三头肌，即腓肠肌和比目鱼肌的合称。

以上这些肌肉群具有稳定膝盖、协助膝盖活动的作用，一旦这些肌肉开始衰弱，人体膝盖和下肢就会表现出一些病症。

膝关节的构造

膝关节的功能与它的构造有着密切关系，下面介绍一下膝关节的大致构造，以及膝关节的重要组成部分半月板的构造。

膝盖周围的韧带及其功能

膝盖周围的韧带围绕在四个方向，共同支撑着膝关节，可以防止关节朝其他方向移位或过度倾斜。

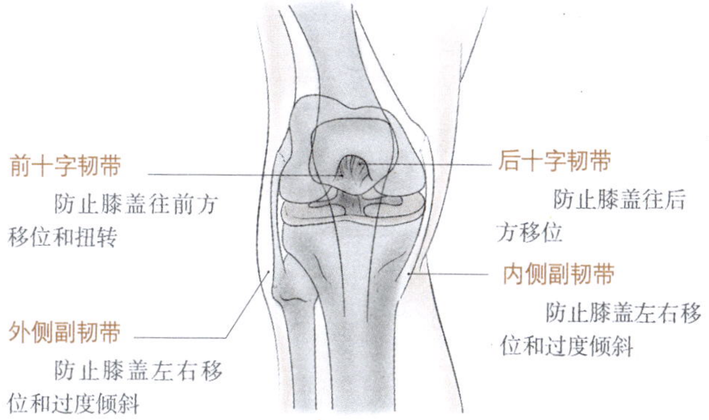

半月板的构造

半月板具有稳定膝关节、分散膝关节负荷力、吸收膝关节营养的作用。正由于半月板的存在，才保证了膝关节常年负重运动而不致损伤。

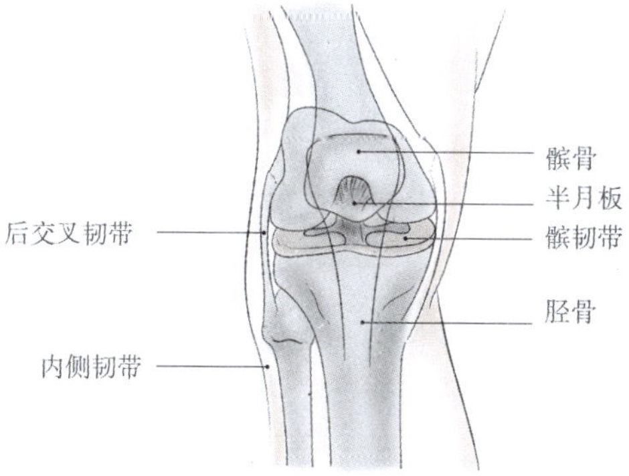

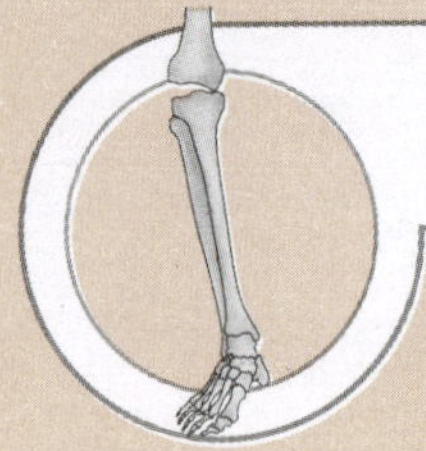

引起下肢疾病的原因（1）

本节名词

❶酵素

引起下肢发病的原因多种多样，如风湿、骨质增生、半月板损伤等，特别是容易出现膝关节和下肢疼痛、僵硬的人更容易受伤。

名词解释

❶ 酵素

实际上是酶的旧译。酶是具有生物催化功能的生物大分子，即生物催化剂，它能够加快生化反应的速度，但是不改变反应的方向和产物。也就是说酶只能用于加速各类生化反应的速度，但并不是生化反应本身。

风湿

风湿是引起下肢疾病的一个主要原因，是在关节滑膜上慢性的炎症。滑膜一旦发炎，各种酵素[1]就会从中释出，破坏骨骼或软骨。如果发炎不断反复，就会最终使其完全失去关节的作用，无法弯曲和伸直。风湿症的男女发病比例为1∶4，引起的下肢疾病常表现为原因不明的关节疼痛、肿胀、僵硬。

骨质疏松

骨质疏松症就是骨骼变得疏松、脆弱，表现为身高变矮，背部弓起。骨质疏松症的患者，容易跌倒和骨折。引起骨质疏松症的原因有高龄、钙不足、运动不足、维生素D不足等。骨质疏松症的女性患者多于男性，女性一般从40岁开始，80岁的人中3人就有2人患此疾病。预防方法是，从年轻时起就要注意储存骨盐量，延缓钙的减少速度，还要注意不要吸烟，也不能喝过量的咖啡。

骨质增生（骨刺）

骨质增生是骨关节边缘增生的骨质，好发于脊柱及负重关节，是关节的生理性退行性变化，其发生与年龄、关节创伤或退变等因素有关，常见于中老年人。从本质上说，骨刺是骨关节为适应应力变化而产生的防御反应，它可以使失稳的关节、脊柱趋于稳定。但如果增生的骨质对周围神经、血管及其他结构产生压迫时，则会出现疼痛等症状。

半月板损伤

半月板位于大腿和小腿的骨头之间，负责分散来自膝盖的压力，使关节的动作圆滑顺畅。由于半月板几乎没有再生的能力，所以受伤之后就无法再恢复。运动、老化、跪坐过度等是产生疼痛的主要原因。半月板对扭转动作的应变能力较弱，所以，重复从事扭转膝盖的动作时，半月板的受伤机率就会大大提高。

骨质增生与半月板损伤

骨质增生和半月板损伤是引起下肢疾病的重要原因，下图所示为正常关节和骨质增生而导致病变的关节，以及半月板受损的情况。

骨质增生与正常关节的对比

骨质增生是骨关节的一种退行性变化，又称骨性关节炎，由于骨头增生成尖刺状，所以又称骨刺。

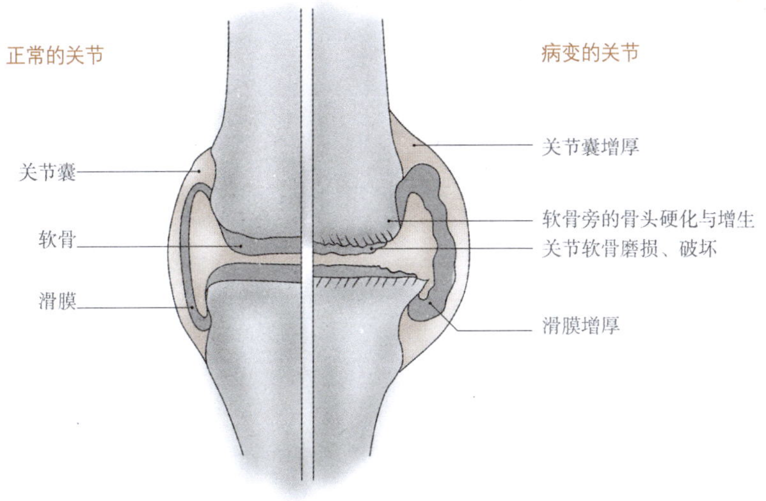

半月板损伤的种类

半月板损伤是造成下肢疾病的一个重要原因，常见半月板损伤的种类有以下几种：

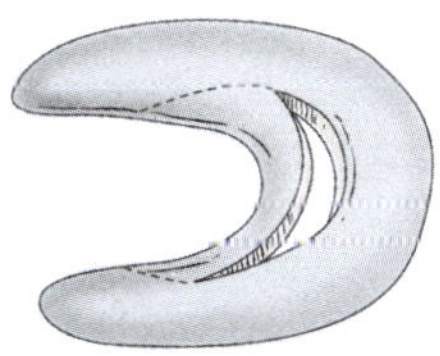
纵裂

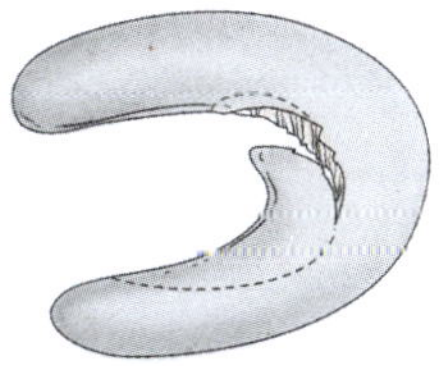
斜裂

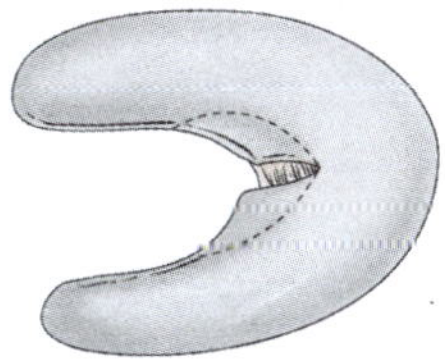
横裂（又称放射裂）

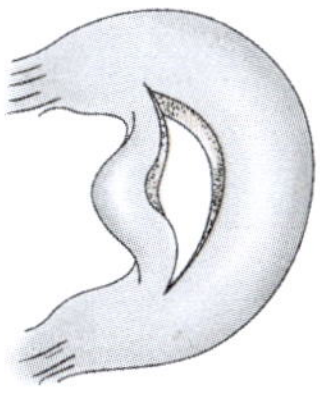
提篮样裂

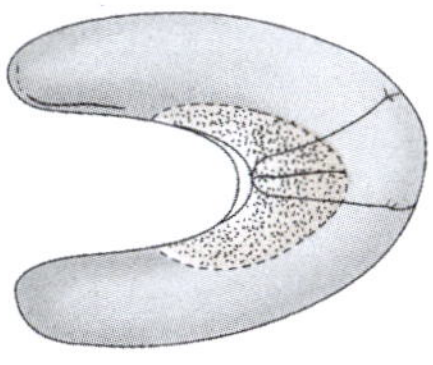
层裂

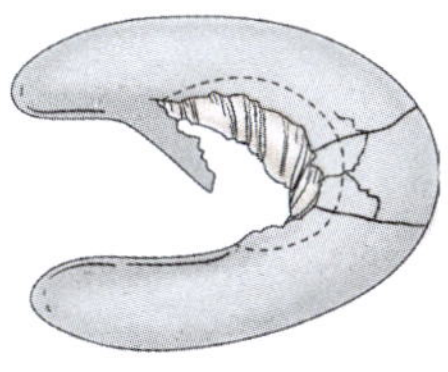
复杂裂

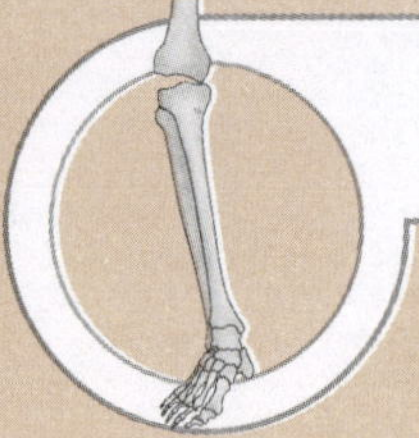

引起下肢疾病的原因(2)

本节名词
❶软骨组织

关节发炎、韧带损伤等也是造成下肢疾病的重要原因。此外，过量运动后肌肉容易酸痛，坐骨神经痛会牵引整个下肢出现疼痛症状，幼儿、青少年生长过快也会出现下肢疼痛。

Words & terms
名词解释

❶ **软骨组织**
是由胶原组织和少许细胞，以及60%～80%的水分等组成，成人的软骨组织中并没有血管或神经，因此软骨组织受伤后自行修复的能力有限。

坐骨神经痛

坐骨神经是指从腰椎到骶椎各椎骨之间所伸出的神经束，它是人体最大的神经束，从腰经过臀部，一直支配到下肢。当坐骨神经的根部受到压迫或发炎时，就会产生疼痛，这种疼痛不只存在于腰部，还会下达小腿肚、脚底等部位。

变形性膝关节症

变形性膝关节症是引起膝盖疼痛的最主要的原因，多因老化所致，而骨折和扭伤也可引发疼痛。随着年龄的增长，肌肉开始衰退，关节周围的**软骨组织**❶也开始衰退，逐渐丧失弹性，相应地，膝关节的动作也会变差。下楼梯时会有强烈的痛感，开始行走或走长路后疼痛会加重。

韧带损伤

膝盖关节的前后左右，由称为韧带的组织支撑着。韧带具有伸缩性，可以帮助身体完成很复杂的动作。如果韧带失去了伸缩性，就会伸展过度，导致骨头之间的撞击，从而产生疼痛的感觉。如果韧带本身被撕裂，膝盖一动时就会产生剧烈疼痛。

幼儿、青少年生长痛

少数儿童在生长发育的过程中会出现短暂间隙性的肢体疼痛（下肢较常见），称为生长痛。其发病年龄有两个高峰期，即3～5岁和8～12岁，发病原与生长高峰期软组织结构相对缩短有关。

延迟性肌肉酸痛症

一般发生在体育锻炼24小时后，表现肌肉酸痛，轻者仅有压疼，重者肌肉肿胀。此症的发生原因是骨骼肌的激烈运动或肌肉的过度使用，一般在24～72小时酸痛达到极限，5～7天后疼痛自动消失。

下肢的坐骨神经支配

坐骨神经痛是下肢比较常见的一种疾病，下图所示为支配下肢的坐骨神经，了解这些神经，对认识坐骨神经很有好处。

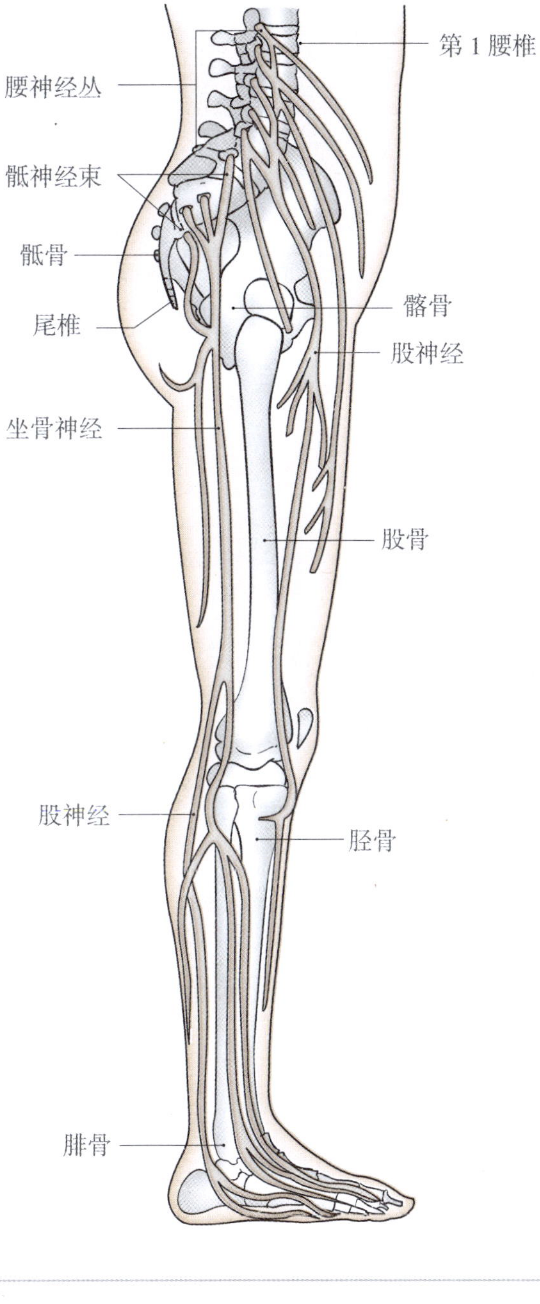

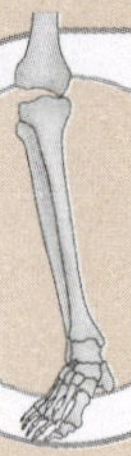

哪些人的腿脚容易生病

本节名词

❶股四头肌

腿脚的发病与一些因素有关，如肥胖、老化、过度运动、O形腿等。为了我们的健康，我们应该做好保健工作，尽量预防这些病变。

Words terms

名词解释

❶ 股四头肌

它由股直肌、股中肌、股外肌和股内肌组成。股四头肌的功能是使小腿伸、大腿伸和屈，伸膝（关节）屈髋（关节），并维持人体直立姿势。要使大腿强壮首要是发展股四头肌，因为股四头肌是人体最大、最有力的肌肉之一。

越肥胖的人越危险

肥胖是引起下肢疾病的一个重要原因。研究表明，人在走路时，会对膝盖造成体重的3倍左右压力，上下楼梯时会对膝盖造成体重的7倍左右压力。所以，身体越肥胖，对膝盖造成的压力也就越大。如果不能使自己保持标准身材，至少也让自己的体重维持在一个标准的数值上（身高减去100），才能起到保护下肢、缓和下肢疾病的效果。

O型腿的人也很危险

变形性膝关节症患者的80%以上是O型腿。正常的脚稍有X型倾向，从髋关节向脚踝以垂直向下的荷重线经过膝关节的中央，通过整个膝关节支撑身体。但O型腿的人荷重线偏向内侧，对膝盖内侧形成强大的压力，使人体下肢失去重心和平衡，从而使膝关节的内侧磨损，引起变形。

肌肉弱的人、姿势不良的人需注意

肌肉或韧带如果开始衰弱，关节的稳定性就会受到影响，进而引起磨损、伤害。尤其是**股四头肌**[1]衰弱的话，会使膝盖的屈伸和脚的活动受到影响。如果肌肉衰弱的人，再采取不良姿势的话，就会加重肌肉的衰弱，给肌肉造成极大的负担。预防的方法是，经常做活动腿的运动，并培养正确的姿势。

激烈的运动会对下肢造成损害

虽然运动可以锻炼肌肉，但激烈的运动却会对下肢肌肉和膝盖造成伤害，所以，锻炼必须遵循正确的原则：运动量要由小渐大，运动方式有益于健康，运动时要以享受的心情去进行。做到了这些，你就保护好了自己的下肢。

缓解腿痛必知的18大特效穴位

1 委中穴：缓解下肢疼痛

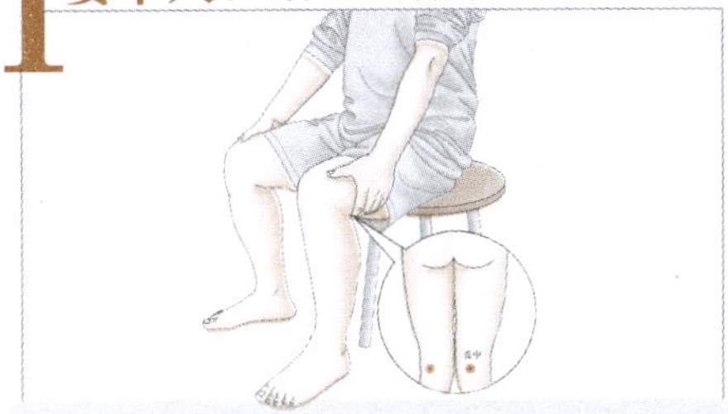

取穴：腘横纹中点，当股二头肌腱与半腱肌肌腱的中间即是。

主治：腰腿无力、腰痛、腰酸背痛、坐骨神经痛、下肢瘫痪、臀部疼痛、膝关节疼痛。

2 犊鼻穴：消肿止痛

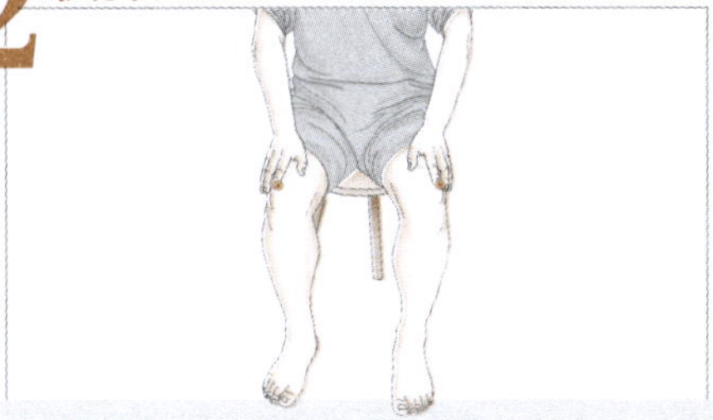

取穴：屈膝，在膝部髌骨与髌韧带外侧凹陷中。

主治：膝关节痛、下肢麻痹、脚气水肿、膝脚无力、不能久站等病症。

3 昆仑穴：治疗脚踝肿痛

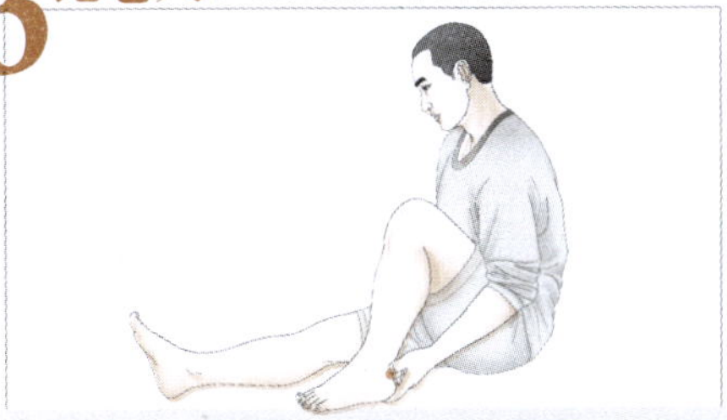

取穴：足部外踝后方，当外踝尖与跟腱之间的凹陷处即是。

主治：腿足红肿、脚腕疼痛、脚踝疼痛、踝关节及周围软组织疾病、坐骨神经痛、关节炎。

4 曲泉穴：缓解下肢肿痛

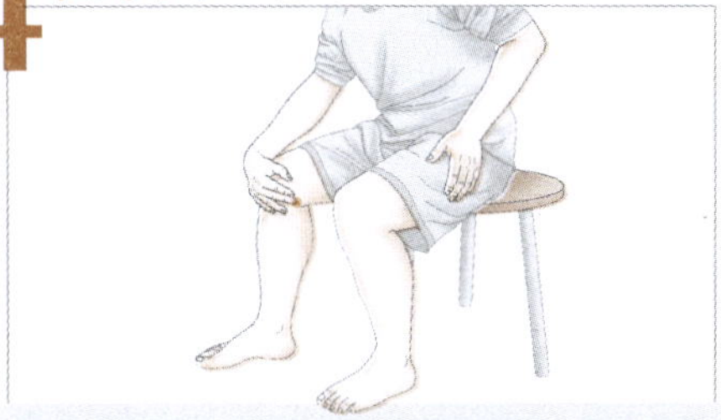

取穴：该穴位于膝关节内侧面横纹内侧端，股骨内侧髁的后缘，半腱肌、半膜肌止端的前缘凹陷处。

主治：膝膑肿痛、下肢痿痹。

5 阳陵泉穴：远离腿抽筋的痛苦

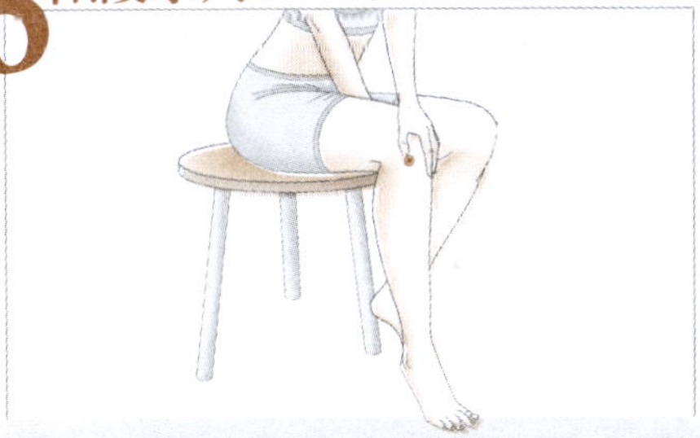

取穴：阳陵泉穴位于人体的膝盖斜下方，小腿外侧之腓骨小头稍前凹陷中。

主治：抽筋、筋骨僵硬、酸痛、肩关节痛、膝关节痛、下肢麻木瘫痪。

6 足三里穴：帮你疏通下肢经络

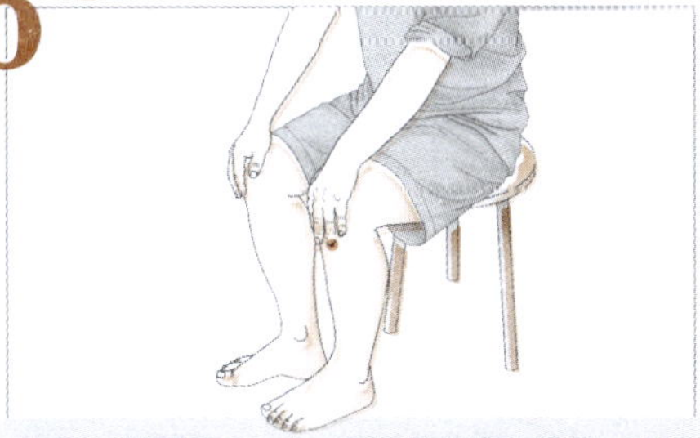

取穴：外膝眼下3寸，距胫骨前缘1横指，当胫骨前肌上。

主治：股膝酸痛、软弱无力、胫腓骨神经痛、坐骨神经痛、小儿麻痹、风湿痹痛、末稍神经炎。

7 涌泉穴：助你强健脚力

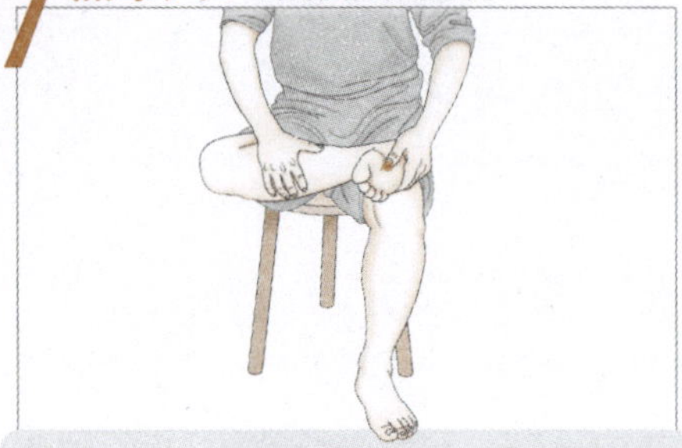

取穴：第二、三趾趾缝纹头端与足跟连线的前1/3处，即足前部凹陷处。

主治：腰腿疲劳、神经衰弱、脚气病。

8 伏兔穴：舒适腰腿

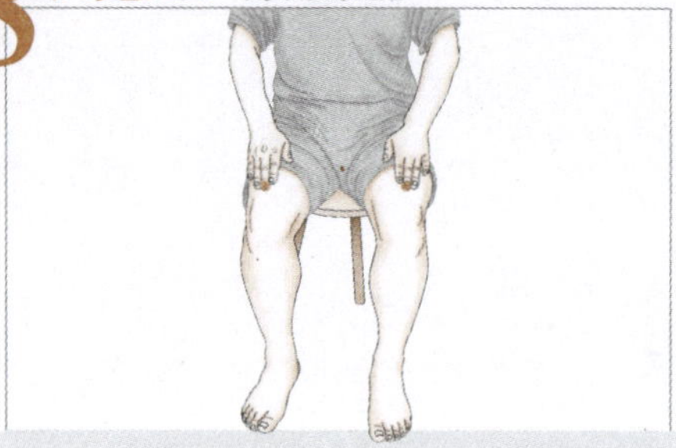

取穴：大腿前面，髂前上棘与髌骨外侧端的连线上，髌底上6寸处。

主治：腰痛、膝冷、下肢神经痛、下肢麻痹瘫痪、膝关节炎。

9 解溪穴：治疗脚腕痛

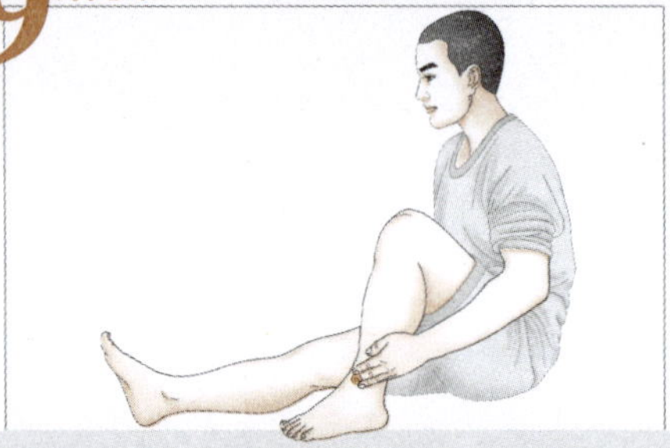

取穴：足背与小腿交界处的横纹中央凹陷处，当拇长伸肌腱与趾长伸肌腱之间。

主治：脚腕痛、下肢痿痹、足下垂、踝关节及周围的软组织疾患。

10 三阴交穴：治疗下肢麻痹

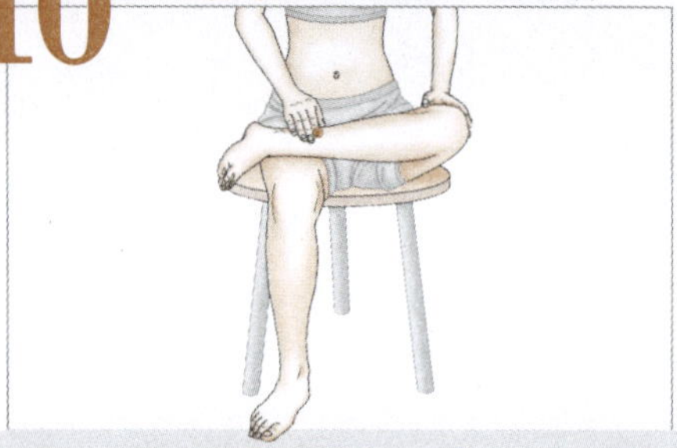

取穴：小腿内侧，足内踝尖上3寸，胫骨内侧缘后方。

主治：全身无力、下肢麻痹、神经痛、脚气病。

11 承扶穴：消除坐骨神经痛

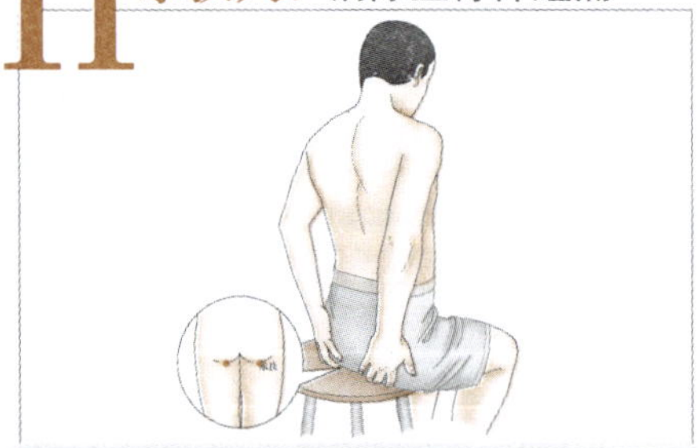

取穴：大腿后面，臀下横纹的中点处即是。

主治：腰腿痛、坐骨神经痛、下肢瘫痪。

12 殷门穴：强腰健腿

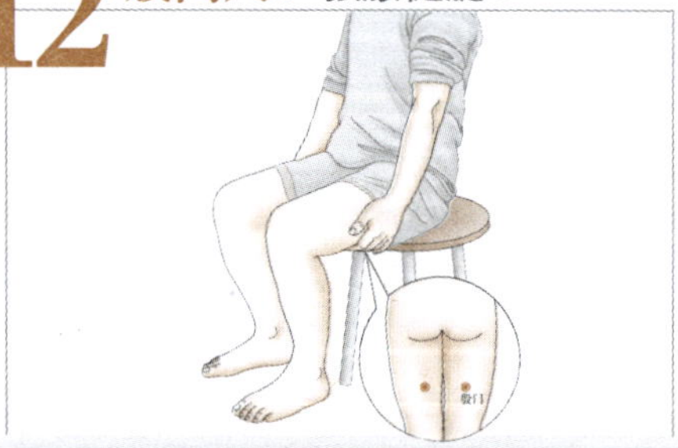

取穴：大腿后面，当承扶与委中的连线上，承扶下6寸处即是。

主治：坐骨神经痛、下肢麻痹、小儿麻痹后遗症、腰背痛、股部炎。

13 承筋穴：治疗小腿痛

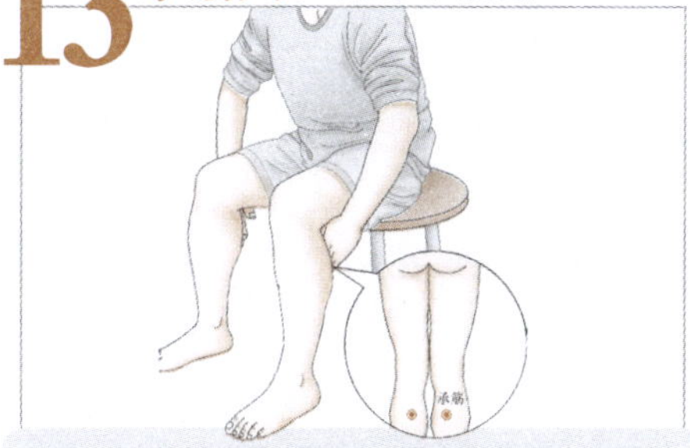

取穴：人体的小腿后面，当委中穴与承山穴的连线上，腓肠肌肌腹中央，委中穴下 5 寸处即是。

主治：小腿痛、腓肠肌痉挛、腰背疼痛、急性腰扭伤、下肢麻痹、坐骨神经疼痛。

14 承山穴：治疗一切腿脚疾病

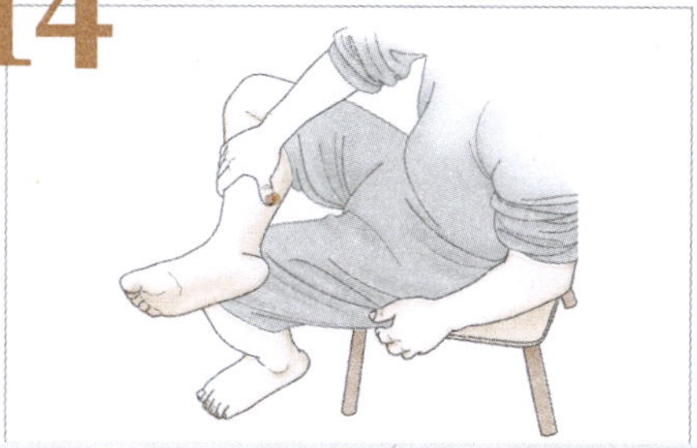

取穴：小腿后面正中，委中穴与昆仑穴之间，当伸直小腿和足跟上提时腓肠肌肌腹下出现凹陷处即是。

主治：腰腿疼痛、坐骨神经痛、腓肠肌痉挛、腰背疼痛、足跟疼痛、膝盖劳累。

15 环跳穴：治疗膝腿肌炎

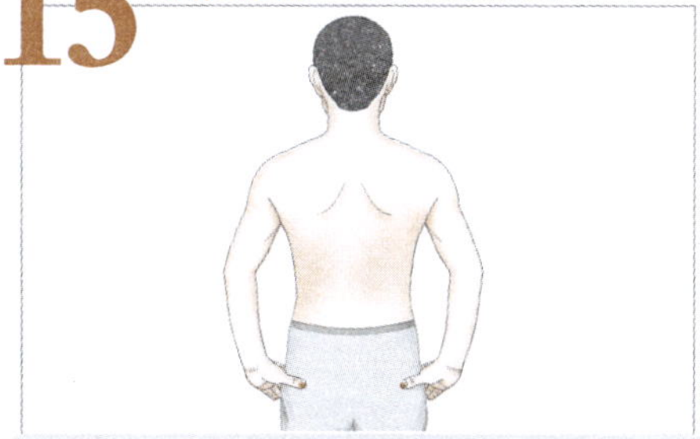

取穴：股骨大转子最凸点与骶管裂孔连线的外 1/3 与中 1/3 交点处。

主治：腰腿痛、背痛、坐骨神经痛、下肢麻痹、腰部肌炎、大腿肌炎、膝部肌炎。

16 风市穴：治疗腿脚酸痛

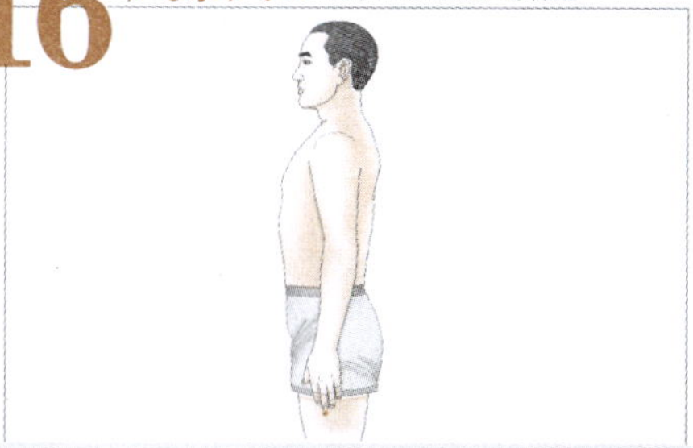

取穴：人体的大腿外侧部的中线上，当腘横纹上 7 寸。

主治：脚痛、腿膝酸痛、下肢神经麻痹、脚气、股外神经炎、全身瘙痒、半身不遂。

17 阳辅穴：强筋壮骨

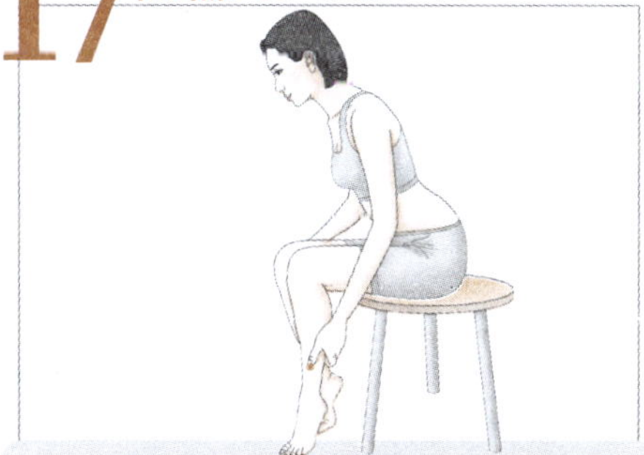

取穴：该穴位于人体的小腿外侧，当外踝尖上4寸，腓骨前缘稍前方。

主治：腰肾功能不佳、膝下浮肿、痉挛、关节疼痛、高血压、全身神经痛、下肢瘫痪。

18 阴廉穴：治疗下肢疼痛、痉挛

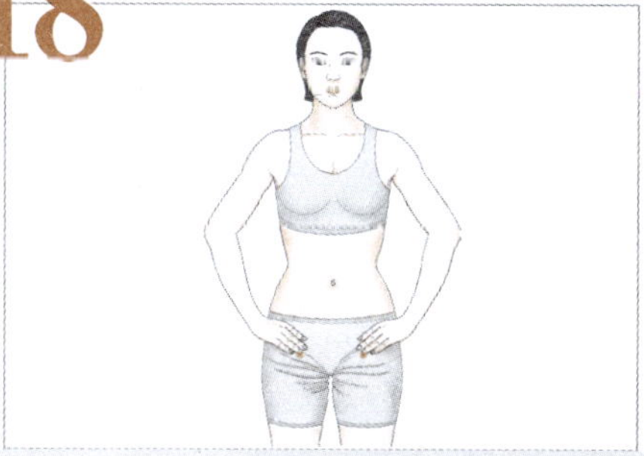

取穴：人体的大腿内侧，当气冲穴直下 2 寸，大腿根部、耻骨结节的下方，长收肌的外缘。

主治：小腹疼痛、腰腿疼痛、下肢痉挛。

第2章

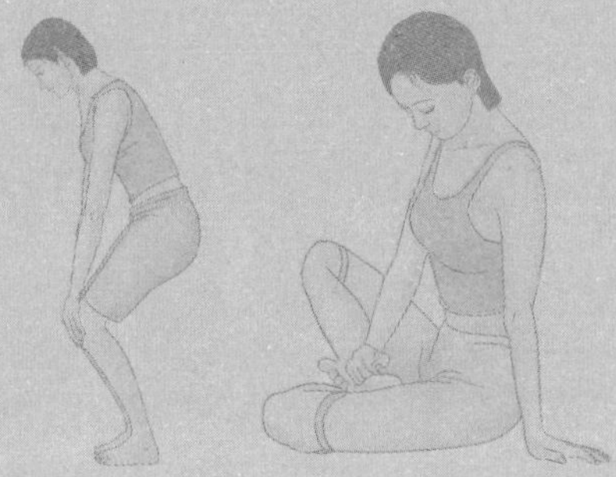

教您几招，让您腿脚灵活

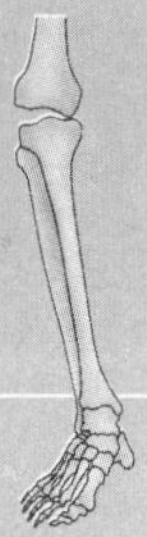

逛一天街回到家，腿脚又酸又痛，小腿和脚竟然还肿胀了！游泳游的正高兴，突然小腿抽筋了！办公室坐时间长了，竟然不知不觉出现了坐骨神经痛！遇到上述这些情况，不要着急，本章将从专业的医学角度，用不同的方法，如穴位按压、推拿按摩、拔罐、刮痧、运动疗法等，教您一些缓解这些症状的技巧。

本章看点

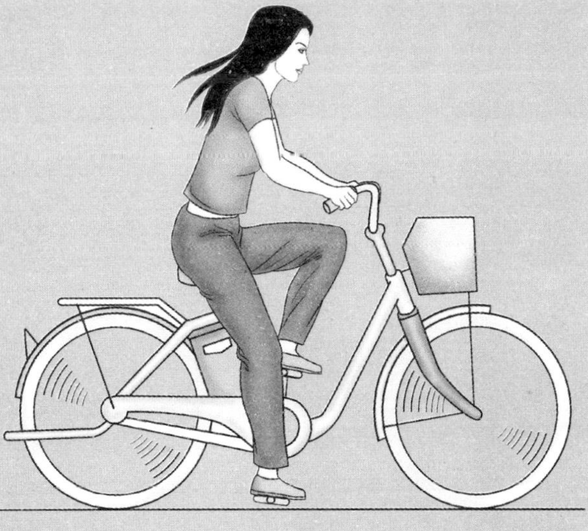

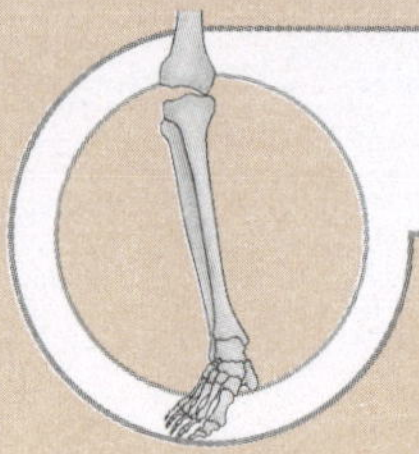

摩擦揉捏 消除膝盖疲劳

本节名词
❶半月板

膝盖的疲劳可以通过他人或自己对膝盖周围的肌肉摩擦揉捏等方式来缓解，但是要注意有些情况是不能按摩的。

Words & terms
名词解释

❶ 半月板

半月板是2个月牙形的纤维软骨，位于胫骨平台内侧和外侧的关节面。其横断面呈三角形，外厚内薄，上面稍呈凹形，以便与股骨髁相吻合，下面为平的，与胫骨平台相接。这样的结构恰好使股骨髁在胫骨平台上形成一较深的凹陷，从而使球形的股骨髁与胫骨平台的稳定性增加。

出现这些现象时禁止按摩

有些情况下，膝盖是不能按摩的，否则不仅达不到预期的目的，反而会出现意想不到的后果。这些情况包括：膝盖本身在发痛；膝盖有肿胀或发热的情况；有积水或积血的浮肿现象；膝盖完全无法弯曲。

手掌摩擦膝盖周围

仰躺在床上，双腿伸直。按摩者一只手放在大腿上起固定作用，另一只手掌包覆住整个膝盖，从膝盖下方向上方轻轻摩擦，时间约1分钟左右。

用拇指搓揉膝盖周围

躺在床上，膝盖微微弯曲。按摩者将拇指腹置入半月板[1]和其周边骨头（大腿骨）之间。沿着半月板，轻轻搓揉5分钟左右。注意，用力一定要轻，否则可能会有压伤半月板的危险。拇指较粗大的人，可以用食指或中指按摩。

伸直下肢时的揉捏

趴在床上，下肢伸直。按摩者用手抓住膝窝内侧的肌肉，以轻微的力道，用画圆圈的方式慢慢扭转5～6次。膝盖外侧的肌肉也以同样的方式按摩。

弯曲膝盖时的揉捏

膝盖弯曲，按摩者扶握住脚背，抓起膝窝处的肌肉，静止大约5秒钟后放开，重复做5次。

自己按摩膝盖

坐在床上，膝盖弯曲，一只手放在膝盖下方的小腿上固定，不要让膝盖摇动。另一只手的拇指或食指指腹以感觉舒服的力道按压半月板周边，按摩3～5分钟。

按摩治病

将摩擦和揉捏两种方式结合起来，可以有效缓解下肢的疲劳，下图所示为按摩膝盖前侧和膝盖后侧的具体方法。

按摩膝盖前侧

膝盖疲劳时，要通过对膝盖前侧和后侧的按摩来消除。对膝盖前侧的按摩方式有：手掌摩擦、拇指按揉。

手掌摩擦膝盖

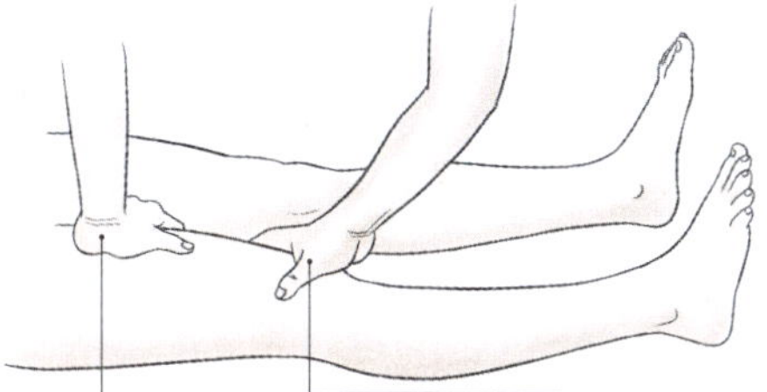

拇指搓揉膝盖

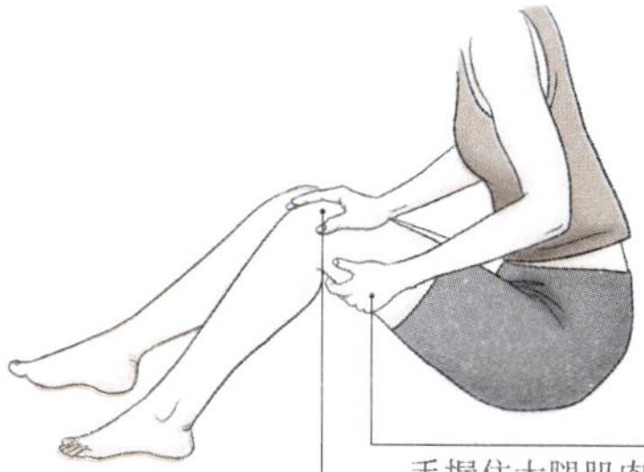

按摩膝盖后侧

膝盖后侧的肌肉可以通过扭转按摩和提拉肌肉的方式放松，如图所示：

提拉肌肉

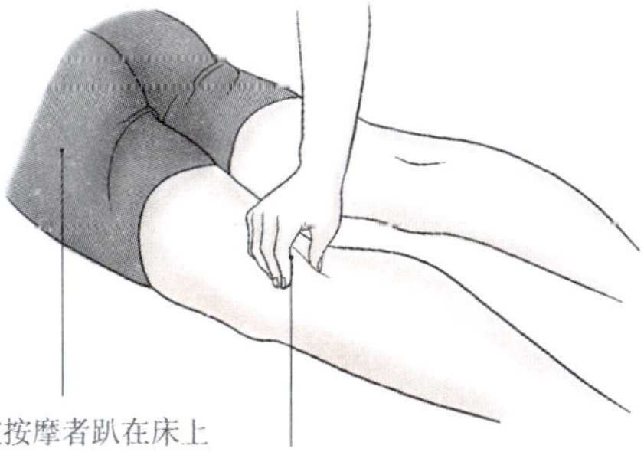

扭转按摩

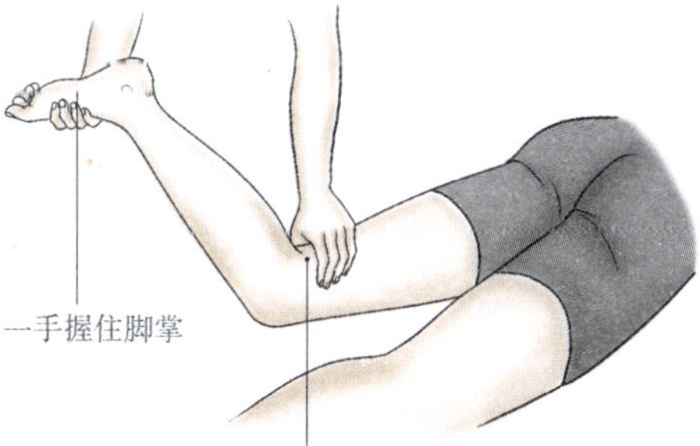

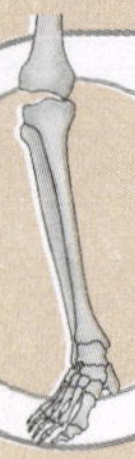

肌肉揉捏 缓解下肢疲劳

本节名词

❶揉捏

揉捏法是将揉和捏结合起来的一种方法，通过揉捏肌肉可提高肌肉的收缩力和柔软性，缓解下肢僵硬，消除下肢疲劳。

揉捏的方向

基本上，揉捏❶的方向也是从远心端向近心端进行，但是需要用画圆圈的方式来揉捏。以使被按的人不会感觉到疼痛的力道，而是在舒服的范围内大力揉捏，适用于四肢及腰背部的软组织损伤。

揉捏的方法

1．用整个手心揉捏：这是按摩较大块的肌肉时所用的手法，如大腿部位。

2．用两根手指揉捏：即用拇指和食指揉捏，适用于手指或脚等细长的部位的按摩。

3．用手指关节揉捏：即用拇指和小指根部搓揉，适用于腰部、背部、大腿等平坦的肌肉的按摩。

揉捏法缓解大腿疲劳

先用双手重叠揉捏大腿后侧5分钟：越接近臀部，肌肉就越大越厚，所以按摩膝窝时要轻一点、快一点，接近臀部时要重一点、慢一点。大腿外侧和内侧分2次做，各按摩2次。

再用手提揉大腿前侧5分钟：一手握住膝盖下方，一手置于大腿上方，把肌肉和骨头分开拉提揉捏，不只表层肌肉，连深层肌肉也一起慢慢地拉提揉捏。

揉捏法缓解小腿疲劳

先揉捏小腿后侧：弯曲膝盖，按摩者一手握住脚掌，一手用拇指揉捏小腿后侧，从脚踝到膝盖做螺旋式推进。揉捏5次之后，用轻擦法按摩1次，重复4～5次。

再揉捏小腿前侧：双手拇指相对，并放在小腿上，从脚踝向膝盖方向揉捏，每个部位揉捏2～3次，在靠近膝盖的过程中，力道逐渐增强，速度逐渐放缓。

名词解释

❶ 揉捏

推拿手法名，为揉法和捏法的综合手法。操作时手掌自然张开，拇指外展，其余四指并拢，紧贴于皮肤，以拇指或掌根作为着力点，作环形旋转的揉捏动作，即拇指和掌根作揉的动作，其余四指作捏的动作，边揉捏边向前作螺旋形地推进，用于四肢及腰背部的软组织损伤。揉捏时不是靠手腕的力量，而是藉由手腕把身体全部的重量加压在患部。

按摩治病

揉捏肌肉是摩擦皮肤力度比较强的方式，可以从内到外缓解下肢的疲劳，揉捏大腿和揉捏小腿的方式如下图所示。

揉捏大腿

揉捏大腿后侧

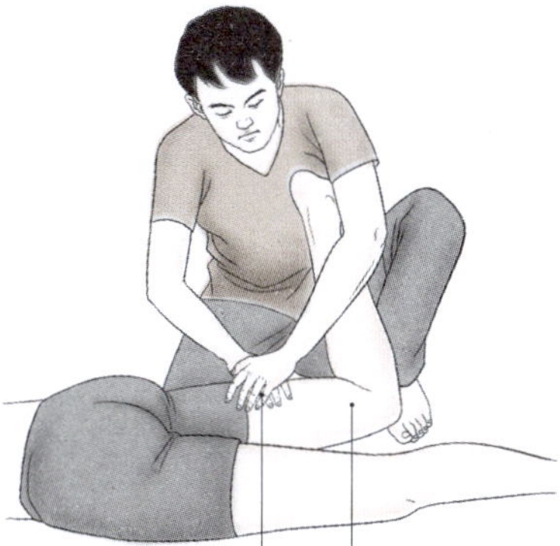

揉捏大腿前侧

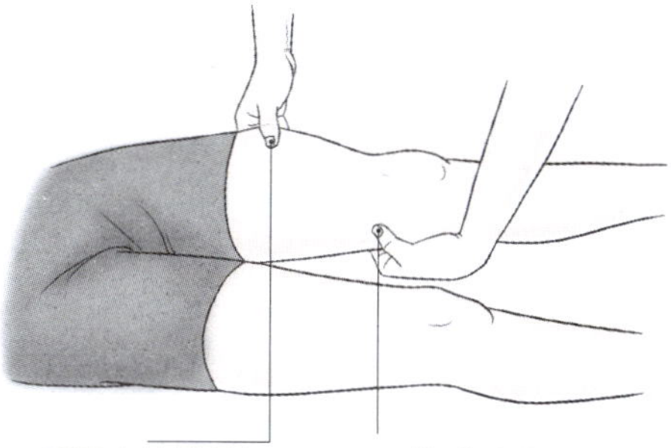

揉捏小腿

揉捏小腿后侧

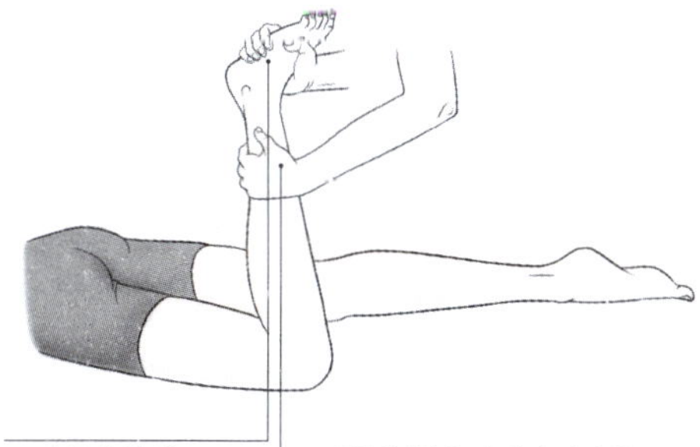

揉捏小腿前侧

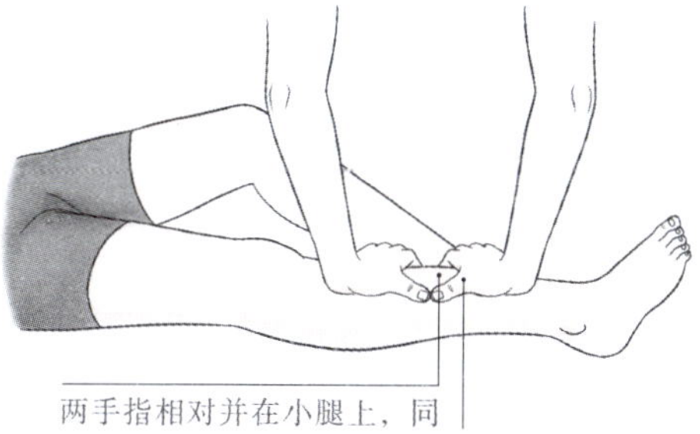

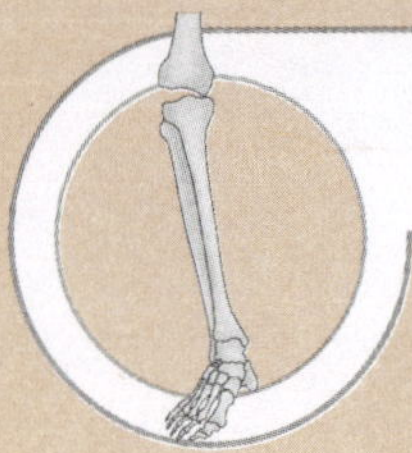

缓和坐骨神经痛的按摩

本节名词

❶大转子 ❷关元俞

坐骨神经痛可以引起腰部以下，直至脚踝的疼痛。引起坐骨神经痛的原因很多，但主要是因椎间盘突出压迫坐骨神经所致。通过按摩可以有效缓解由坐骨神经痛所致的下肢疼痛、发麻等症状。

Words terms

名词解释

❶ **大转子**

股骨颈与体连接处上外侧的方形隆起，侧躺时，臀部最高的部位。是测量下肢长度，判断股骨颈骨折或髋关节脱位的重要标志。

❷ **关元俞**

经穴名，出《太平圣惠方》，属足太阳膀胱经。在腰部，当第 5 腰椎棘突下，旁开 1.5 寸。

大腿后侧的按摩

被按摩者，采取侧躺的姿势，疼痛侧的腿朝上，膝盖弯曲成V字型。按摩者首先用手掌在被按摩者臀部的中央以画圆的方式按压搓揉，然后再从大腿中央的背侧，到膝盖背后的上方加以按摩。在腿和臀部的分界点，即**大转子**[1]，从这个地方沿腿的外侧，向下按压到膝盖的上方，每一处按压5～6次，以画圆的方式按摩。

小腿后侧的按摩

按摩大腿后，用拇指外的其余四指指腹按摩小腿，在胫骨外侧的肌肉与胫骨之间凹处，以画圆的方式按揉，直至外脚踝的上方。

大腿前侧的按摩

被按摩者改为仰卧，先按摩大腿。用拇指外的四根手指在疼痛侧的大腿内侧，以画圆的方式进行按摩，从大腿根部直至膝盖上方，每一处按压5～6次。

小腿前侧的按摩

将拇指以外的其余四根手指并拢，放在胫骨与小腿内侧的肌肉之间，以画圆的方式进行按摩，从膝盖一直按摩到内脚踝的上方。

脚部的按摩

最后，搓揉按摩脚部。两拇指交叠在涌泉穴处，其余四指握住脚掌，拇指用力向下按压脚底。除了脚底外，其余脚部皆以拇指的指腹以画圆的方式按摩，每一处按摩5～6次。

对坐骨神经痛有效的穴位

按摩以下穴位对治疗坐骨神经痛也有很好的疗效：**关元俞**[2]、承扶穴、殷门穴、委中穴。

按摩治病

坐骨神经痛时，会从臀部直达脚部，所以按摩时要按摩整个下肢的前后侧，甚至包括脚。

侧卧按摩下肢背侧

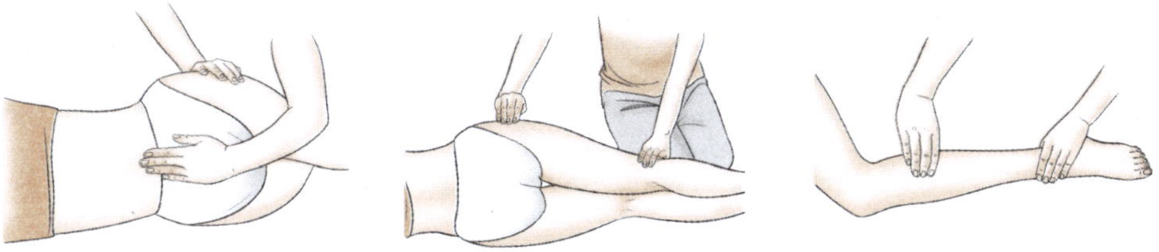

臀部的中央，手掌以画圆的方式按摩臀部的肌肉。

大转子至膝盖的上方，以四根手指从上到下按摩。

以四根手指在肌肉和胫骨之间的凹处，边划小圆边按压揉搓。

仰卧按摩下肢前侧

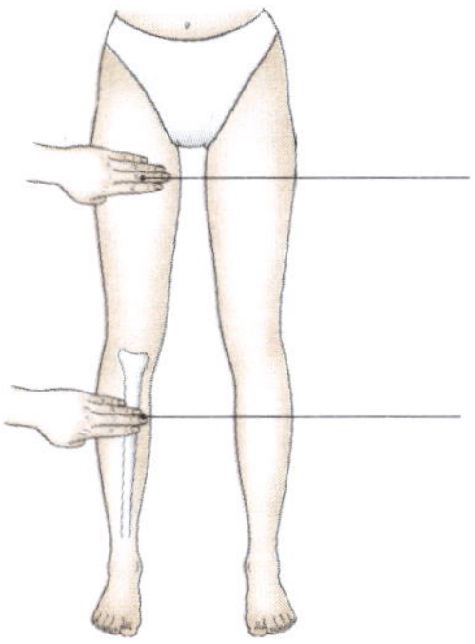

大腿内侧至膝盖，以 4 根手指的指腹边画圆边从上到下按摩

小腿前侧，用 4 根手指以画圆的方式从膝盖一直按摩到脚踝

按摩脚底

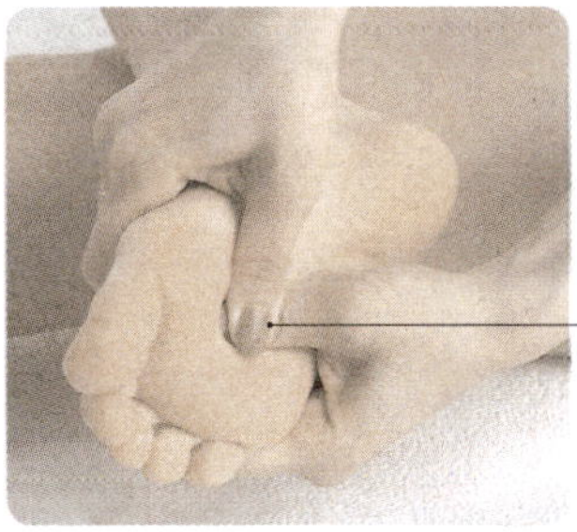

两拇指交叠在涌泉处，其余四指握住脚掌，拇指用力向下按压

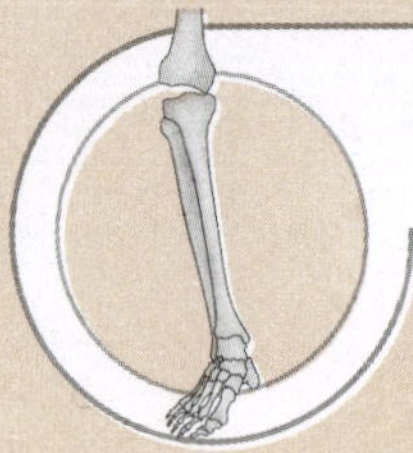

消除膝关节病变引起的疼痛

本节名词
❶髌骨

膝关节病变是引起膝关节疼痛的一个重要原因。引起膝关节疼痛的主要原因有：人在运动，尤其是剧烈运动时，双腿都会承受因运动引起的负担和力量，从而诱发疼痛的发生。此外，由于膝关节内外侧间隙宽窄不等而造成内外侧应力不平衡，从而诱发疼痛的出现。对于膝关节病变引起的疼痛，可以通过以下推拿法来缓解。

Words terms
名词解释

❶ 髌骨

即膝盖骨，位于膝关节前方，是人体内最大的籽骨，包埋于股四头肌腱内，为三角形的扁平骨。底朝上，尖向下，前面粗糙，后面为光滑的关节面，与股骨的髌面相对，参与膝关节的构成。

摩揉滚捏法

患者仰卧，让疼痛的膝关节微屈、腘关节下垫一软枕。治疗师站立在患者疼痛侧，按下述步骤进行：

1. 用双手大鱼际或手掌摩揉膝部脂肪垫区和局部，直到患者感到温热。然后，用双手掌指关节滚膝部脂肪垫区，小鱼际滚髌骨上、下部位3～5分钟。

2. 用拇指、食指左右、上下活动髌骨[1]，并沿髌骨两侧间隙上、下滑捏数次，反复捏提髌骨及股四头肌下段。

过度屈膝点揉法

治疗师一手握住患者膝部，一只手握住踝关节，先将膝关节充分屈曲，再使膝关节处于过伸位，同时手掌用力按压髌骨，用一只手的拇指点、揉、拨、刮髌骨旁脂肪垫区痛点，坚持2～3分钟，反复做3遍。

主动屈膝环转法

患者弯腰、屈膝，双手抱膝使其靠拢，做膝关节环转活动，先顺时针再逆时针，各旋转15～20次。

牵引屈伸法

患者俯卧，治疗师站立于疼痛下肢侧，用一只手按压大腿，另一只手握住踝关节部，使膝关节屈曲90°，进行拔伸牵引，同时向各方向旋转小腿，再过度屈曲膝关节，缓缓伸直，此法可通过解除被嵌夹的脂肪垫，进而缓解疼痛。

说明：上述方法可配合中药外敷、熏洗，也可配合股四头肌收缩练习和膝关节功能锻炼。

按摩治病

对于膝关节病变引起的膝关节疼痛，主要通过对膝关节的牵引和按摩使其缓解。

摩揉滚捏法

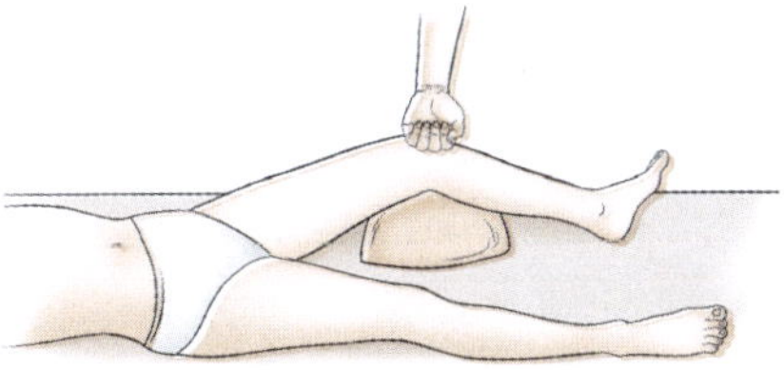

患者仰卧，患侧膝关节微屈，下垫一软枕。按摩者用双手掌指关节滚膝部脂肪垫区。

过度屈膝点揉法

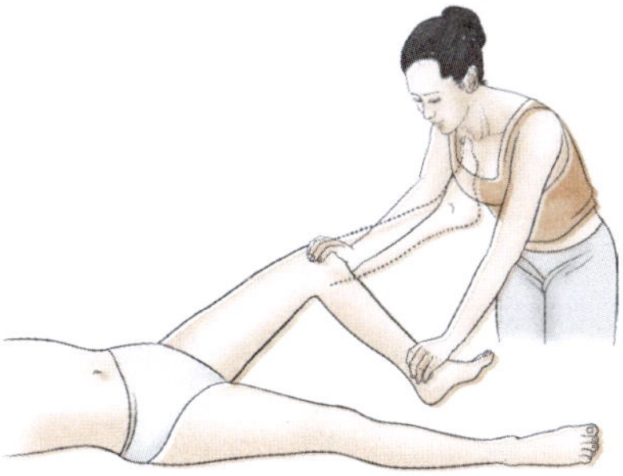

患者仰卧，按摩者两手分别握住患者膝部和踝关节，将膝关节充分屈曲后再过伸，然后，一手掌用力按压髌骨，用一只手的拇指点、揉、拨、刮髌骨旁脂肪垫区痛点。

主动屈膝环转法

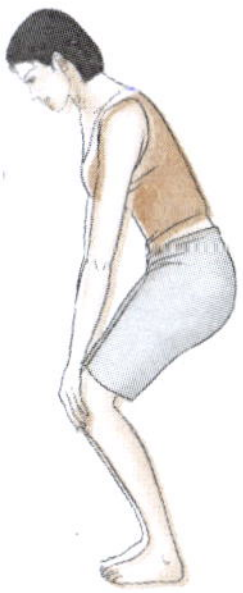

患者腰部微弯、屈膝，双手扶住膝关节，使其做顺时针和逆时针旋转，各做 15 ~ 20 次。

牵引屈伸法

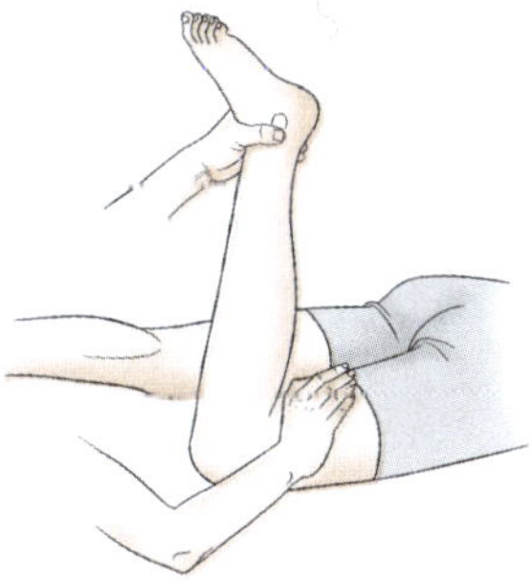

患者俯卧，按摩者一手按压患侧大腿，另一手握住踝关节，使膝关节屈曲 90 度，进行拔伸牵引，然后旋转小腿，再过度屈曲膝关节。

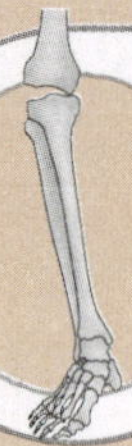

预防和消除膝盖疼痛

本节名词
❶鹤顶 ❷内膝眼 ❸外膝眼

许多人下肢疼痛时，会减少下肢的活动，这样反而会造成下肢的肌肉萎缩、衰退，使膝关节和下肢的负担增大，病痛也更加恶化。此时，通过按摩下肢，可松弛下肢僵硬的肌肉，预防、缓和下肢疼痛。

膝盖的按摩

首先，被按摩者取仰卧位，在膝盖下面垫上坐垫或枕头，放松脚部。按摩者将手指放在膝盖骨周围的凹处，然后抓住，以画圆的方式旋转膝盖骨，重复做10次。

然后，被按摩者改为俯卧位，在小腿下面垫上坐垫或枕头。按摩者用手大幅抓起膝窝处的肌肉，以画圆的方式旋转肌肉，每处做5～6次，一直向下按摩到小腿肚的中央附近，再回到原来位置，如此反复5～6次。

最后，按摩大腿肌肉。被按摩者取俯卧位，按摩者用手支撑被按摩者疼痛侧下肢的脚面，并抬高45度左右，使大腿后侧的肌肉得以放松。然后用手大幅抓住膝盖背侧正上方的大腿肌肉，5～6秒后松开，重复做5～10次。

以上动作从头到尾为一节。每日1～2次，长期坚持，对膝盖保健很有好处。无论大腿或小腿肚，要大幅抓住肌肉进行按揉。如果肌肉抓得太少，或用捏的形式，就有可能会有伤到肌腱。如果旋转膝盖骨时出现强烈疼痛，仅按摩膝盖背后就会取得很好的效果。

膝盖内侧疼痛时

膝盖的疼痛形式多种多样，但以内侧疼痛为最多，尤其以上下楼梯时出现疼痛的现象居多。通过按压以下穴位可起到很好的效果：阴谷、曲泉、膝关、阴陵泉、商丘、照海、中封。按压脚踝的穴位时会有压痛感，我们可以利用这一特征来寻找穴位。但是，在脚踝部位有许多肌腱，所以不能太用力按压，可通过轻轻揉搓来进行。

膝盖外侧疼痛时

遇到膝盖外侧疼痛时，我们可通过按压以下5个穴位来缓解：膝阳关、阳陵泉、昆仑、环跳、委中，还可配合**鹤顶**❶、**内膝眼**❷、**外膝眼**❸进行艾灸。

Words Terms

名词解释

❶ **鹤顶**

中医针灸穴位之一，隶属奇穴。在膝上部，髌底的中点上方凹陷处。

❷ **内膝眼**

属经外奇穴下肢部穴。屈膝，在髌韧带内侧凹陷处。主治膝关节酸痛、鹤膝风、腿痛及其周围软组织炎。

❸ **外膝眼**

经穴别名，即犊鼻。屈膝，在膝部，髌骨与髌韧带外侧凹陷中。正坐屈膝位，在髌骨下方，髌韧带外侧凹陷处取穴。

按摩治病

膝盖疼痛时，可通过按摩膝盖周围的肌肉来缓解，也可以通过按摩膝盖周围的穴位来缓解。

按摩膝盖骨

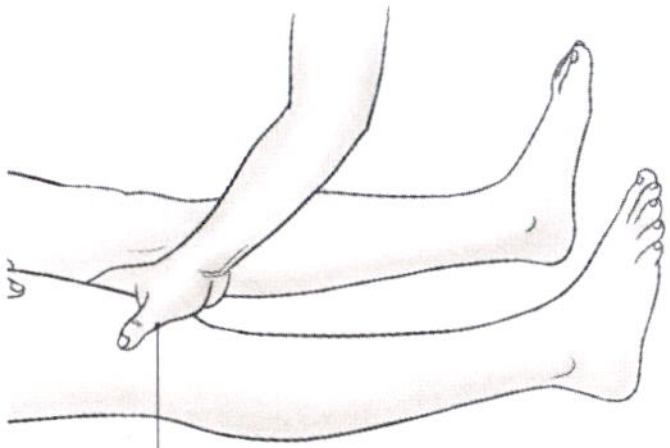

按摩膝盖后侧的肌肉

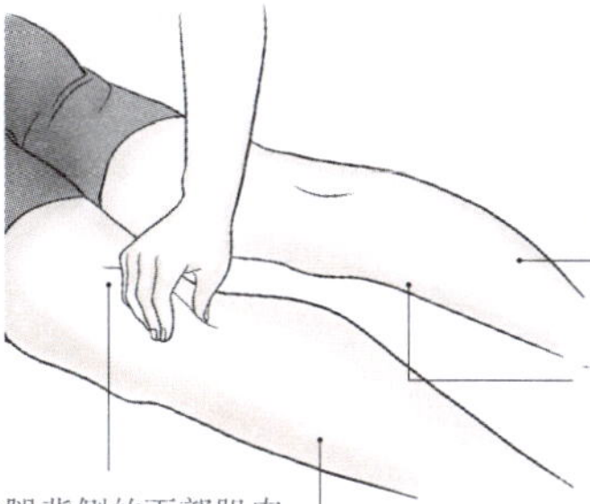

膝盖内侧疼痛的按摩

膝盖内侧疼痛时，主要通过按摩膝盖内侧和内脚踝周边的穴位来缓解。

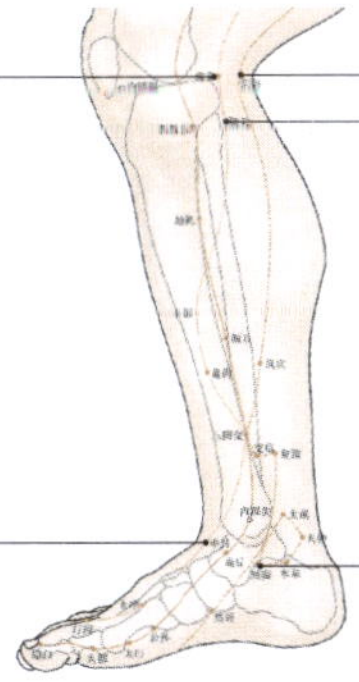

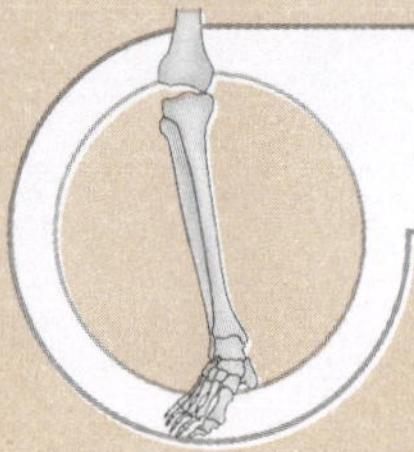

消除小腿肚的僵硬和疼痛

本节名词
❶承山穴

长时间保持一个姿势后，就会有小腿僵硬和疼痛的感觉，遇到这种情况，可通过按摩的方法松解发硬的肌肉。如果能在泡澡后再进行肌肉放松的按摩，效果会更好。

Words terms

名词解释

❶ 承山穴

微微施力垫起脚尖，小腿后侧肌肉浮起的尾端即为承山穴。取穴时应采用俯卧的姿势，承山穴位于人体的小腿后面正中，委中与昆仑穴之间，当伸直小腿或足跟上提时，腓肠肌肌腹下出现的尖角凹陷处即是。

按摩小腿肚

小腿肚僵硬时，要通过轻轻摩擦来使其得到缓解。如果采取大力揉搓的方式，反而会使症状更加恶化。

首先，坐在床上，弯曲膝盖，用两手夹着脚，从脚踝至小腿肚，再到膝盖，一直向上摩擦，反复10次。注意力度不要太大。此方法可使瘀积在小腿肚的血液流通顺畅，促使其回流，也使造成肌肉疲劳的乳酸等疲劳物质被冲走，从而缓和疼痛。注意，按摩的方向一定要从脚踝开始，向膝盖柔和地摩擦。

有效消除小腿肚疼痛的穴位

进行上述按摩后，如果能结合穴位按摩，效果更好。以下穴位可有效消除小腿肚的僵硬和疼痛：足三里、承筋穴、承山穴❶、飞扬穴。按压穴位时，一定要避免一直用力按压，而要轻轻按压。

消除小腿肚僵硬的按摩

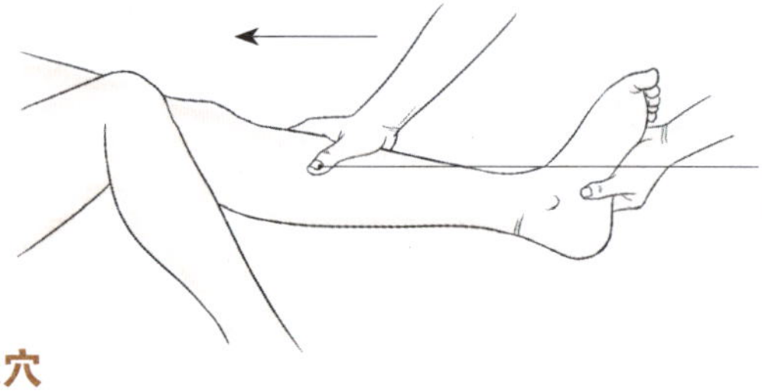

小腿肚僵硬时，可从脚踝到膝盖，如同要将血液送回心脏般柔和地向膝盖摩擦

精确取穴

小腿肚疼痛时，可通过按摩以下穴位来消除。

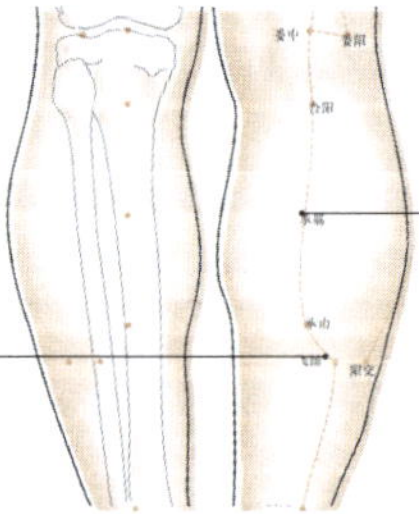

飞扬
在小腿后面，当外踝后，昆仑直上7寸，承山外下方1寸处

承筋
在小腿后面，当委中与承山的连线上，腓肠肌肌腹中央，委中下5寸

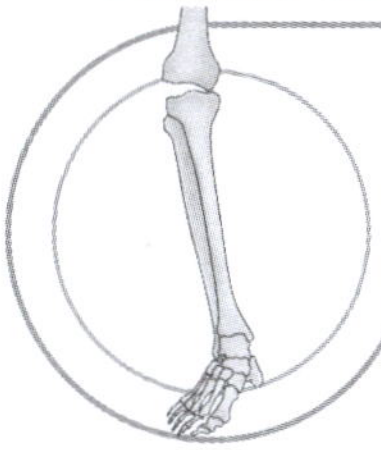

消除脚底、脚跟疼痛的按摩

本节名词
❶太溪穴 ❷水泉穴
❸申脉穴 ❹仆参穴

走路时间长了，除了腿部疲劳外，脚底和脚跟也会出现疼痛的现象。偶尔还会出现脚底肌膜炎（在脚跟引起发炎症状）的疾病，遇到这种情况时，可以通过按摩的方式来治疗和缓解。

Words & Terms
名词解释

❶ 太溪穴
取穴时，可采用正坐，平放足底或仰卧的姿势，太溪穴位于足内侧，内踝后方与脚跟骨筋腱之间的凹陷处。

❷ 水泉穴
在足内侧，内踝后下方，当太溪直下1寸，跟骨结节的内侧凹陷处。

❸ 申脉穴
取定穴位时，可采用仰卧或正坐的姿势，该穴位于人体的足外侧部位，脚外踝中央下端一厘米凹处。

❹ 仆参穴
位于人体的足外侧部，外踝后下方，昆仑穴直下，跟骨外侧，赤白肉际处。

消除脚跟疼痛的穴道

脚踝是许多穴道的聚集部位，当脚跟疼痛时，我们就可以通过按摩这些穴道来消除。可有效消除脚跟疼痛的穴道包括：内脚踝周围的穴道：**太溪穴**[1]、**水泉穴**[2]；外脚踝周围的穴道：昆仑穴、**申脉穴**[3]、**仆参穴**[4]。

消除脚底疲劳的穴道

在我们的脚底，有一个名为涌泉的特效穴。以该穴道为中心，用拳头以轻且有节奏的方式敲打脚底100次左右，可有效缓解脚底疲劳。

脚跟的按摩

脚跟的疼痛或疲劳，也可以通过按摩的方式来消除。在脚跟骨结束的部位有一凹陷，将手的大拇指放在此处，用手从脚的后侧抓住脚跟，拇指用力，再放松，如此反复进行10次左右，可使脚变得舒适、轻快。

敲打脚底

脚底疲劳时，用拳头以涌泉为中心，有节奏地敲打脚底100次左右。

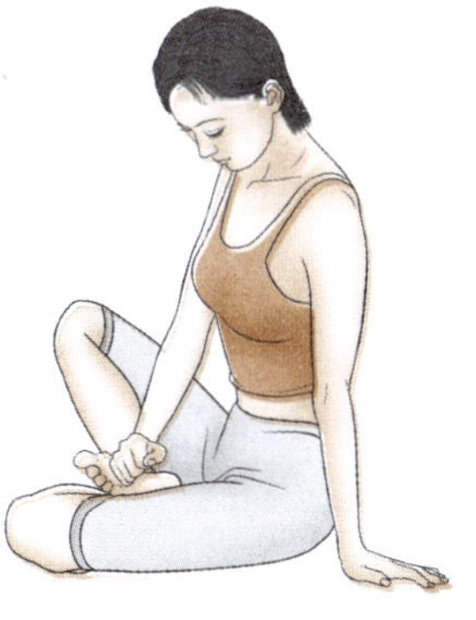

按摩脚跟

用手抓住脚跟处的骨头，如同将拇指插入肉里一样，用力后放松。

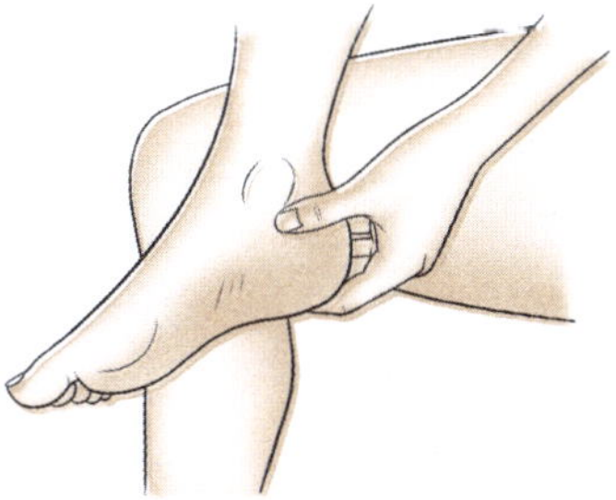

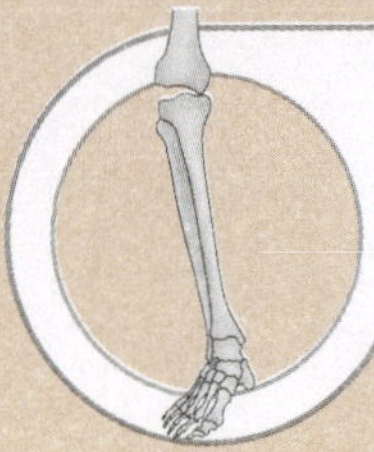

坐骨神经痛的拔罐

本节名词
❶气海俞 ❷关元俞

坐骨神经痛，是指坐骨神经通路及其分布区域内的疼痛，是一种常见的周围神经疾病。根据病因，它可以分为根性坐骨神经痛和干性坐骨神经痛两种。前者多由腰椎间盘突出、脊椎肿瘤等脊椎病变等引起；后者则多由坐骨神经炎等引起，发病较急。对于坐骨神经痛，可通过拔罐进行治疗。

诊断

1．体态：站立时，身体略向健康一侧倾斜，患病侧的下肢在髋、膝关节处微屈而足跟不着地。睡时，向健侧侧卧，病侧下肢髋、膝关节处呈微屈姿势。

2．肌肉情况：患病一侧常有轻度的肌张力减弱，严重患者可有肌肉消瘦、肌肉弛软，并有压痛现象，以腓肠肌最为明显。

3．疼痛：一般多由臀部或髋部开始，向下沿大腿后侧、腘窝、小腿外侧、向足背外侧扩散。疼痛常在咳嗽、用力、弯腰、震动时加剧。

拔罐疗法

1．留针罐法

所选穴位：**气海俞**[1]、环跳穴、殷门穴、**关元俞**[2]、秩边穴、居髎穴。

治疗方法：让患者取卧位，在对穴位皮肤进行消毒后，首先用毫针刺入穴位中，然后用火罐吸拔在穴位上，留针并留罐10分钟。

2．留针罐法二

所选穴位：气海俞、环跳、殷门、关元俞、秩边、居髎。

治疗方法：患者取俯卧位，对穴位进行常规消毒，用毫针刺入穴位中，针刺后在穴位上留针，用火罐吸拔10～15分钟，起罐后留针15分钟，每日1次，6次为1疗程。

3．刺络罐法

所选穴位：气海俞、环跳穴、殷门穴、关元俞、秩边穴、居髎穴。

治疗方法：让患者取俯卧位，在对穴位进行常规消毒后，首先用三棱针在穴位上作点刺，然后用闪火法将罐具吸拔在穴位上，留罐10～15分钟，每次吸拔一组穴，两日1次。

Words terms

名词解释

❶ 气海俞

气海，脐下的气海穴也，指气血来源于生气之海的腰腹内部。俞，输也。气海俞名意指腰腹内部的温热水气由此外输膀胱经。本穴物质为来自于腰腹内部的湿热水气，所对应的部位为脐下的气海穴，故名气海俞。

❷ 关元俞

经穴名，属足太阳膀胱经。在腰部，当第5腰椎棘突下，旁开1.5寸。布有第五腰神经后支和腰最下动、静脉后支。主治腰痛、腹胀、泄泻、痢疾、遗尿、消渴及膀胱炎等。

拔罐治病

坐骨神经痛的拔罐治疗，可以采取留针罐法、不留针罐法、刺络罐法，所选穴位主要集中在腰背部和大腿部。

拔罐取穴

居髎 在髋部，当髂前上棘与股骨大转子最凸点连线的中点处

环跳 在股外侧部，侧卧屈股，当股骨大转子最凸点与骶管裂孔连线的外1/3与中1/3交点处

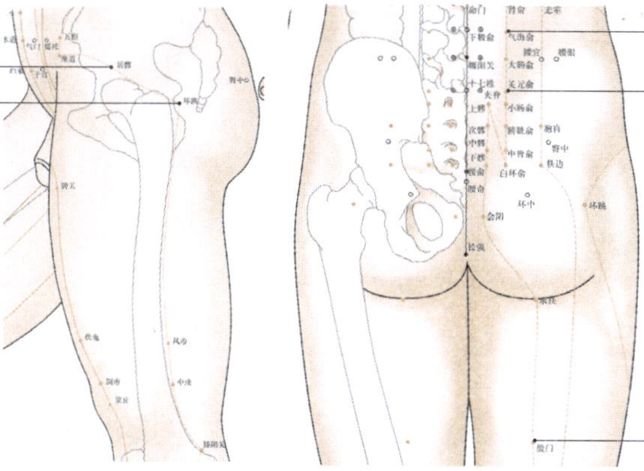

气海俞 在腰部，当第3腰椎棘突下，旁开1.5寸

关元俞 在腰部，当第5腰椎棘突下，旁开1.5寸

殷门 在大腿后面，当承扶与委中的连线上，承扶下6寸

操作步骤

留针罐法

患者俯卧，将要针刺的穴位，消毒； → 用毫针刺入穴位，得气后，在穴位上留针； → 用火罐吸拔在穴位上10～15分钟，起罐后继续留针15分钟； → 按照上述方法，每日1次，连续拔罐6日。

刺络罐法

患者俯卧，将要针刺的穴位裸露，消毒； → 用三棱针在穴位上进行点刺； → 用闪火法将罐具吸拔在穴位上，留罐10～15分钟； → 按照上述方法，每次可吸拔多个穴位，两日1次。

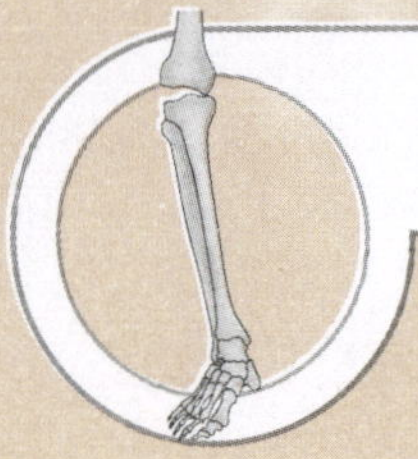

风湿性关节炎的拔罐

本节名词

❶魄户 ❷志室 ❸髀关 ❹膝眼 ❺解溪

拔罐具有温通经络、祛湿逐寒、行气活血及消肿止痛的功效。对于风湿性关节炎，拔罐能使关节周围的风寒湿邪气透于体表而外泄，改善局部的血液循环、消除致炎物质、加强新陈代谢，从而减轻症状，促进身体康复。

诊断

类风湿性关节炎的发病比较缓慢，关节症状出现前，可表现为乏力、低热、食欲减退、手足发冷等全身性症状，多数患者为对称性多关节炎。受累的关节以双手关节、腕、膝、足关节最为多见，其次为肘、踝、肩、髋关节等。其症状主要表现为关节肿胀，伴有疼痛、压痛和僵硬，而关节僵硬以晨起后最为明显，活动后减轻，即我们平时所说的晨僵。由于疾病本身对肌肉的侵犯，关节周围肌肉出现萎缩、肌力减弱等症状。慢性类风湿性关节炎晚期可出现关节强直、畸形和功能严重受损等。

拔罐疗法

1．走罐法

沿督脉、足太阳膀胱经1、2线（风门至大肠俞，魄户[1]至志室[2]）走5～10次，每周2次。

2．拔罐法

根据病变部位取穴：髋关节选环跳、髀关[3]、居髎、阳陵泉、悬钟；膝关节选梁丘、血海、膝眼[4]、膝阳关、曲泉、阴陵泉、阳陵泉、三阴交、解溪[5]、悬钟；踝关节选昆仑、太溪、解溪、丘墟、照海。

3．血罐法

首先，在痛点及红肿、肿胀关节处以三棱针点刺，然后加罐，5分钟后取罐，以棉球擦净血迹。病症急性发作时，每日1次；慢性炎症及缓解期，则每3日1次。

拔罐疗法的不适用人群

1．精神病、水肿病、心力衰竭、活动性肺结核等病症患者。

2．患急性骨关节软组织损伤者及关节肿胀或重水肿者。

3．皮肤溃烂者、严重过敏者、传染性皮肤病者以及皮肤肿瘤患者。

Words & terms

名词解释

❶ **魄户**

魄，肺之精也，气也。户，出入的门户也。足太阳膀胱经穴。在背部，当第3胸椎棘突下，旁开3寸。

❷ **志室**

俯卧位，平第二腰椎棘突下，命门（督脉）旁开3寸处取穴。

❸ **髀关**

在大腿前面，髂前上棘与髌底外侧端的连线上，屈股时，平会阴，居缝匠肌外侧凹陷处。

❹ **膝眼**

经外穴，屈膝，在髌韧带两侧凹陷处，在内侧的称内膝眼，在外侧的称外膝眼。

❺ **解溪**

在足背与小腿交界处的横纹中央凹陷中，当拇长伸肌腱与趾长伸肌腱之间。

拔罐治病

风湿性关节炎和类风湿性关节炎一样，主要根据病变的具体部位进行拔罐，两病病变部位相同，所选穴位也一样，下列所示为膝关节类风湿。

拔罐取穴

膝关节风湿，选梁丘、血海、膝阳关、曲泉、阴陵泉、阳陵泉、解溪、悬钟等。

血海
屈膝，在大腿内侧，髌底内侧端上 2 寸，当股四头肌内侧头的隆起处

曲泉
在膝内侧，屈膝，当膝关节内侧面横纹内侧端，股骨内侧髁的后缘，半腱肌、半膜肌止端的前缘凹陷处

三阴交
在小腿内侧，当足内踝尖上 3 寸，胫骨内侧缘后方

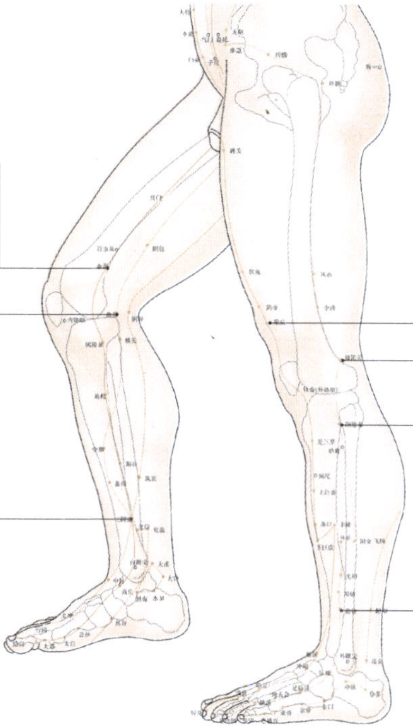

梁丘
屈膝，在大腿前面，当髂前上棘与髌底外侧端的连线上，髌底上 2 寸

膝阳关
在膝外侧，当阳陵泉上 3 寸，股骨外上髁上方的凹陷处

阳陵泉
在小腿外侧，当腓骨头前下方凹陷处

悬钟
在小腿外侧，当外踝尖上 3 寸，腓骨前缘

操作步骤

以血罐为例

准备三棱针、棉球；→ 找到痛点、红肿及肿胀关节，以三棱针点刺，加罐；→ 5 分钟后取罐，用棉球将血迹擦净；→ 按照上述方法，急性发作时，每日 1 次，其他时期则 3 日 1 次。

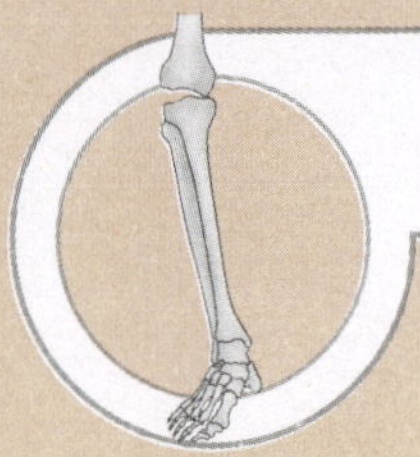

股神经痛的拔罐

本节名词
❶结核

股神经痛是指由于腰椎病变压迫股神经，或股神经炎性病变产生的股神经支配区域的放射性痛。临床上多见腰痛（部分无腰痛症状）、大腿前侧痛，并向小腿内侧放射。

Words & terms
名词解释

❶ 结核

病名，指核样肿物生于皮里膜外者。该病因风火气郁，或湿痰凝结而致。初起推之可动，久则推之难移，多不作脓。

发病机理

1．寒湿侵袭：久卧湿地或感受寒湿，就会导致寒凝湿滞、经脉拘紧、气血运行不畅，进而引发疼痛。

2．筋骨劳伤：有劳伤史，损伤筋骨，致使气血瘀滞、筋骨失养而发病。

现代医学认为上部腰椎病变，如损伤、腰椎间盘突出、退行性病变、结核❶、肿瘤等刺激神经根时，都会引起股神经痛，但也有少数股神经痛病因不明，可能与寒冷、潮湿、感染等因素有关。

诊断

1．股神经损伤会使患者表现出特殊步态，病人尽量避免屈膝，行走步伐细小，先伸出健足，然后病足拖曳而行。若出现皮支损伤会产生剧烈神经痛或痛觉过敏现象。

2．让患者采取俯卧位，检查者上抬其下肢，此时会出现大腿前面和腹股沟疼痛。病人蹲坐在两腿上会引起疼痛而必须伸直，膝腱反射消失，大腿前部内侧感觉障碍，可同时伴有水肿、青紫等。

拔罐疗法

1．多罐法

取穴：腰夹脊穴、四强穴、血海穴、三阴交穴，在以上穴位留罐15分钟，每日1次。

2．走罐法

沿督脉（大椎穴至腰阳关穴）、足太阳膀胱经1线的疼痛区域走罐，直至皮肤潮红或皮下有瘀痕，每周1次。

3．血罐法

找到患者的痛点，用三棱针点刺，加罐，5分钟后取罐，以棉球擦净血迹，每周1次。

拔罐治病

股神经痛的拔罐方法有多罐法、走罐法、血罐法等，患者在治疗时可选择任意一种。

拔罐取穴

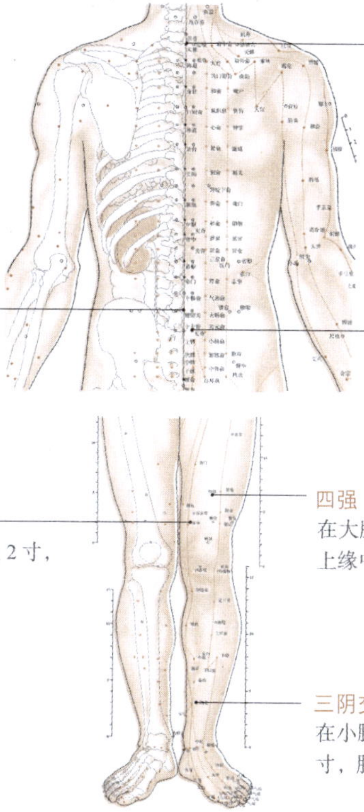

操作步骤

走罐法

患者将背部裸露，擦拭干净； → 沿患者大椎穴至腰阳关穴、足太阳膀胱经 1 线，在疼痛区域走罐； → 患者皮肤出现潮红或皮下有瘀痕时为达到效果； → 按照上述方法，每周拔罐 1 次。

血罐法

准备三棱针，进行消毒； → 找到患者的痛点，用三棱针点刺，加罐； → 5 分钟后取罐，用棉球将血迹擦净； → 按照上述方法，每周拔罐 1 次。

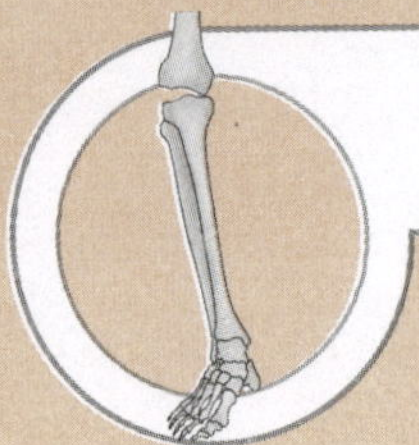

膝关节骨关节炎[1]的拔罐

本节名词
❶膝关节骨关节炎
❷游离体

现代医学认为，骨赘形成实际是一种自我修复的表现。早期表现为关节疼痛，主要是髌骨下疼痛，有摩擦感，上下楼梯或坐位起立时明显。关节肿胀积液可自然消退，又反复发作。随着病情的发展，可产生关节骨缘增大，出现内翻或外翻畸形，关节活动减少，疼痛加重。

Words terms
名词解释

❶ **膝关节骨关节炎**

主要发病人群为50岁以上的中老年人，所以又叫退行性骨关节病等。患者多表现为关节疼痛、肿胀、运动受限等。

❷ **游离体**

也称关节鼠，在膝或肘等关节内，某些压力骨骺的凸面可在外力反复作用下发生缺血性坏死、剥脱，在关节内游离，称为剥脱性骨软骨炎（关节游离体）。

诊断

1. 关节疼痛：轻度骨关节炎表现为膝关节酸胀或不适，随年龄增加，症状会逐渐加重，转变为慢性疼痛，活动后疼痛加剧，休息后疼痛减轻，疼痛从间歇性发展为持续性，可出现夜间疼痛加剧现象。

2. 关节活动受限：多数患者晨起时出现关节僵硬、运动不灵活现象，活动5～15分钟后，疼痛可减轻。

3. 关节肿胀或畸形：由于膝关节内出现关节积液、滑膜增生、骨质增生等，导致病变关节常出现肿胀现象，同时关节周围的肌腱、韧带等软组织挛缩，导致关节无力、异常，引起关节内翻或外翻畸形。

4. 肌肉萎缩和肌力下降：患者为减少疼痛，减少了病变关节的活动量，久而久之，就造成了患侧肢体肌肉萎缩和肌力下降的状态。

5. 检查结果：⑴关节屈伸时有摩擦感，部分患者出现关节绞锁和关节弹响。⑵关节内有数量不等的积液。⑶X线检查可见关节间隙狭窄和不对称，并有程度不同的骨质增生现象，个别患者关节内有**游离体**[2]存在。

拔罐方法

1. 多罐法

取穴：梁丘穴、血海穴、阳陵泉穴、阴陵泉穴、犊鼻穴、悬钟穴，在以上穴位留罐15分钟，每日1次。

配穴：血瘀加拔膈俞、三阴交；风寒加拔风市。

2. 血罐法

找到患者的痛点，然后用三棱针点刺，加罐，5分钟后取罐，以棉球擦净血迹，每周1次。

拔罐治病

膝关节骨关节炎的拔罐方法有多罐法、血罐法。其中，多罐法在应用时还要根据具体症状加拔一些特定穴位。

拔罐取穴

血海
屈膝，在大腿内侧，髌底内侧端上 2 寸，当股四头肌内侧头的隆起处

阴陵泉
在小腿内侧，当胫骨内侧髁后下方凹陷处

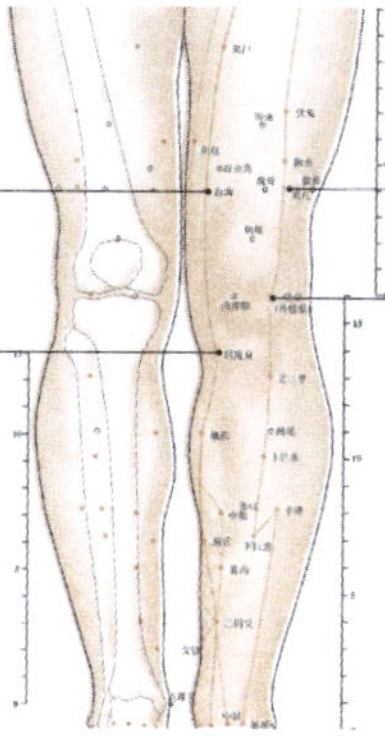

梁丘
屈膝，在大腿前面，当髂前上棘与髌底外侧端的连线上，髌底上 2 寸

犊鼻
屈膝，在膝部，髌骨与髌韧带外侧凹陷中

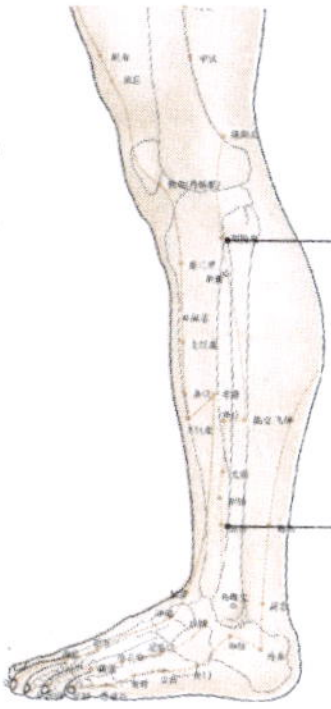

阳陵泉
在小腿外侧，当腓骨头前下方凹陷处

悬钟
在小腿外侧，当外踝尖上 3 寸，腓骨前缘

拔罐配穴

血瘀，加拔膈俞、三阴交。

膈俞
在背部，当第 7 胸椎棘突下，旁开 1.5 寸

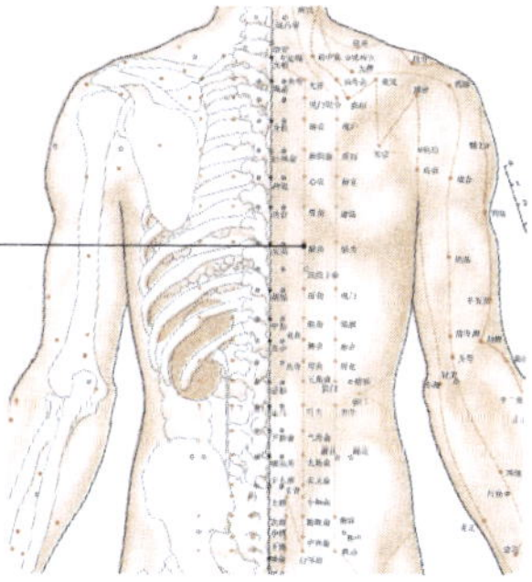

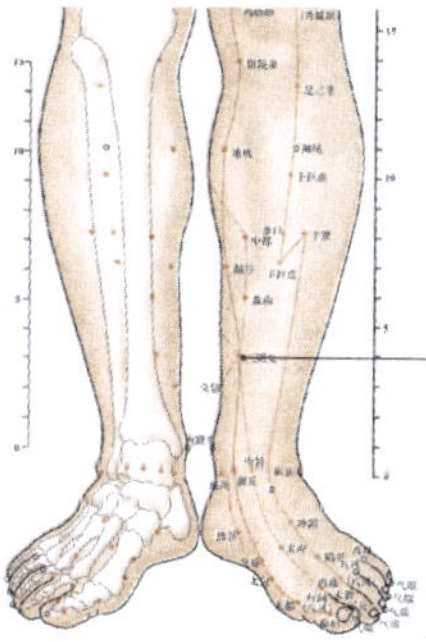

三阴交
在小腿内侧，当足内踝尖上 3 寸，胫骨内侧缘后方

操作步骤

血罐法

准备三棱针，进行消毒； → 找到患者的痛点，用三棱针点刺，加罐； → 5 分钟后取罐，用棉球将血迹擦净； → 按照上述方法，每周拔罐 1 次。

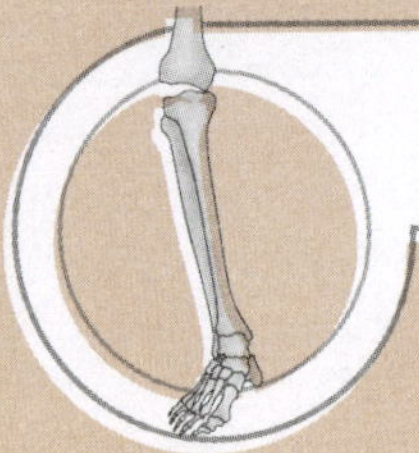

髌骨软化症的拔罐

本节名词
❶髌骨软化症

髌骨软化症[1]的治疗以保守治疗为主，尤其是早期，治疗的关键在于改善膝部的血液循环。拔罐疗法正是这样一种可改善局部血液循环的治疗方法。

Words terms
名词解释

❶ **髌骨软化症**

是髌骨软骨退行性改变而产生的膝关节疼痛，多发于女性、老年人和运动员，起病缓慢，有髌骨深层间歇性疼痛，当屈膝久坐、蹲位、跪位时疼痛加重，其中以上下楼梯时膝关节发软最为明显。

发病机理

研究认为，该病的发生与年龄、过度运动等因素相关，其机制大致如下：膝关节过度疲劳或反复的膝半蹲位扭伤，使膝关节周围肌力失衡，产生不协调的摩擦，使软骨面磨损，营养欠佳，进而产生退行性改变；发生病变的软骨表面缺乏光泽且弹性减弱，有时还形成裂纹或缺损，导致膝关节的慢性疼痛。

诊断

1. **自我表现**：髌骨软化症的患者多有外伤史或劳损史，主要表现为膝关节疼痛无力，半蹲位时疼痛加剧，休息后可缓解或消失，气候变化时常可使病情加重。

2. **体检表现**：关节腔可有积液；膝伸直时，下压髌骨并使其上下或内外移动，可出现压痛及粗糙声响，膝屈曲45度时更为明显；单腿半蹲试验阳性。

拔罐疗法

1. **留罐法**

取穴：梁丘、血海、阴陵泉、足三里、犊鼻、三阴交，在以上穴位留罐15分钟，每日1次。

配穴：肝肾亏虚加拔肝俞、肾俞、命门、关元俞、气海。

2. **血罐法**

找到患者的痛点，然后用三棱针点刺，放血后加罐，5分钟后取罐，以棉球擦净血迹，每周1次。

说明：在治疗过程中患者要避免半蹲位，膝关节的屈伸活动要缓慢进行。晚期患者一般采取手术治疗。

拔罐治病

髌骨软化症的患者，尤其是处于早期的患者，可通过拔罐来改善膝部的血液循环，从而达到治疗疾病的目的。

拔罐取穴

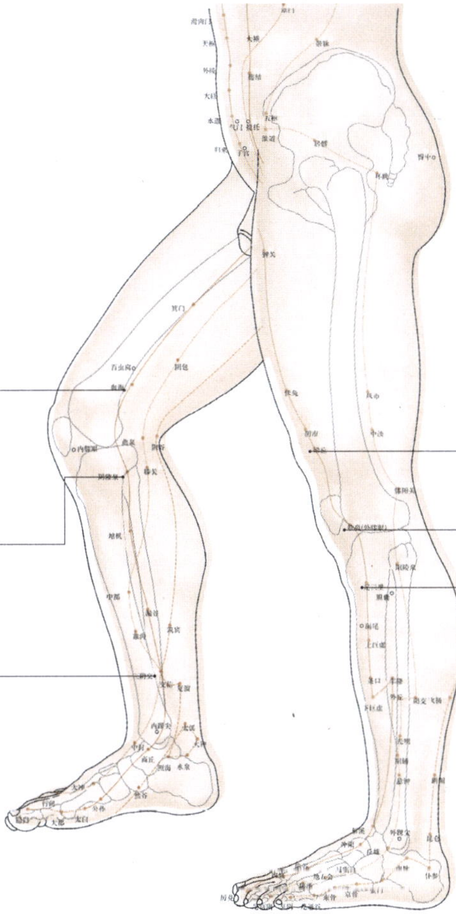

血海
屈膝，在大腿内侧，髌底内侧端上 2 寸，当股四头肌内侧头的隆起处

阴陵泉
在小腿内侧，当胫骨内侧髁后下方凹陷处

三阴交
在小腿内侧，当足内踝尖上 3 寸，胫骨内侧缘后方

梁丘
屈膝，在大腿前面，当髂前上棘与髌底外侧端的连线上，髌底上 2 寸

犊鼻
屈膝，在膝部，髌骨与髌韧带外侧凹陷中

足三里
在小腿前外侧，当犊鼻下 3 寸，距胫骨前缘一横指

操作步骤

留罐法

将要拔罐的穴位裸露出来，并擦拭干净； → 在要拔罐的穴位上分别拔罐； → 15 分钟后将罐取下； → 按照上述方法，每日拔罐 1 次。

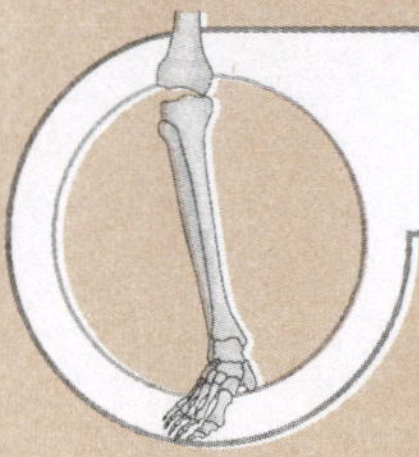

骨质疏松症的拔罐

本节名词
❶白芥子 ❷巴戟天

骨质疏松症是由骨组织显微结构受损导致的一种全身骨代谢障碍疾病，表现为骨矿物成分和骨基质等比例不断减少、骨小梁数量减少、骨质变薄、骨脆性增加和骨折危险度升高。

名词解释

❶ 白芥子

是温肺豁痰利气，散结通络止痛。用于关节麻木、疼痛，寒痰喘咳。

❷ 巴戟天

补肾阳，壮筋骨，祛风湿，适用于肾虚兼风湿痹症，腰膝疼痛等。

诊断

1．**疼痛**。原发性骨质疏松症最常见，占患者中的70%～80%，以腰背痛多见。疼痛沿脊柱向两侧扩散，坐位或仰卧时疼痛减轻，直立时后伸或久立、久坐时疼痛加剧，日间疼痛轻，夜间和清晨醒来时加重，肌肉运动、弯腰、咳嗽、大便用力时加重。一般骨质量丢失12%以上时即可出现骨痛。老年骨质疏松症时，椎体骨小梁萎缩、数量减少、椎体压缩变形、脊椎前屈，此时，腰肌为了纠正脊椎前屈，加倍收缩，使肌肉疲劳甚至痉挛，产生疼痛。

2．**身长缩短、驼背，多出现在疼痛后**。脊椎椎体前部几乎多为松质骨组成，而且负重很大，是身体的支柱，尤其第11、12胸椎及第3腰椎，负荷量更大，容易压缩变形，从而使脊椎前倾，背曲加剧，形成驼背。随着年龄增长，骨质疏松加重，驼背曲度加大，致使膝关节拘挛明显。每人有24节椎体，正常人每一椎体高度约2厘米左右，老年人骨质疏松时每椎体缩短2毫米左右，椎体压缩，身长平均缩短3～6厘米。

3．**呼吸功能下降**。胸椎、腰椎压缩性骨折后，脊椎后弯，胸廓畸形，可使肺活量和最大换气量显著减少，患者通常会伴随出现胸闷、气短、呼吸困难等症状。

4．**骨折**。这是退行性骨质疏松症最常见和最严重的并发症。

拔罐疗法

药罐法

取穴：足三里、肾俞、脾俞、膏肓、三阴交。

治法：采用药罐治疗。先在穴位上拔罐10～20分钟，取下罐后，2将药饼（**白芥子❶**、**巴戟天❷**、肉豆蔻等量，冰片少许，研末，用水调和成形）贴敷于穴位上，6～18小时后取下。隔日治疗1次，5次为1疗程，疗程间隔7天。

拔罐治病

骨质疏松症患者可通过拔罐，改善身体血液循环，从而增加骨骼营养，改善骨质疏松的症状。

拔罐取穴

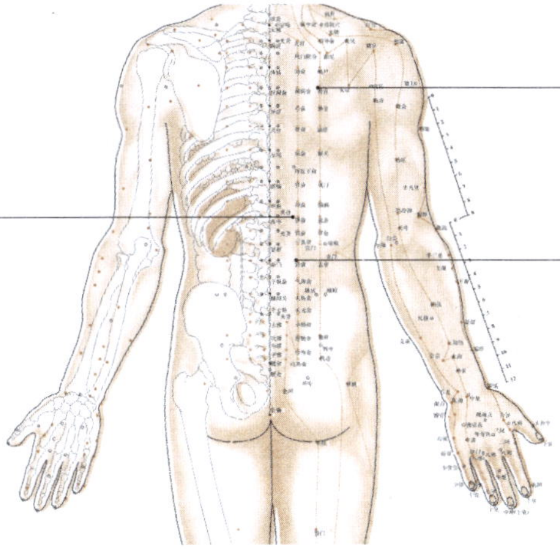

膏肓
在背部，当第 4 胸椎棘突下，旁开 3 寸

脾俞
在背部，当第 11 胸椎棘突下，旁开 1.5 寸

肾俞
在腰部，当第 2 腰椎棘突下，旁开 1.5 寸

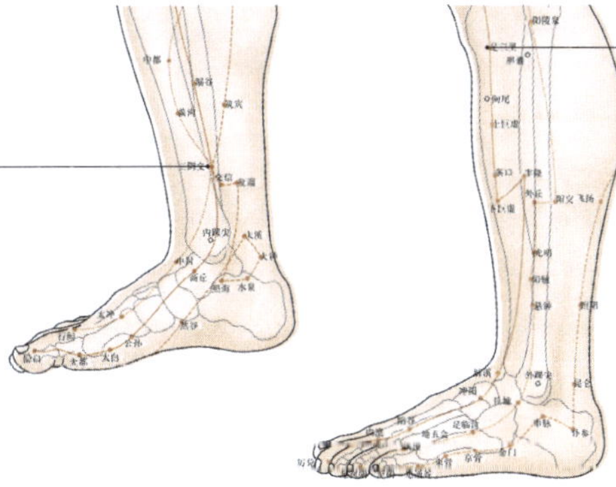

足三里
在小腿前外侧，当犊鼻下 3 寸，距胫骨前缘一横指

三阴交
在小腿内侧，当足内踝尖上 3 寸，胫骨内侧缘后方

操作步骤

白芥子、巴戟天、肉豆蔻等量，冰片少许，研末，用水调和成饼状；

→ 将要拔罐的穴位擦拭干净，拔罐；

→ 10 ~ 20 分钟后将罐取下，将药饼贴在穴位上，6 ~ 18 小时后取下；

→ 按照上述方法，2 日治疗 1 次。

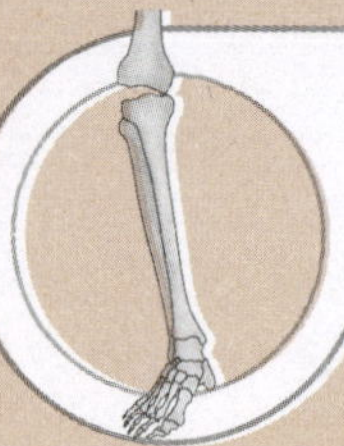

坐骨神经[1]痛的刮痧

本节名词

[1]坐骨神经

中医认为，肝主筋，肝血旺盛，筋就能得到濡养，就能维持强壮和韧性，关节和肌肉就可以运动灵活。当肝血不足时，血不养筋，就会出现筋力疲惫、肢体麻木、疼痛、屈伸不利、手足震颤等症状，此时通过刮痧可以起到养肝柔筋的效果。

Words & terms

名词解释

[1] 坐骨神经

是周围神经中最长的一根神经，从臀部一直延伸到脚，疼痛可以发生在这根神经的任何部位。IT人士、文秘、媒体编辑、久坐工作者等都是坐骨神经痛的高发人群。

取穴原理

1．刮拭臀部周围的大肠俞、腰俞、环跳穴，可缓解臀部肌肉紧张。

2．筋是支持、保护、约束骨关节和肌肉运动的器官，刮拭坐骨神经通路上的阳陵泉穴、悬钟穴、昆仑穴、殷门穴、委中穴、承山穴，可起到养肝柔筋、缓解疼痛的效果。

刮痧取穴

1．腰背部穴位：大肠俞、腰俞、环跳穴。

2．下肢的穴位：阳陵泉穴、悬钟穴、昆仑穴、殷门穴、委中穴、承山穴。

刮痧方法

1．腰俞：用刮痧板的下缘接触皮肤，向刮拭方向倾斜45°，用长刮法刮拭。

2．殷门穴至承山穴：方法同上，用长刮法刮拭。

3．环跳穴：方法同上，用长刮法从上向下刮拭。

4．阳陵泉穴：方法同上，用长刮法从上向下刮拭。

5．悬钟穴：方法同上，用长刮法从上向下刮拭。

6．昆仑穴：方法同上，用长刮法从上向下刮拭。

7．委中穴：用刮痧板的一角，用力向下按压委中穴，逐渐加力，停留数秒后迅速抬起，直到有麻胀感为止。

刮痧疗法的不适用人群

1．精神病、水肿病、心力衰竭、活动性肺结核等病症患者。

2．患急性骨关节软组织损伤者及关节肿胀或重水肿者。

3．皮肤溃烂者、严重过敏者、传染性皮肤病者以及皮肤肿瘤患者。

刮痧治病

坐骨神经痛的出现是由于肝血不足，血不养筋，刮痧就是要达到养肝柔筋，从而治疗疾病的目的。

刮痧取穴

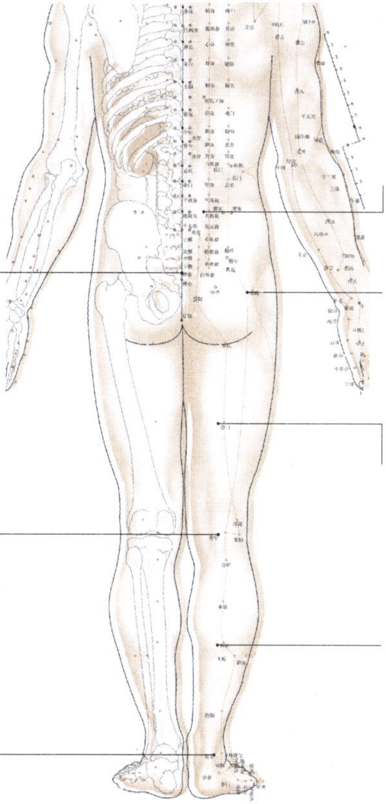

操作步骤

患者俯卧，腰背部皮肤裸露；→ 刮痧板向下倾斜45度，由上向下刮拭大肠俞、腰俞、环跳；→ 患者改为侧卧位；→ 刮痧板向下倾斜45度，由上向下刮拭阳陵泉至悬钟部位；→ 患者再改为俯卧，下肢肌肉裸露；→ 刮痧板向下倾斜45度，由上向下刮拭殷门至昆仑部位。

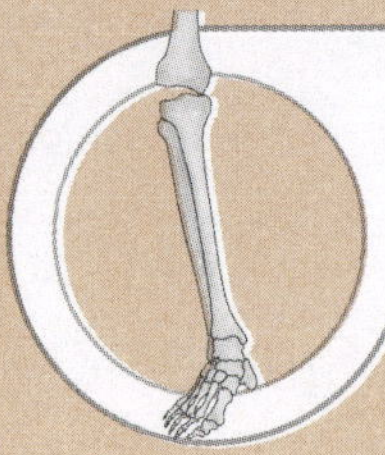

风湿性关节炎的刮痧

本节名词
❶大椎穴
❷血海穴

中医认为，肾藏精，精生髓，髓养骨。肾精旺盛，骨髓就会得到濡养，骨骼就会强壮；肾精不旺，骨髓就会空虚，骨骼就会空虚脆弱，加速老化，容易患骨关节疾病。刮痧的目的就是强壮骨骼和筋肉。

取穴原理

1．刮拭腰背部的穴位，可促进肾精旺盛，使骨髓得以濡养，进而达到强健骨骼的目的。

2．刮拭下肢的穴位，可起到疏通经络、祛湿的功效，增强筋、肉的稳定性，从而更好地保护关节。

刮痧取穴

1．背部穴位：**大椎穴**❶、腰俞。

2．下肢的穴位：阴陵泉穴、三阴交穴、阳陵泉穴、悬钟穴、委中穴、飞扬穴、委阳穴、**血海穴**❷、解溪穴、足三里穴。

刮痧方法

1．椎穴至腰俞：刮痧板下缘1/3接触皮肤，向刮试方向倾斜45°，用长刮法从上向下刮试。

2．阴陵泉穴至三阴交穴：方法同上，用长刮法从上向下刮拭。

3．阳陵泉穴至悬钟穴：方法同上，用长刮法从上向下刮拭。

4．委中穴至飞扬穴：方法同上，用长刮法从上向下刮拭。

5．委阳穴、血海穴、解溪穴、足三里穴：选择刮痧板的一角，用点按法刮拭。

特别提醒

1．保证合理饮食，摄取足量均衡的营养，多吃瘦肉、鱼、鸡蛋、豆制品以及新鲜蔬菜和水果，提高身体免疫力。

2．养成健康的生活习惯，避免淋雨，出汗后要及时换洗汗湿的衣服，不要立即用凉水冲洗，也不要立即吹电风扇。

名词解释

❶ **大椎穴**

取定穴位时正坐低头，该穴位于人体的颈部下端，第七颈椎棘突下凹陷处。若突起骨不太明显，让患者活动颈部，不动的骨节为第一胸椎，约与肩平齐。

❷ **血海穴**

是人体穴位之一，位于膝盖上方。对其按摩或针灸可治疗痛经、荨麻疹、产妇酸痛等症，女士午饭前按摩还可帮助祛除面部雀斑。在大腿内侧，髌底内侧端上2寸，当股四头肌内侧头的隆起处。

刮痧治病

风湿性关节炎的刮痧主要刮拭背部、腿的前侧、腿的后侧、腿的侧面，有长刮法和点按法。

刮痧取穴

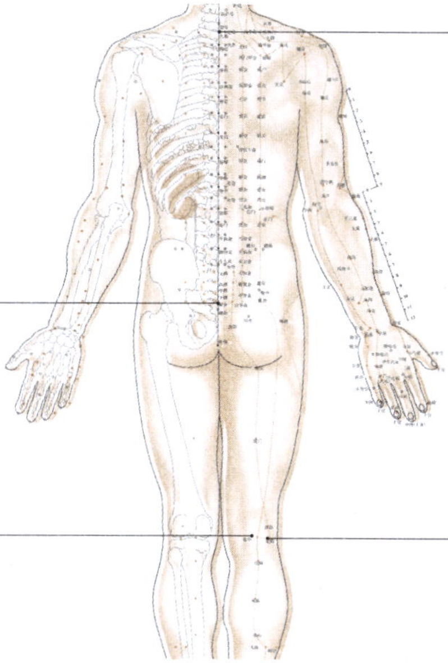

大椎
在后正中线上，第7颈椎棘突下凹陷中

腰俞
在骶部，当后正中线上，适对骶管裂孔

委中
在腘横纹中点，当股二头肌腱与半腱肌肌腱的中间

委阳
在腘横纹外侧端，当股二头肌腱的内侧

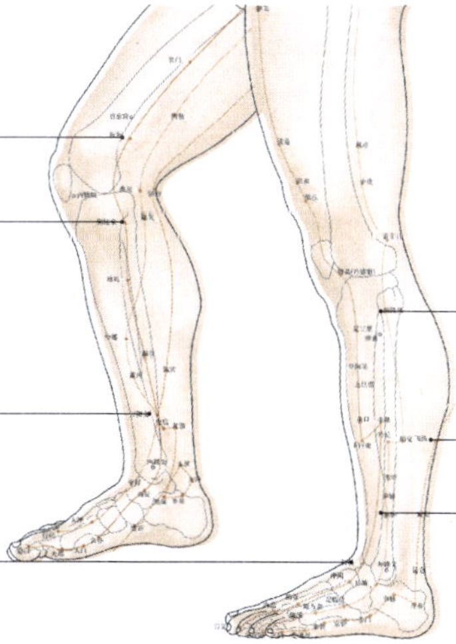

血海
屈膝，在大腿内侧，髌底内侧端上2寸，当股四头肌内侧头的隆起处

阴陵泉
在小腿内侧，当胫骨内侧髁后下方凹陷处

阳陵泉
在小腿外侧，当腓骨头前下方凹陷处

三阴交
在小腿内侧，当足内踝尖上3寸，胫骨内侧缘后方

飞扬
在小腿后面，当外踝后，昆仑直上7寸，承山外下方1寸处

解溪
在足背与小腿交界处的横纹中央凹陷中，当拇长伸肌腱与趾长伸肌腱之间

悬钟
在小腿外侧，当外踝尖上3寸，腓骨前缘

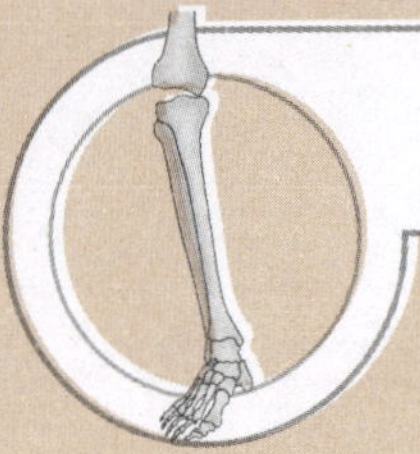

膝关节痛的刮痧

本节名词

❶三焦

膝关节痛常见于风湿性和类风湿性关节炎、膝关节韧带损伤、膝关节半月板损伤、膝关节骨质增生、膝关节周围纤维组织发炎等病症，可通过刮痧来治疗。

Words & terms
名词解释

❶ 三焦

是中医藏象学说中一个特有的名词，是上焦、中焦和下焦的合称，即将躯干划分为3个部位，横膈以上为上焦，包括心、肺；横膈以下至脐为中焦，包括脾、胃；脐以下为下焦，包括肝、肾、大肠、小肠、膀胱。

取穴原理

1．犊鼻和鹤顶是治疗膝关节疼痛的两个奇效穴，还有一些穴位均位于膝关节处，疏通这些经穴可祛风散寒、活血通络、治疗膝关节痛。如阴陵泉穴具有清热化湿、通利三焦[1]的作用；而阳陵泉主筋，有健骨强筋、祛风除湿的功效。

2．刮拭身体各部位对应膝关节的全息穴区，可以间接调节膝关节，从而可改善膝关节处病症，促进膝关节的健康。

刮痧取穴

1．膝关节周围穴位：梁丘穴、膝阳关穴、阳陵泉穴、鹤顶穴、犊鼻穴、足三里穴、血海穴。

2．身体的全息区域：顶颞后斜带、顶颞前斜带、手部的腿区。

刮痧方法

1．犊鼻穴：用点按法点按双膝膝眼穴。

2．鹤顶穴：用面刮法从鹤顶穴上方向膝下方滑动刮拭。

3．梁丘穴：用面刮法从上向下刮拭。

4．足三里穴：用面刮法从上向下刮拭。

5．膝阳穴和阳陵泉穴：用面刮法从上向下刮拭。

6．阴陵泉穴：用面刮法从上向下刮拭。

7．顶颞斜带：用厉刮法刮拭头部两侧顶颞前、后斜带上1/3，寻找疼痛，并对敏感点重点刮试。

特别提醒

组织损伤性膝关节痛在24小时内不宜进行关节部位的刮痧。膝关节韧带损伤严重或关节肿胀，内有积液者，可刮拭远端经穴或膝关节的全息穴位。

刮痧治病

膝关节疼痛时，除了要刮拭相应的穴位外，还要刮拭身体的反射区，其具体方法有厉刮法、面刮法、点按法。

刮痧取穴

下肢穴位

血海
屈膝，在大腿内侧，膑底内侧端上2寸，当股四头肌内侧头的隆起处

阴陵泉
在小腿内侧，当胫骨内侧髁后下方凹陷处

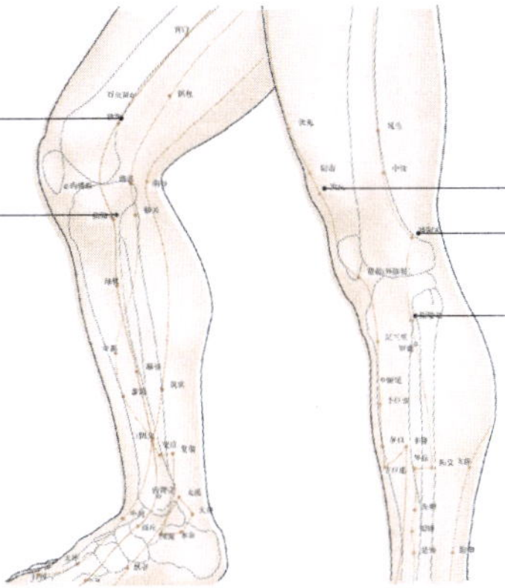

梁丘
屈膝，在大腿前面，当髂前上棘与膑底外侧端的连线上，膑底上2寸

膝阳关
在膝外侧，当阳陵泉上3寸，股骨外上髁上方的凹陷处

阳陵泉
在小腿外侧，当腓骨头前下方凹陷处

犊鼻
屈膝，在膝部，髌骨与膑韧带外侧凹陷中

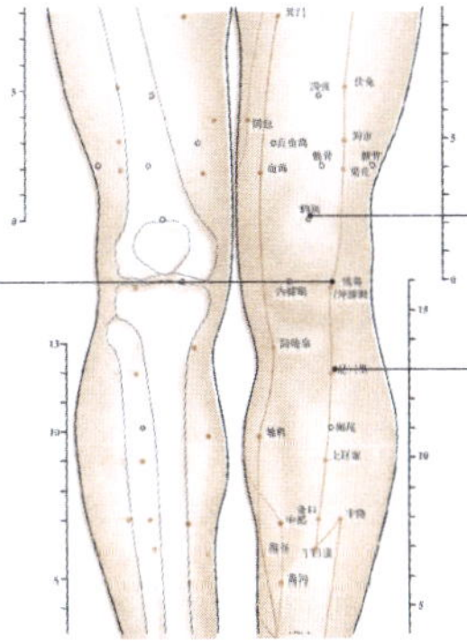

鹤顶
在膝上部，膑底的中点上方凹陷处

足三里
在小腿前外侧，当犊鼻下3寸，距胫骨前缘一横指（中指）

操作步骤

患者侧卧，裸露下肢膝盖；→ 用面刮法从上向下刮拭膝阳关、阳陵泉；→ 患者改仰卧位，裸露下肢；→ 用面刮法从上向下刮拭鹤顶、梁丘、足三里、阴陵泉，然后用点按法按揉犊鼻。

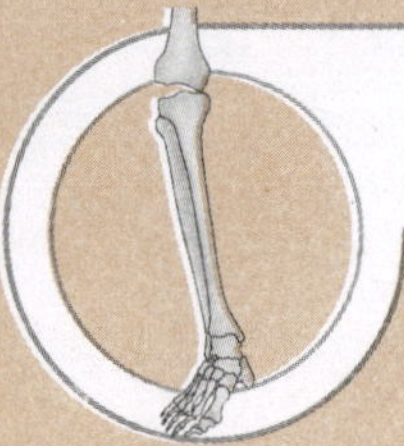

小腿痉挛的刮痧

本节名词

❶液门穴 ❷荥穴

小腿痉挛俗称小腿抽筋，医学上称为腓肠肌痉挛，当腓肠肌痉挛时，小腿局部会剧烈疼痛，影响活动。中医认为，此病的发生与体内气血不足有关，所以，可通过刮痧的方法来促进体内血液循环，进而减少腓肠肌痉挛的发生。

Words terms

名词解释

❶ 液门穴

该穴位于人体的手背部，当第 4、5 指间，指蹼缘后方赤白肉际处。

❷ 荥穴

经气流行的部位，多位于掌指或跖趾关节之前方，五输穴之一。

取穴原理

1．人中（水沟）穴主治中风、昏迷、昏厥、抽搐、急性腰扭伤等病症，点按此穴可快速缓解腓肠肌痉挛。

2．委中穴是膀胱经的合穴，有祛风利湿的功效，可畅通膀胱经；委阳穴是膀胱经的重要穴位；阴谷穴是肾经的合穴。拍打以上三个穴位，可疏经活血，具有预防和治疗腓肠肌痉挛的效果。

3．**液门穴**[1]是三焦经的**荥穴**[2]，水气出入的门户，有通调水气的功效。承筋穴和承山穴是最靠近腓肠肌的两个穴位，可舒筋活血，主治小腿痉挛。刮拭阳陵泉至悬钟、阴陵泉至三阴交均可通调水湿、通筋活络。

刮痧取穴

1．面部的穴位：人中（水沟）穴。

2．上肢的穴位：液门穴。

3．下肢的穴位：阳陵泉穴、悬钟穴、委阳穴、承筋穴、承山穴、阴谷穴、委中穴、阴陵泉穴、三阴交穴。

刮痧方法

1．人中穴：用重力以点按法连续点按。

2．膝窝：在膝窝处涂上刮痧油，用拍打法刮拭。

3．液门穴：用垂直点按法按揉。

4．承筋穴至承山穴：用面刮法自上而下刮拭。

5．阳陵泉穴至悬钟穴：用面刮法自上而下刮拭。

6．阴陵泉穴至三阴交穴：用面刮法自上而下刮拭。

特别提醒

经常出现小腿痉挛者，要注意下肢的保暖和补钙。

刮痧治病

对于小腿痉挛，除了刮拭下肢穴位，还需刮拭面部的人中、手部的液门，具体的刮拭方法有面刮法、点按法。

刮痧取穴

下肢穴位

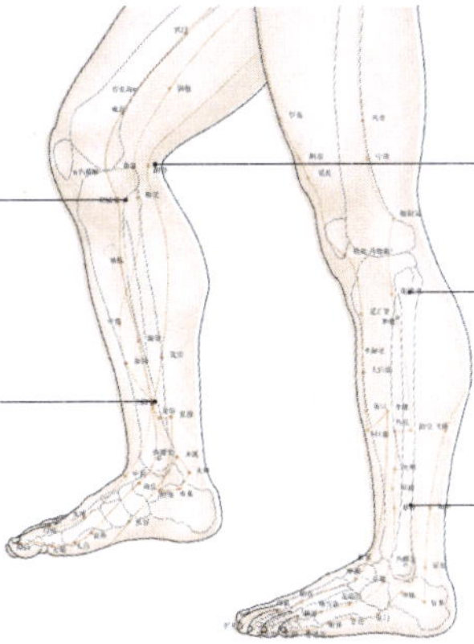

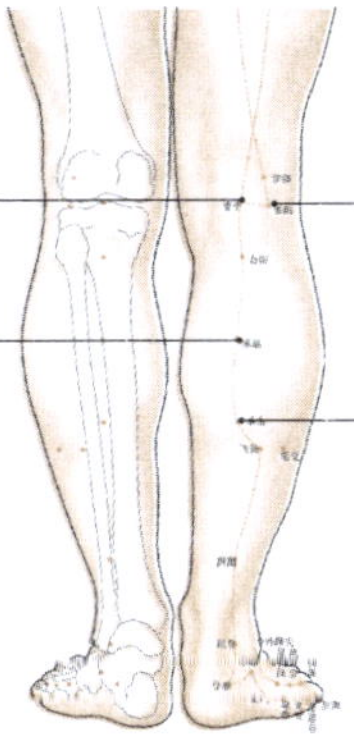

操作步骤

患者俯卧，用面刮法从上到下刮拭阳陵泉至悬钟，然后用面刮法从上到下刮拭委阳、委中；

→

患者仰卧，用面刮法从上到下刮拭阴陵泉至三阴交；

→

患者改侧卧位，下肢伸直，膝盖处错开，用面刮法从上到下刮拭阴谷。

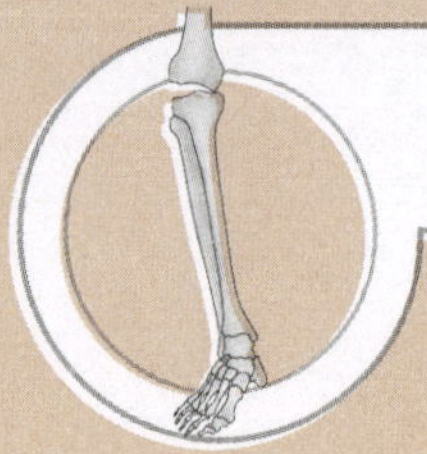

足跟痛的刮痧

本节名词
❶跟腱炎 ❷大陵穴

足支撑着我们全身的重力，而足跟更是整个足部的重要受力点。如果足长期浮肿而又得不到很好的保养，足跟部的软组织就可能会出现损伤，如滑囊炎、跟腱炎[1]，或足跟的某些骨头长出小骨刺，这些都会引起足跟的疼痛，而刮痧对治疗这类疾病有很好的疗效。

取穴原理

1．取大陵穴[2]与患侧足跟部的太溪、水泉、照海穴，足底涌泉穴相配合，既可疏通局部经脉气血，治疗足跟部疼痛，又可调节阳气，益肾补虚。

2．刮拭头部额顶带后1／3可以激发肾气，刮拭头部及第二掌骨桡侧足部的全息穴区可以间接改善足部气血循环。

刮痧取穴

1．上肢的相关穴位：大陵穴。

2．下肢的相关穴位：水泉穴、太溪穴、照海穴、跗阳穴、申脉穴、委中穴、承山穴、涌泉穴。

3．身体的全息区域：顶颞后斜带、顶颞前斜带、额顶带、手部的足区。

刮痧方法

1．大陵穴：以面刮法刮拭患侧上肢大陵穴。

2．委中穴至承山穴：以面刮法刮拭。

3．跗阳穴至申脉穴：以面刮法刮拭。

4．太溪穴：用平面按揉法刮拭患侧。

5．水泉穴：用平面按揉法刮拭患侧。

6．照海穴：用平面按揉法刮拭患侧。

7．涌泉穴：用面刮法刮拭患侧足底的涌泉穴。

8．额顶带：以厉刮法刮拭头部额顶带后1/3。

9．顶颞斜带：以厉刮法刮拭头部两侧顶颞前、后斜带上1/3。

10．手部的足区：用垂直按揉法按揉第二掌骨桡侧的足区。

Words & terms

名词解释

❶ 跟腱炎

跟腱及周围的腱膜在行走、跑跳等剧烈运动时遭受劳损，发生部分纤维撕裂、充血、水肿、纤维变性，甚至钙化等，以局部疼痛，足跟不能着地，踝关节背伸疼痛加重等为主要表现的无菌炎症性疾病。

❷ 大陵穴

在腕掌横纹的中点处，当掌长肌腱与桡侧腕屈肌腱之间。

刮痧治病

对于足跟痛的治疗，除了刮拭上肢、下肢相关穴位外，还要刮拭头部和手部的身体反射区。

刮痧取穴

下肢穴位

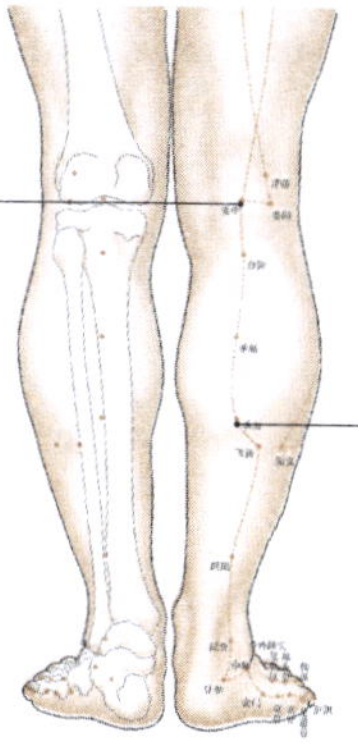

委中
在腘横纹中点，当股二头肌腱与半腱肌肌腱的中间

承山
在小腿后面正中，委中与昆仑之间，当伸直小腿或足跟上提时腓肠肌肌腹下出现尖角凹陷处

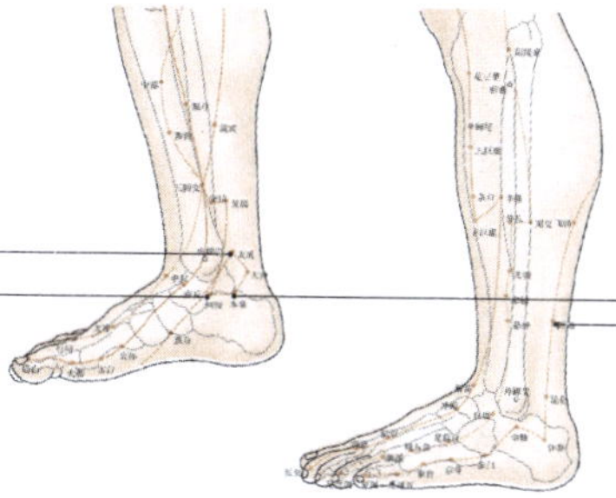

太溪
在足内侧，内踝后方，当内踝尖与跟腱之间的凹陷处

照海
在足内侧，内踝尖下方凹陷处

水泉
在足内侧，内踝后下方，当太溪直下1寸（指寸），跟骨结节的内侧凹陷处

跗阳
在小腿后面，外踝后，昆仑直上3寸

操作步骤

坐位或站立位，以面刮法从上到下刮拭大陵；

患者侧卧，两腿分开，裸露双脚和踝关节；

以面刮法从上到下刮拭水泉、太溪、照海、涌泉四个穴位，再以面刮法从上到下刮拭跗阳至申脉；

患者改坐位，以厉刮法刮拭头部额顶带后1/3，再以厉刮法刮拭头部两侧顶颞前、后斜带上1/3；

患者仍保持坐位，用垂直按揉法按揉第二掌骨桡侧的足区。

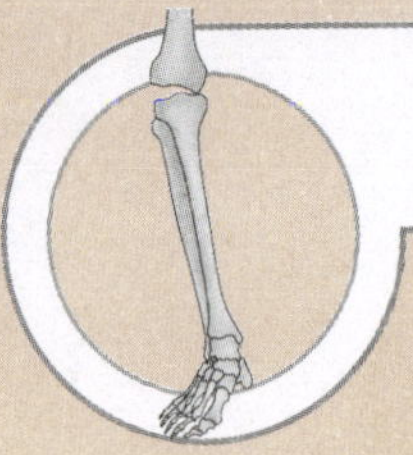

预防膝关节肌肉萎缩的运动

本节名词

❶肌肉萎缩

膝关节是人体下肢最重要的关节，疼痛时常给患者的生活带来极大的不便，甚至造成下肢肌肉萎缩[1]。为预防下肢肌肉萎缩的发生，我们可以经常做下列运动。

Words & terms

名词解释

❶ 肌肉萎缩

是指横纹肌营养障碍，肌肉纤维变细甚至消失等导致的肌肉体积缩小，脊髓疾病常导致肌肉营养不良而发生肌肉萎缩。肌肉萎缩患者除请医生治疗外，自我调治十分重要。

下蹲运动

人体在下蹲和起立的过程中，下肢肌肉可以得到很好的锻炼。方法是：患者手扶家具、墙壁等，双膝缓慢做下蹲运动，直达双膝屈曲的极限位，然后再慢慢起立，直至双膝完全伸直，反复进行。每日2～3次。需要注意的是，患者在下蹲的过程中，如出现明显的膝关节疼痛感，应立即停止，防止对膝关节造成进一步损伤。

被动运动

除了上述几种可以自己操作的主动运动外，自己运动有困难者，还可通过他人帮忙进行被动运动。方法是：患者平卧在床上，治疗师一手扶住患者的膝关节，另一只手握住患者的踝关节，用力伸屈膝关节，反复进行。刚开始治疗时，被动活动的膝关节可能会出现疼痛不适，但经过一段时间的训练后，膝关节的功能会逐渐改善，疼痛也会逐渐缓解。

抗阻力运动

坐在床边或椅子上，大腿位于床面或椅子面，小腿伸出床沿或椅子面。让患侧腿的膝关节伸直，使大腿和小腿保持在一条直线上，然后放松肌肉，让小腿在重力的作用下使膝关节逐渐屈曲至90°，使小腿与地面基本垂直。然后再通过大腿肌肉的收缩带动膝关节和小腿再次伸直，达到锻炼下肢肌肉的目的。为了强化抗阻力运动的效果，可在上述运动的基础上，在患侧肢体上捆绑2～4千克的沙袋或重物，再令患侧下肢“负重”做伸直抗阻力运动。还可将健侧肢体放在患侧肢体上，以增加肌肉收缩的阻力，再进行屈伸膝关节运动。

治疗膝关节肌肉萎缩的运动方法

治疗膝关节肌肉萎缩的运动方法有主动运动和被动运动两种，主动运动适用于自己行动方便者，被动运动适用于自己运动有困难者。

下蹲运动

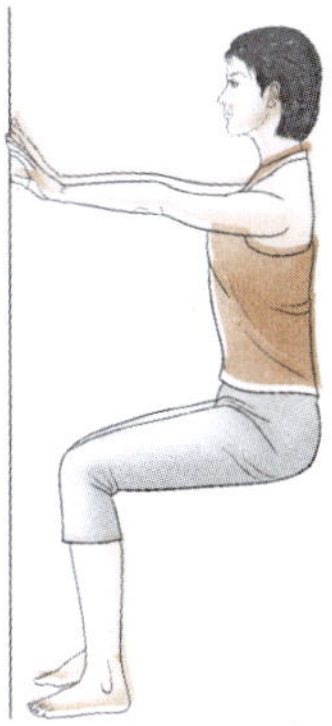

手扶墙壁，两脚分开，与肩同宽，双膝缓慢下蹲，直到双膝屈曲到极限位，再慢慢起立，直至双膝完全伸直，反复进行。

被动运动

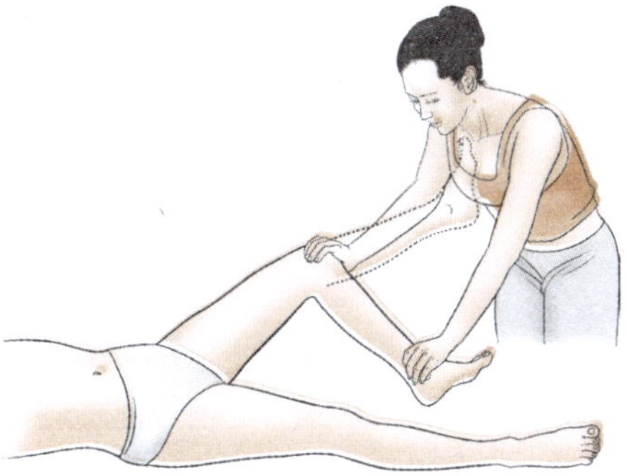

患者仰卧，治疗者一手扶住患者的膝关节，另一只手握住患者的踝关节，用力伸屈膝关节，反复进行。

抗阻力运动

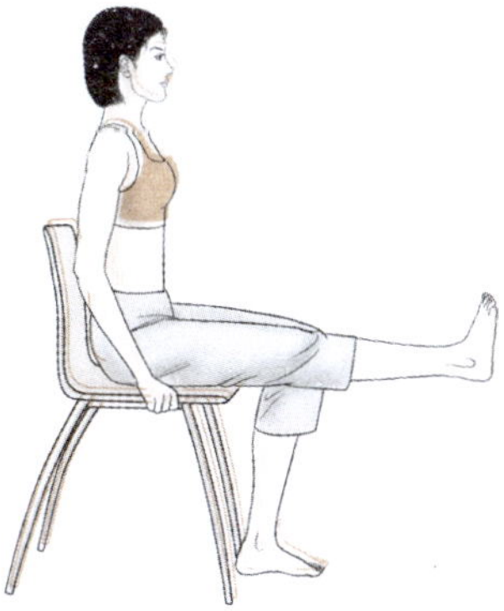

坐在椅子上，让患侧腿的膝关节伸直，使大腿和小腿保持在一条直线上，也可在患侧肢体上捆绑 2 ~ 4 千克的沙袋或重物以增强效果。

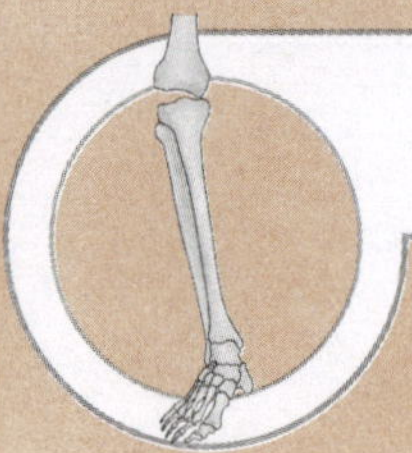

缓和膝盖疼痛的运动

本节名词

❶股四头肌 ❷腿后腱肌 ❸小腿三头肌

膝盖的活动与股四头肌[1]、腿后腱肌[2]、小腿三头肌[3]的三块肌肉有关。所以，对于膝盖的疼痛，要从强化股四头肌（大腿前面的肌肉）和小腿肚的肌肉（小腿三头肌）着手。

仰卧抬腿运动

患者仰卧，伸直双腿。将疼痛侧的腿慢慢抬高至20度～30度（注意，当腿抬高超过30度时，就不再是股四头肌的运动，而变成腹肌的运动了），保持此姿势5秒，然后慢慢放下。注意，不要一下子就放下腿，当腿脚碰到地板时再放松力量。这是锻炼股四头肌的运动，运动量较大，适合肌力稍强的人。

负重抬腿运动

坐在椅子上，在脚踝绑上1kg左右的重物（如重锤袋，或穿着滑冰鞋）。然后慢慢将脚伸直，静止5秒后，再慢慢放下脚。当能轻松进行这项运动20次左右后，就每次再增加0.5千克的重物。女性以增加到3千克、男性4千克左右为佳。这种使腿在阻力的情况进行的运动，可使腿部肌肉逐渐发达。

踝关节上下翻运动

通过踝关节上下翻，可强化小腿肚的肌肉。其方法是：坐在椅子上，将脚抬起，足底与地面平行，然后将脚尖尽量向上抬起，此时，小腿肚处于绷紧状态，维持5～10秒，再改为脚尖尽量向下绷紧，也坚持5～10秒。双下肢交替进行，每日3～5次。

踮脚尖运动

手轻轻扶在桌沿上，使身体保持平衡，然后慢慢踮起脚尖。保持此姿势3秒，再慢慢放下脚跟，每日进行10～20次。长期坚持做此项运动，会使小腿肚变硬，可在泡澡时加以按摩来消除疲劳。

名词解释

❶ 股四头肌

是膝盖进行伸直动作时的粗大肌肉，当膝盖疼痛使膝盖活动受限时，股四头肌就会变得瘦细。

❷ 腿后腱肌

是弯曲膝盖的肌肉，具有强大的肌力。

❸ 小腿三头肌

是仅次于股四头肌容易衰弱的小腿肚的肌肉。

膝关节疼痛的运动方法

膝关节疼痛时，可通过下列运动来治疗，包括仰卧抬腿运动、负重抬腿运动、踝关节上下翻运动、踮脚尖运动等。

仰卧抬腿运动

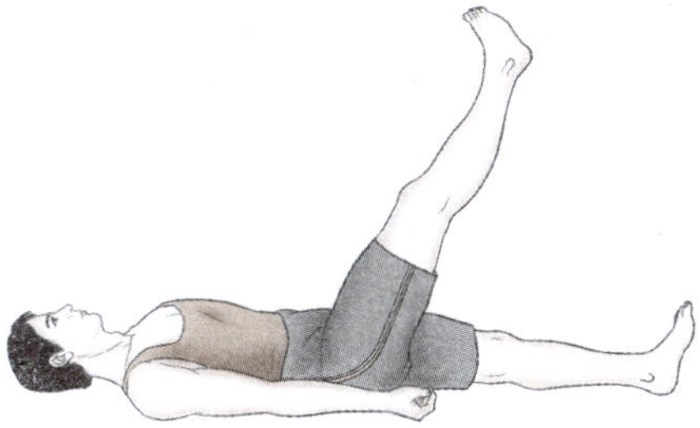

仰卧，双腿伸直，将疼痛侧的腿慢慢抬高至 20 度 ~ 30 度，保持此姿势 5 秒，然后慢慢放下。

负重抬腿运动

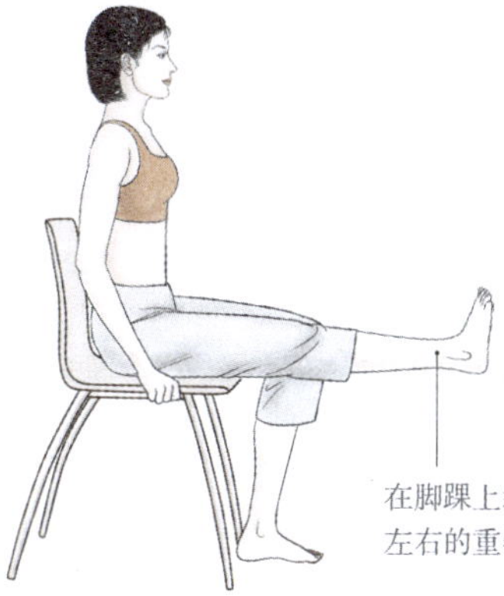

坐在椅子上，在脚踝绑上 1 千克左右的重物，然后慢慢将腿伸直，静止 5 秒后，再慢慢放下脚。

踝关节上下翻运动

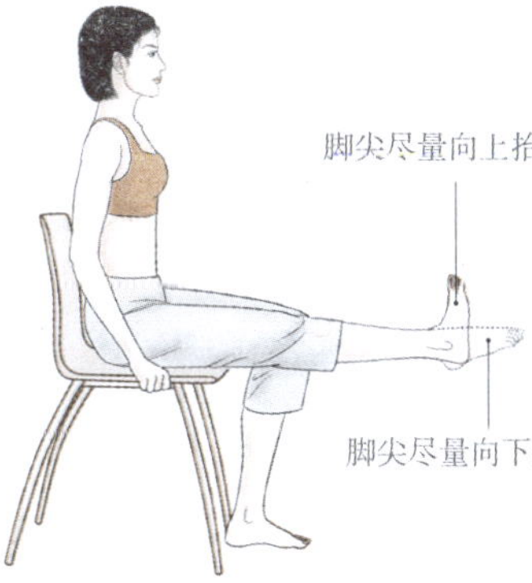

坐在椅子上，将脚抬起，足底与地面平行，然后将脚尖尽量向上抬起，维持 5 ~ 10 秒，再改为脚尖尽量向下绷紧。双下肢交替进行。

踮脚尖运动

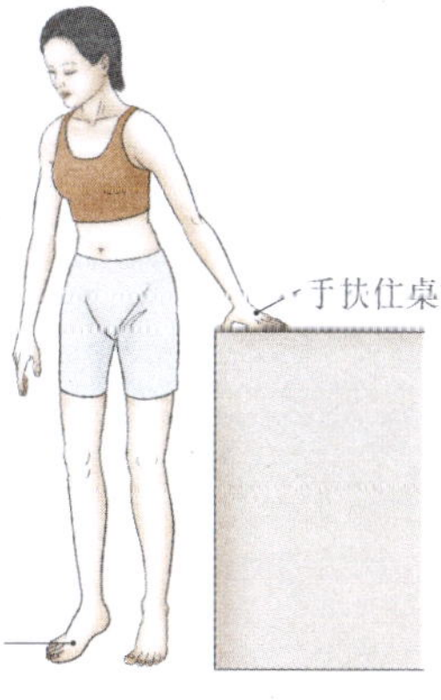

手轻轻扶在桌沿上，使身体保持平衡，然后慢慢踮起脚尖。保持此姿势 3 秒，再慢慢放下脚跟。

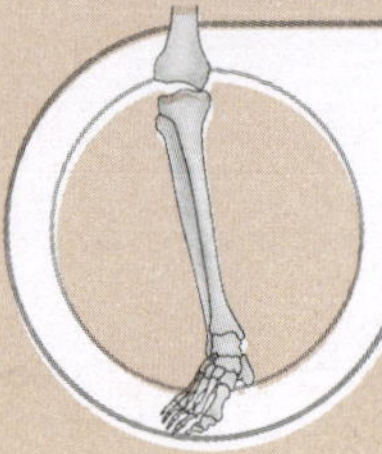

治疗类风湿性关节炎[1]的运动

本节名词
❶类风湿性关节炎

类风湿关节炎是一种全身性的慢性结缔组织疾病，常造成患者关节疼痛、畸形等后果。类风湿关节炎可通过下列运动疗法进行治疗和缓解。

Words & terms
名词解释

❶ 类风湿性关节炎

是一种以关节滑膜炎为特征的慢性全身性自身免疫性疾病。滑膜炎反复发作，可导致关节内软骨和骨的破坏，关节功能障碍，甚至残废。血管炎病变累及全身各个器官，故本病又称为类风湿病。

弯腰运动

步骤一：患者站立，两脚分开与肩同宽，双臂上举，头上抬，双目仰视，慢慢弯腰，双手触摸双足，坚持1～2秒后恢复原位。每日2～3次，每次10～20次。

步骤二：患者站立，双手叉腰，双脚分开与肩同宽，向后做弯腰运动，头颈部后倾至极限位后停留1～2秒，恢复原位。每日2～3次，每次10～15次。

趾踝运动

坐在椅子上，双下肢伸直，做踝关节旋转运动，先顺时针旋转10～15圈，再逆时针旋转10～15圈。双踝关节交替进行，每日2～3次。

膝髋运动

步骤一：患者呈盘腿打坐的姿势，双足置于对侧小腿下，双手置于两侧膝关节上，逐渐用力压膝关节，使膝关节尽量贴近床面，以达到使髋关节外旋的目的，坚持1～5秒后放松，使膝关节离开床面。每日2～3次，每次10～20次。

步骤二：患者仰卧，将一侧下肢抬起，使大腿与床面垂直，在此位置上屈曲膝关节，使小腿与床面平行，坚持2～3秒后，伸直膝关节，并放平该下肢，双下肢交替进行。每日2～3次，每次各10～15次。

步骤三：患者俯卧，屈曲一侧膝关节成90°，即小腿与床面垂直，坚持3～5秒后，伸直膝关节，恢复原位，双下肢交替进行，也可双下肢同时进行。每日2～3次，每次10～15次。

步骤四：患者站立位，双手叉腰，双足站立与肩同宽，提大腿同时屈膝90°，小腿与地面垂直，坚持2～3秒后将小腿向前方踢出，伸直膝关节，再坚持2～3秒后恢复原位，双下肢交替进行，每日10～15次。

治疗类风湿性关节炎的运动方法

类风湿性关节炎可通过运动治疗，方法有向前、向后做弯腰运动，膝髋运动，趾踝运动等。

向前做弯腰运动

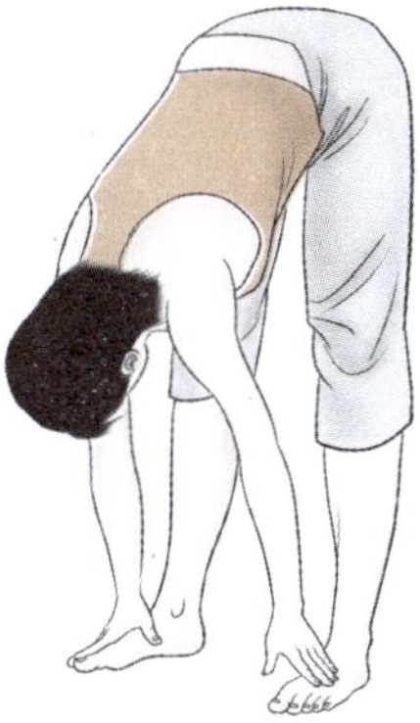

两脚分开，与肩同宽，双臂上举，头上抬，双目仰视，慢慢弯腰，双手触摸双足，坚持 1 ~ 2 秒后恢复原位。

向后做弯腰运动

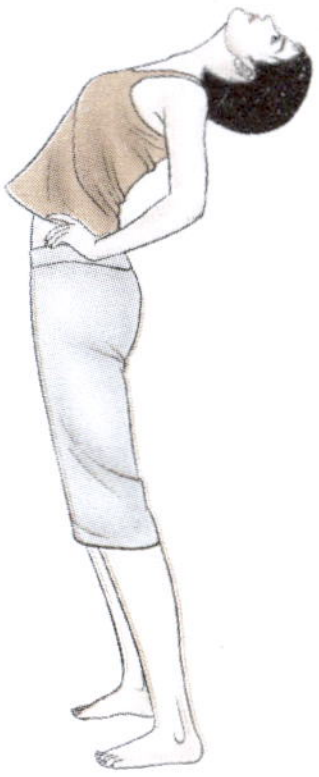

站立，双手叉腰，双脚分开与肩同宽，向后做弯腰运动，头颈部后倾至极限位后停留 1 ~ 2 秒，恢复原位。

膝髋运动

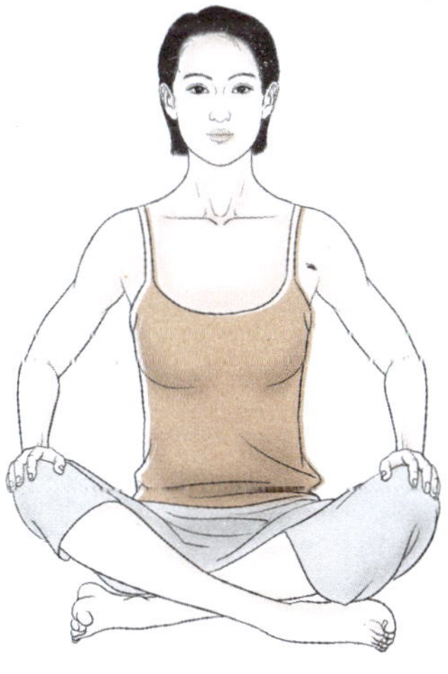

呈盘腿打坐的姿势，双足置于对侧小腿下，双手置于两侧膝关节上，逐渐用力压膝关节，使其尽量贴近床面，坚持 1 ~ 5 秒后放松。

趾踝运动

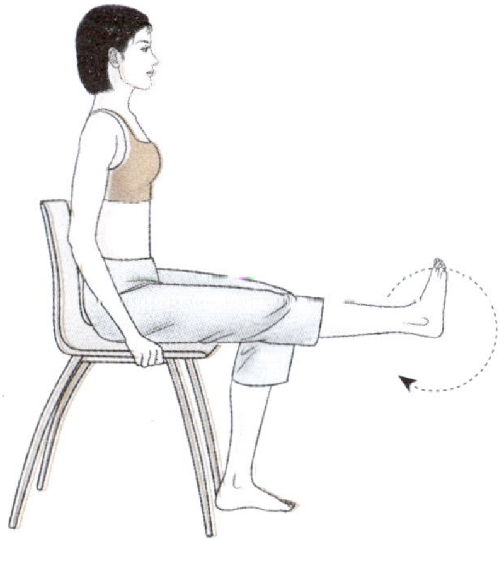

坐在椅子上，双下肢伸直，做踝关节旋转运动，先顺时针旋转 10 ~ 15 圈，再逆时针旋转 10 ~ 15 圈，反复进行。双踝关节交替进行，每日 2 ~ 3 次。

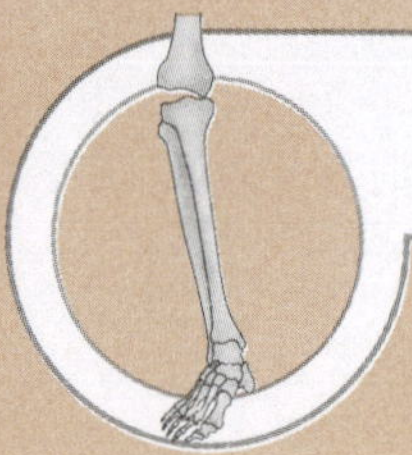

减少膝关节积液[1]的运动

本节名词
❶膝关节积液

如果是疾病引起的积液，应先治疗原发疾病。如果是创伤引起的积液，应避免膝关节的反复撞击、过度运动和超负荷运动。如果是关节退行性改变引起的积液，应注意休息，减轻关节磨损。运动疗法就是在上述疗法的基础上进行的，是一种有效的辅助方法。

Words & terms
名词解释

❶ **膝关节积液**

膝关节肿胀明显、酸痛甚至不能行走，B超检查显示膝关节内有大量关节积液。这是膝关节滑膜炎的症状表现。膝关节滑膜炎是指膝关节受到急性创伤或慢性劳损时，引起滑膜损伤或破裂，导致膝关节腔内积血或积液的一种非感染性炎症反应疾患。

直腿抬举运动

患者仰卧，双下肢伸直，慢慢抬起一侧下肢，抬腿的高度根据个人的情况而定，坚持5～10秒钟后放下，两下肢交替进行，各做10～30次，每日2～3次。在大腿肌力逐渐恢复的情况下，一方面可增加每次抬举大腿的次数，增加每日运动的时间，另一方面也可在腿上绑上重物（如沙袋、枕头等），以增加抬腿的阻力，达到有效锻炼肌肉的目的。

膝关节不负重屈伸运动

患者仰卧，双臂伸直，抬起大腿，使之与床面垂直，在此基础上，屈伸膝关节，运动小腿10～30次，或连续运动5～10分钟，每日2～3次。此动作有利于积液的吸收和肿胀的消退。如果患者身体条件较好，可在屈伸膝关节时，在小腿上置以重物，以增加膝关节运动的阻力，提高治疗效果。这种运动的优点是，膝关节在非负重情况下运动，不会造成损伤。

膝关节抗阻力屈伸运动

坐在椅子上，治疗师将患侧下肢抬起，做摆动动作，以减轻运动时膝关节的疼痛。通过自然摆动小腿，使膝关节的活动度逐步加强。摆动时间根据患者的实际情况而定。然后，让患者将小腿慢慢伸直，与地面平行，坚持3～5秒钟后放松，反复做15～20次，每日3～4次。最后，在患者伸直小腿时，治疗师用手按压小腿，并随小腿抬起适当加压，给小腿抬起增加阻力，达到锻炼下肢肌力的效果。治疗师下压小腿的力量基本与小腿上抬的肌力平衡，每日2～4次。

骑自行车运动

每次骑行10～15分钟，每日2～4次，以不造成膝关节组织肿胀为标准，运动量也可因人而定。

减少膝关节积液的运动方法

膝关节出现积液时，可通过运动治疗，运动方法有：直腿抬举运动、膝关节屈伸运动、膝关节抗阻力屈伸运动、骑自行车运动。

直腿抬举运动

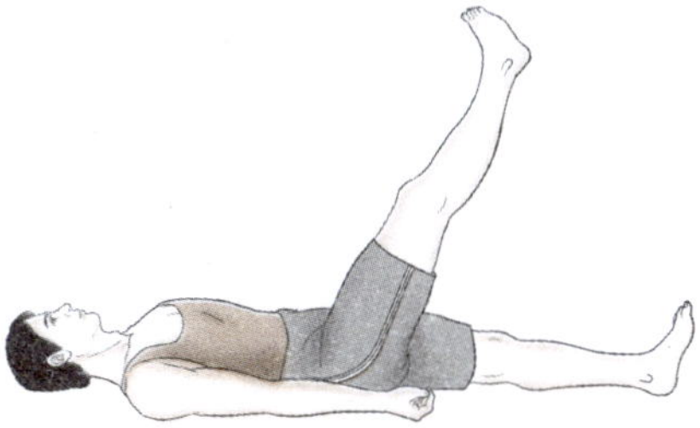

仰卧，双下肢伸直，慢慢抬起一侧下肢，坚持 5 ~ 10 秒钟后放下，两下肢交替进行。也可在腿上绑上重物（如沙袋、枕头等），以增强肌肉的锻炼。

膝关节屈伸运动

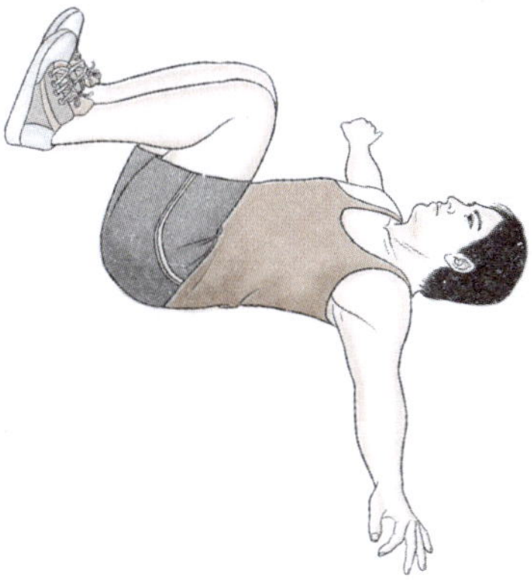

仰卧，双臂伸直，抬起大腿，使之与床面垂直，在此基础上，屈伸膝关节，运动小腿 10 ~ 30 次，也可在小腿上绑上重物，以提高治疗效果。

膝关节抗阻力屈伸运动

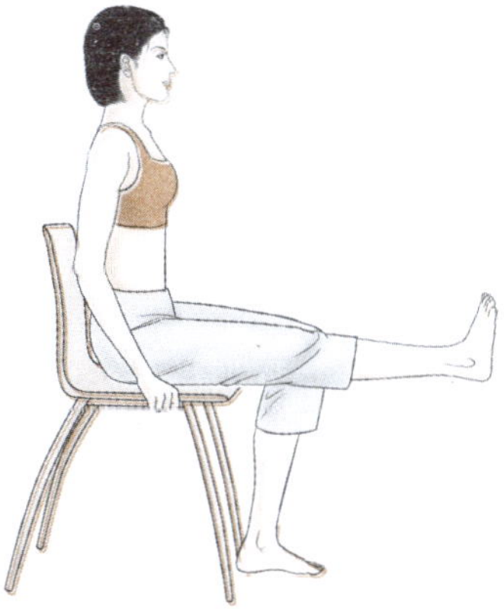

坐在椅子上，伸直小腿，与地面平行，坚持 3 ~ 5 秒钟后放松，反复做 15 ~ 20 次。治疗师可在患者每次伸直小腿时逐渐施加压力。

骑自行车运动

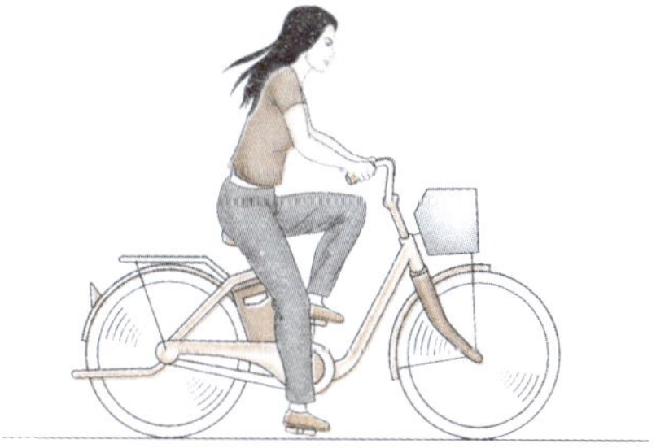

患者每次骑 10 ~ 15 分钟自行车，每日 2 ~ 4 次，以不造成膝关节组织肿胀为标准，运动量可因人而定，也可在康复器械上进行。

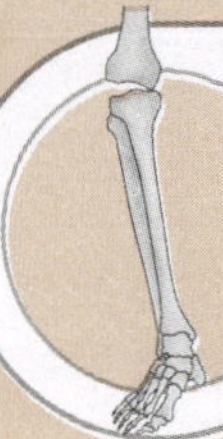

防治膝关节滑膜炎[1]的运动

本节名词

❶滑膜炎

膝关节滑膜炎往往会造成关节肿胀、疼痛和关节腔积液，患者的关节屈曲不灵活，同时有疼痛感。出现膝关节滑膜炎时，一方面要进行对症治疗，另一方面还要配合运动疗法，来缓解疼痛，消除肿胀，吸收积液，达到治疗的目的。

Words & terms

名词解释

❶ 滑膜炎

是一种多发性疾病，其发病部位主要在膝关节。膝关节是人体滑膜最多，关节面最大和结构最复杂的关节，膝关节滑膜炎主要是因膝关节扭伤和多种关节内损伤，而造成的一组综合症。

仰卧抬腿运动

患者仰卧位，右侧膝关节弯曲，左侧膝关节伸直，缓慢抬起左腿。当左腿抬起40°～50°时，坚持5～7秒，然后继续抬腿至极限位，再坚持5～7秒后放下，双下肢交替进行，每日2～3次，每次10～30次。也可在此基础上，在腿上捆绑一个0.5～2.0千克的沙袋或重物，效果会更好。

仰卧抱膝运动

患者仰卧，双腿慢慢做屈髋、屈膝动作，当膝关节逐渐接近胸腹部时，双手抱住双膝，坚持5～7秒后放手还原，每日2～4次，每次10～30次。

俯卧屈膝后抬小腿运动

患者俯卧，缓慢屈曲一侧膝关节，将小腿抬起，使脚跟尽可能接近臀部，坚持3～5秒后，放下抬起的小腿，恢复原位，换另一侧小腿。双小腿交替进行，每日2～4次，各做10～30次。

踩踏板运动

准备一个高30～40厘米小凳子，也可利用楼梯进行。具体方法是：先用一只脚踏于小凳子或台阶上，再将另一只脚也踏在小凳子或台阶上，最后退一步回到地面，反复做10～20次，或3～10分钟，每日2～3次。

站立提腿运动

患者站立，一只手扶住桌面，一条腿站立，屈曲另一条腿的膝关节，患者的另一只手在身后握住后伸小腿的踝部，并向臀部提拉该小腿，坚持3～5秒钟后松手，双腿交替进行，每日2～4次，各提拉10～20次。

防治膝关节滑膜炎的运动方法

有膝关节滑膜炎的患者可通过以下运动进行治疗：仰卧抱膝、俯卧屈膝后抬小腿、踩踏板运动、站立提腿等。

仰卧抱膝运动

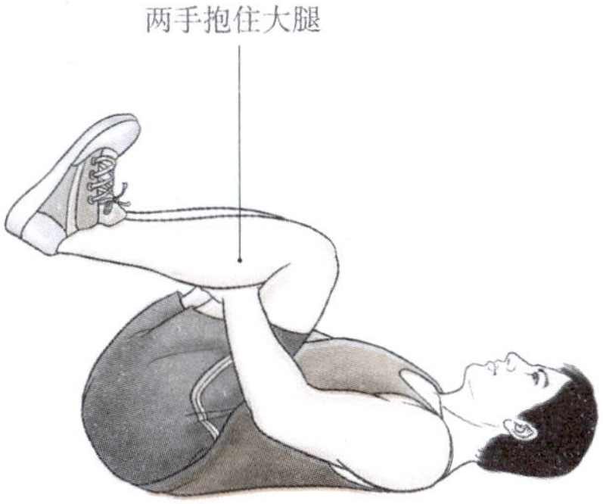

仰卧，双腿慢慢做屈髋、屈膝动作，当膝关节逐渐接近胸腹部时，双手抱住双膝或大腿，坚持 5 ~ 7 秒后放手。

俯卧屈膝后抬小腿运动

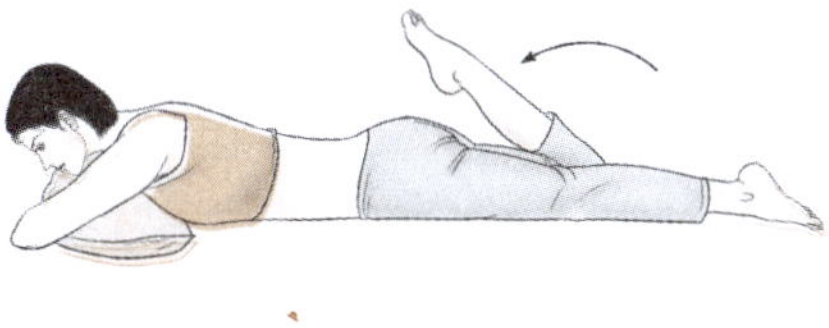

俯卧，缓慢屈曲一侧膝关节，将小腿抬起，使脚跟尽可能接近臀部，坚持 3 ~ 5 秒后放松。两腿交替进行。

踩踏板运动

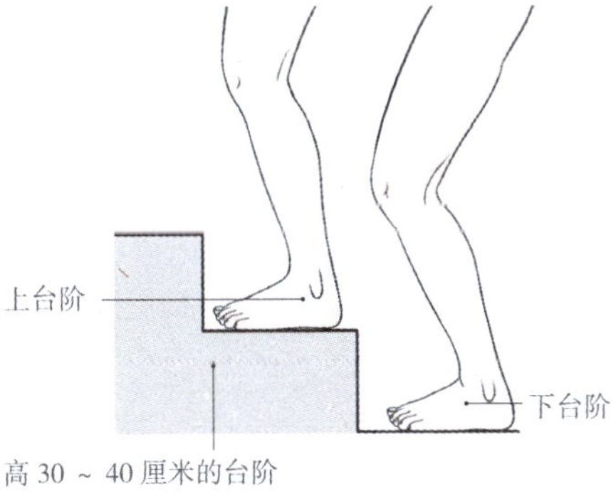

找一个 30 ~ 40 厘米高的台阶或结实的小凳子，先用一只脚踏上，再将另一只脚也踏上去，最后退一步回到地面，反复做 10 ~ 20 次，每日 2 ~ 3 次。

站立提腿运动

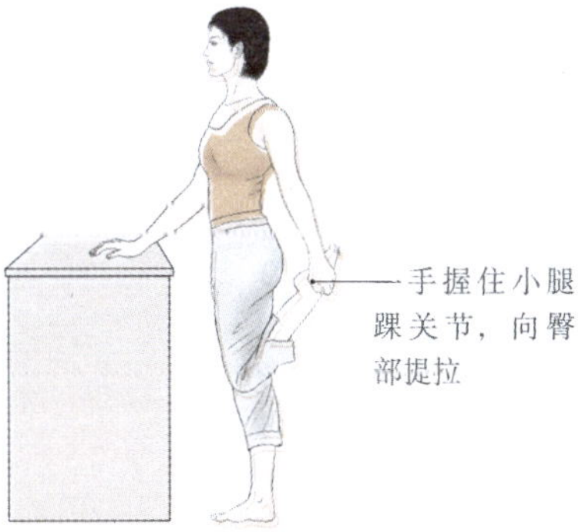

单腿站立，一手扶住桌面，另一手在身后握住后伸小腿的踝部，向臀部提拉，使大腿肌肉有一种被牵拉的感觉，坚持 3 ~ 5 秒钟后放松，两腿交替进行。

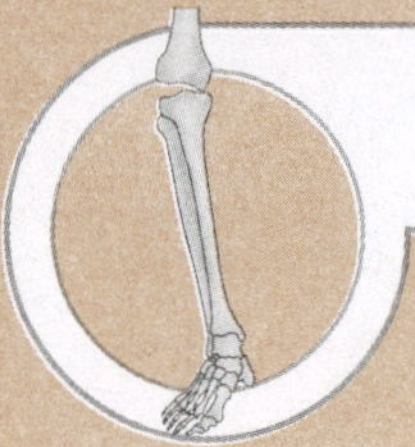

防治膝关节骨关节炎的运动

本节名词
❶骨关节炎

膝关节骨关节炎[1]是一种常见的、慢性的关节病变，主要发病人群为50岁以上的中老年人，表现为关节疼痛、肿胀、运动受限等症状。发病原因是膝关节的软骨、软骨下骨及关节边缘受损、破坏、增生，引起膝关节疼痛、肿胀、活动受限等。

Words & terms
名词解释

❶ 骨关节炎

一般症状包括：深部的关节疼痛、轻度的关节僵直、关节功能丧失、肿胀、活动受限、关节发出吱吱声或噼啪声等等。

卧位直腿抬高运动

患者仰卧，下肢伸直，踝关节呈90°，先将一侧下肢慢慢抬起，离开床面10厘米高，坚持5～10秒，再改为另一侧下肢做上述动作，两腿交替进行。各做10～30次，每日2～3次。此运动可增强大腿前方肌肉的力量。随着大腿肌肉运动力量的增加，可在双侧踝关节附近系上沙袋等重物，重物的重量根据自己的体质而定。

坐位直腿抬高运动

患者坐于椅子的前部，双手扶椅子面，身体前倾，一侧下肢膝关节屈曲，另一侧下肢伸直，踝关节呈90°。将伸直的下肢慢慢抬起，离开地面10～20厘米高时，坚持5～10秒，再改用另一侧下肢做上述运动，两下肢交替进行，各做10～30次，每日2～3次。

下肢外展运动

患者侧卧，两下肢并拢。将上面的腿慢慢抬起，离开床面10～20厘米高，坚持5～10秒。然后改变侧卧方位，换另一腿做抬腿运动。两腿交替进行，各做20～30次，每日2～3次。此方法可锻炼大腿外侧肌肉，随着大腿肌肉的增强，可在踝关节系上重物。

坐位夹球运动

患者坐在床上或地毯上，将一个排球或篮球置于两大腿之间，用力夹球5～10秒钟。重复10～30次，每日2～3次。此方法主要锻炼大腿内侧肌肉。

需要注意的是，患者在做夹球运动时，双膝关节要保持伸直或略屈曲，以使球不离开床面或地面为标准。

膝关节骨关节炎的运动方法

膝关节骨关节炎可以通过运动来缓解，运动方法有：卧位直腿抬高运动、坐位直腿抬高运动、下肢外展运动、坐位夹球运动。

卧位直腿抬高运动

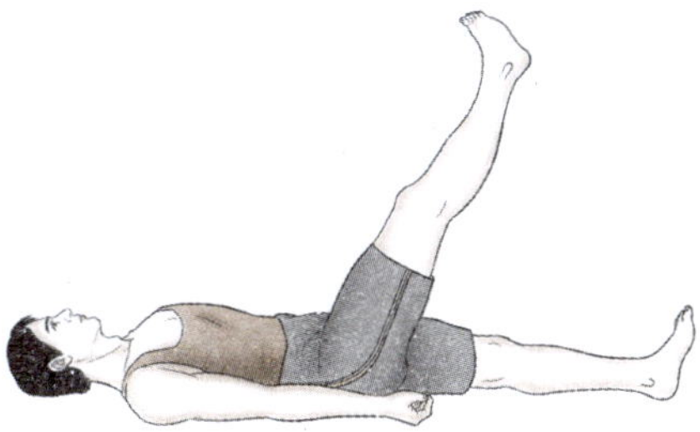

仰卧，下肢伸直，将一侧下肢慢慢抬起，离开床面，坚持5～10秒，两下肢交替进行。

坐位直腿抬高运动

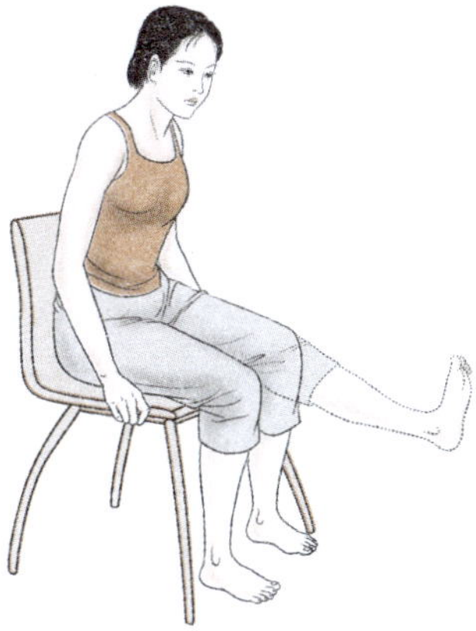

坐于椅子前部，双手扶椅面，身体前倾，一侧下肢膝关节屈曲，另一侧下肢伸直，踝关节呈90度，慢慢抬起10～20厘米，坚持5～10秒。两下肢交替进行。

下肢外展运动

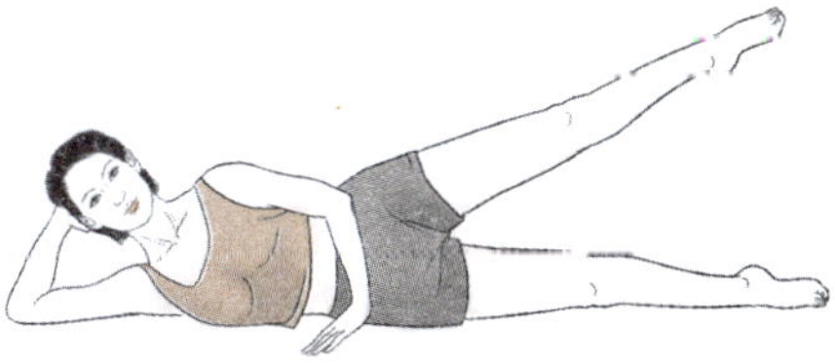

侧卧，两下肢并拢，将上面的腿慢慢抬起，离开床面10～20厘米，坚持5～10秒。然后改变侧卧方位，换另一腿做抬腿运动。

坐位夹球运动

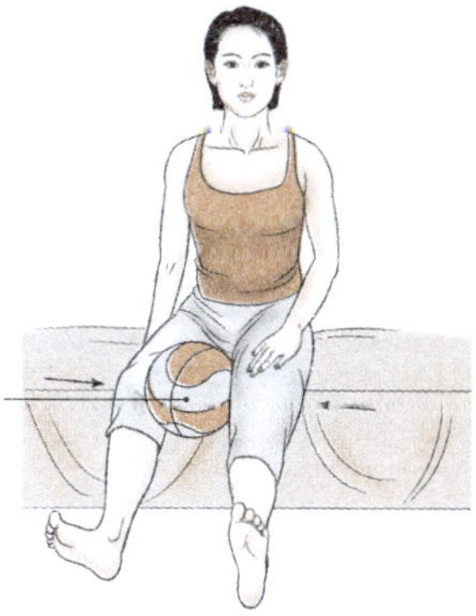

坐在床上或地毯上，将一个排球或篮球置于两大腿之间，用力夹球5～10秒钟，反复做10～30次，每日2～3次。

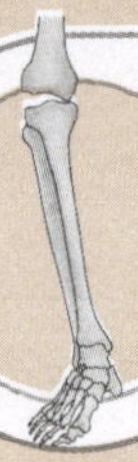

消除脚部浮肿的运动

本节名词

❶阿基里斯腱

脚部浮肿、僵硬等症状的出现多是由于血液循环不畅引起的。这时，通过伸缩小腿肚的肌肉，可以达到促进腿部血液的流通，同时松开僵硬的肌肉，消除脚部疲劳的目的。运动过程中要配合呼吸，并慢慢活动脚部。

Words terms

名词解释

❶ 阿基里斯腱

是人体最大的肌腱，位于足踝后侧的粗大肌腱组织，俗称“脚筋”。它是由小腿肚的比目鱼肌和腓肠肌的肌腱共同形成的，阿基里斯腱发炎者通常都是喜爱运动的运动者因为运动之前没有做适当的暖身运动，或是运动过度所引起的。

利用毛巾伸展腿后的肌肉

长时间站立工作而出现脚部疲劳、浮肿的人，可借助毛巾来调整运动的强度。具体方法是：

1．患者闭目仰卧，深呼吸。

2．然后一边用鼻子吸气，一边抬高一条腿，用毛巾从脚心套住这只脚，两手抓住毛巾的两端，然后以上身向下的重量来拉毛巾。脚在被拉向胸部方向时，即可伸展腿后侧的肌肉。注意，这个过程中膝盖不要弯曲，保持此姿势15秒，这个过程中采取自然呼吸的方式，以腿的后侧稍感疼痛为度。

3．最后，一边吐气，一边放松身体，弯曲膝盖，放下脚，左右脚交替进行2次。身体柔软的人，可短握毛巾，或直接用手勾住脚底。

仰卧运动脚踝

对于整天坐着工作的人，或穿高跟鞋造成脚疲劳的人，可通过运动脚踝消除脚部的浮肿。具体方法是：

1．患者仰卧，双脚并拢，手掌朝上。保持此姿势，从口中慢慢将气吐出。

2．然后一边用鼻子吸气，一边将左脚垂直抬起。

3．再一边吐气，一边将左脚的脚跟向上突起，此动作可伸直脚踝部的**阿基里斯腱**❶。

4．接着，边吸气，边伸直脚尖。将这种的突起脚跟和伸直脚尖的动作，配合呼吸反复慢慢各进行4次。

5．边吐气，边将左脚慢慢放下。

6．左脚结束后，换右脚，也反复进行4次脚跟突起和脚尖伸直的动作，左右脚交替进行2次。

7．将两脚垂直抬高，配合呼气，慢慢突出脚跟，然后边吸气，边伸直脚尖，反复进行4次。

消除脚部浮肿的运动方法

运动疗法对缓解脚部浮肿很有效，方法主要是通过伸展腿后的肌肉和运动踝关节来缓解。

利用毛巾伸展腿后的肌肉

此动作主要通过牵拉脚部和腿后的肌肉，达到消除脚部浮肿的目的。

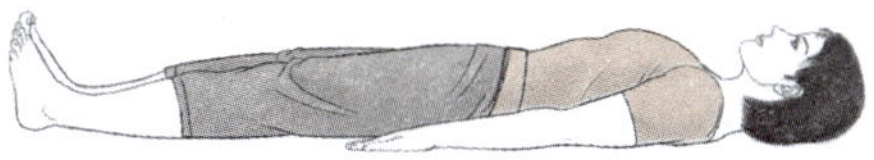

双脚并拢，闭目仰卧，两上肢自然放在身体两侧，进行深呼吸。

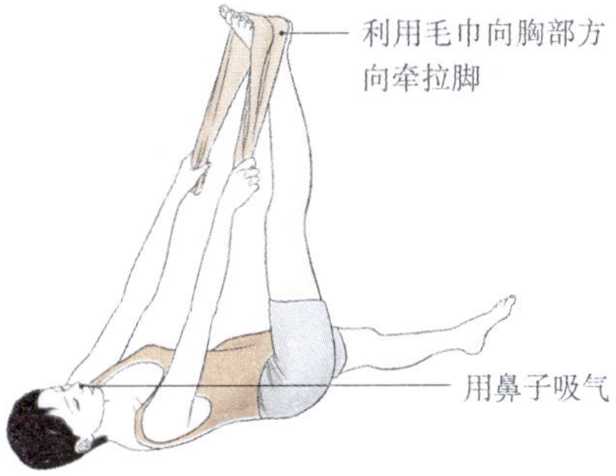

边用鼻子吸气，边抬高一条腿，用毛巾从脚心套住这只脚，两手抓住毛巾的两端，向胸部方向拉毛巾，保持 15 秒，直到腿的后侧稍感疼痛，两下肢交替进行。

仰卧运动脚踝

患者仰卧，双脚并拢，手掌向上，从口中慢慢吐气。然后按照下述步骤进行运动：

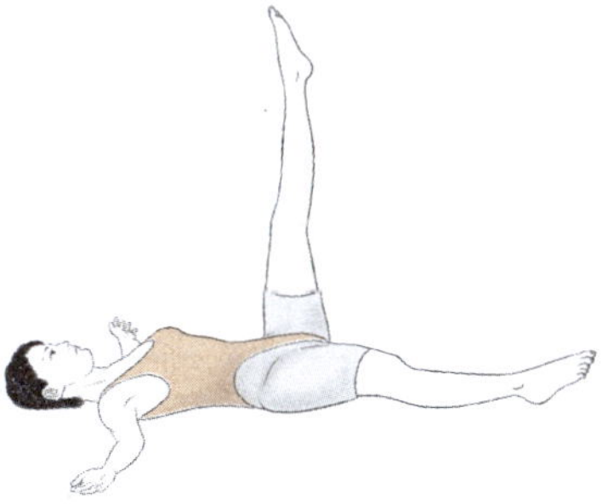

一边用鼻子吸气，一边将左脚垂直抬起，使脚尖向上。

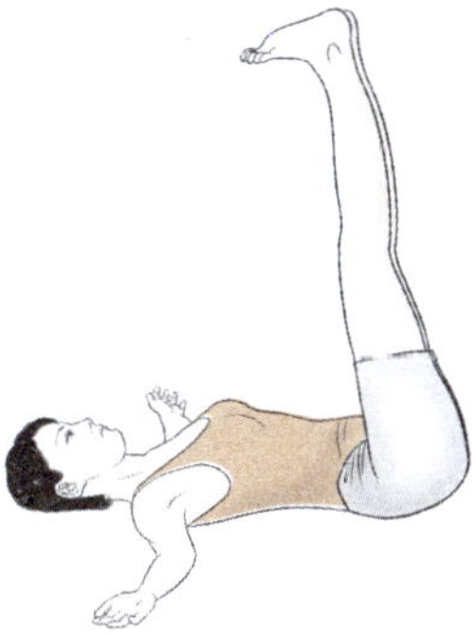

一边吐气，一边将左脚的脚跟向上突起，即脚尖向下勾，两下肢交替进行。